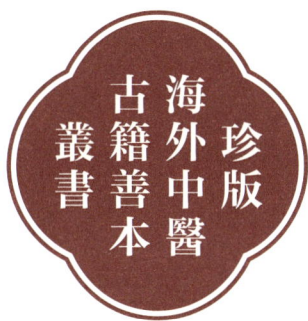

珍版海外中醫古籍善本叢書

醫學原始

（校點本）

清·王宏翰 著輯

張志斌 校點

人民衛生出版社

·北京·

圖書在版編目（CIP）數據

醫學原始：校點本 /（清）王宏翰著輯；張志斌校點. —北京：人民衛生出版社，2024.3

（醫典重光：珍版海外中醫古籍善本叢書）

ISBN 978-7-117-34798-3

Ⅰ. ①醫⋯ Ⅱ. ①王⋯②張⋯ Ⅲ. ①中醫生理學－中國－清代 Ⅳ. ①R223

中國國家版本館 CIP 數據核字（2023）第 189169 號

醫典重光——珍版海外中醫古籍善本叢書

醫學原始（校點本）

Yidian Chongguang——Zhenban Haiwai Zhongyi Guji Shanben Congshu

Yixue Yuanshi（Jiaodian Ben）

著　　輯：清•王宏翰
校　　點：張志斌
出版發行：人民衛生出版社（中繼綫 010-59780011）
地　　址：北京市朝陽區潘家園南里 19 號
郵　　編：100021
E - mail：pmph @ pmph.com
購書熱綫：010-59787592　010-59787584　010-65264830
印　　刷：北京雅昌藝術印刷有限公司
經　　銷：新華書店
開　　本：889×1194　1/16　印張：16　插頁：3
字　　數：253 千字
版　　次：2024 年 3 月第 1 版
印　　次：2024 年 4 月第 1 次印刷
標準書號：ISBN 978-7-117-34798-3
定　　價：169.00 元

打擊盜版舉報電話：010-59787491　E-mail：WQ @ pmph.com
質量問題聯系電話：010-59787234　E-mail：zhiliang @ pmph.com
數字融合服務電話：4001118166　E-mail：zengzhi @ pmph.com

珍版海外中醫古籍善本叢書

叢書顧問

王永炎

真柳誠 [日]

文樹德 (Paul Ulrich Unschuld)[德]

叢書總主編

鄭金生

張志斌

校點凡例

一、《醫學原始》九卷，清•王宏翰著輯於康熙二十七年（1688）。體仁堂初刊於康熙三十一年（1692），原刻今僅殘存前四卷。另唯日本國立公文書館內閣文庫藏該版江户時期抄本爲全帙，底本爲康熙初刻本。今校點以康熙初刻殘本及江户抄本爲本書前四卷的雙底本，其餘各卷底本爲江户抄本。此外校勘時多參原書所引文獻以爲旁證。

二、本書採用橫排、繁體，現代標點。繁體字以 2021 年版《古籍印刷通用字規範字形表》爲準。該字表中如無此字，則按原書。原書豎排時顯示文字位置的“右”“左”等字樣一律保持原字，不做改動。原底本中的雙行小字，今統一改爲單行小字。

三、底本原有目錄，僅卷次下出示同一級標題，無法體現原書論說層次。故今校點本依據正文實際內容，兼參原目錄，新編三級目錄，置於全書之前。原書目錄作爲資料篇保存於書中相應位置，以備參閱。

四、校點本對原書內容不刪節、不改編，盡力保持原書面貌，因此原書可能存在的某些封建迷信內容，以及某些不合時宜的內容（如以骨相斷貧下賢愚，或謂上智、下愚之人其心竅、毛多少不一等）仍予保留，請讀者注意甄別，勿盲目襲用。

五、本書底本引文甚多，但卻時有增刪化裁，或加評述。對此，若文理通順，意義無實質性改變者，不改不注。惟引文改變原意時，或有錯字異文時，方據情酌改，或仍存其舊，均加校記。

六、原書的古今字、通假字，一般不加改動，以存原貌。底本的異體字、俗寫字，或筆畫有差錯殘缺，或明顯筆誤（如“已、己、巳”“肓、盲”“循、楯”、“頂、項”之類），均徑改作正字，一般不出注，或於首見處出注。

七、本書多涉及經絡腧穴名及相關術語,凡屬誤名者均改爲正名,必要時在該名首次出現時加注説明。不同時代所用藥名、穴名等或有不同,故書中常見一穴多名。今一般將異寫名作別名處理,不予統一,以保留其時代特徵,僅少數穴名例外,如"彧中"與"域中""或中",今統作"彧中";"衝"(太衝、天衝、衝陽等)或作"冲""沖",今統作"衝"等。

八、原書插圖與正文的穴名用字或有差異,無法完全統一。例如原書多個穴名用"郄",而"陰郄"等至今沿用,"絡郄"等則改作"卻"。又如穴名"窌"字,今多作"髎",但原書插圖中"窌""髎"皆有。爲使圖、文用字保持一致,今仍保留少數"窌"字。原書圖形狹小,故手繪圖中常有不規範簡化字,如"懸釐"作"元厘","懸顱"作"元盧","食竇"作"石豆","節"作"卩"等。今除少數原圖誤字外,其餘不規範簡化字徑改不注。

九、凡屬難字、冷僻字、異讀字,以及少量疑難術語、藥物來源等,酌情加以注釋。原稿漫漶不清、脱漏之文字,若能通過考證得以解決,則加注説明。若難以考出,用方框"□"表示,首次出注,後同不另加注。

十、原書某些大段文字的篇節,不便閱讀理解,今酌情予以分段。另外,原書論十二經循行,多用大字;涉及經絡、腧穴注釋則用小字。其中腧穴位置及取穴法混夾在經絡注文之中。爲標點及文義明確計,今凡小字注涉及腧穴位置及取穴法,一律以圓括號括注,如"……下循臑内,至天泉穴(在曲腋下二寸,舉臂取之)……"

目錄

序〔一〕

凡物莫不有始也，萬物皆始於天地，而天地之始，莫不始於宰肇。故陰陽變化，而五行之用備矣。人各得天命之性，稟陰陽之氣以成形，而五臟配五行，四液應四時。血氣盛則精神旺，血氣舛則疾病生，此自然之理也。帝王之治民也，善者因之，其次利導之，其次教訓之，其次整齊之。沉潛剛克，高明柔克，依然有風雨雷霆之化焉。岐伯之治病也，亦猶是而已。察其體之虛實強弱，按其脉之浮沉遲數，孰爲寒涼甘苦，孰爲君臣佐使，利用溫補，利用攻下，以視天地春溫秋肅，各協其宜。原始義大矣！

王子惠源，少時勤習儒業，博學遍覽。因母病癖，潛心岐黃，參究有年。著《醫學原始》一書，問序于余。夫醫理微奧，余亦何敢輕言？今觀王子所著，皆闡達性學之理。如元神、元質一説，指人心、道心之精一；又受形男女之論，明受賦立命之本，詳知覺運動之機，定五官四司之委。至五行之性，自古未辯，而王子辯以金木皆歸於土，不得爲元行。立火、氣、水、土爲四元行。種種卓然精確，皆補先哲之未發。又寤寐睡夢之理，前人言之，未能盡善，而王子立論，獨宗儒理。其藏府經脉，無不備詳明確，真探源星宿，登峰造極。宜乎王母之病霍壽鼇。此王子隱孝之明驗也。抑又聞王子爲文中子[1]之裔，河汾家學，獨得其傳。故其爲書，元元本本，皆有精義融貫其間。善哉！醫始也，神乎其道矣。爰爲之序。

康熙三十一年歲次壬申夏六月
年家眷弟韓菼撰

韓菼之印　　慕廬

---

1 文中子：卽隋代大儒、哲學家王通（584—617），字仲淹，絳州龍門（今山西河津）人。

序[1]〔二〕

古聖法，天地生成之德，極群黎陷溺之危，立德立言，垂爲訓典。其所以覺世淑民者，莫不有治身心、保性命之道，以傳諸奕祀。故神農、黃帝、僦貸、岐伯，君相咨諏，考論得失，著爲不易之經。意旨淵深，道法具備。世寶其言，人尊其術，歷億萬載而不敢不尸祝之者，誠有見於醫道之足以佐理治平也。然醫亦未易言矣。古帝曰：上藥養命，中藥養性。其理原於吾儒明心見道之學，慎習復性之功。推而廣之，類而究之，以葆元衛本，不失其爲粹養之士。上而凜危微之旨，以盡性知命，可底聖賢之域。蓋防于未然，謹于已然者，貴治於未病之先，非俟既病而後藥之也。未可視醫爲小道，而不關乎天人性道之旨也。故古云論醫者，必其人能知天地神祇之次，能明性命吉凶之數，審虛實之分，定順逆之節，貫微達幽，不遺細小，然後謂之良醫。

王子惠源，折肱斯道久已。形之著述，有《醫學原始》一書。其間有闡天人性理者，有發乾坤蘊奧者。次論生人形氣變動之端，陰陽夢覺之理；而後剖明臟腑脉絡之旨者。探其本，抉其微，參之古籍，佐以名言，皆補前哲所未發。益人壽世，振聾啓聵，利濟之功，豈淺鮮哉！其書付梓垂峻，問序于余。余嘉其遠宗近考，別有會晤，與人世守專家之業，斤斤於草木之性，湯散成方之論，循其末流而不識其本原之所在者，豈可同年而道哉！是書也，洵足以儲心保命，佐理治平，傳諸奕祀也。夫是爲序。

康熙三十一年歲次壬申仲春吉旦

年家眷繆彤撰

繆彤之印　　丁未狀元

---

1 序：此序僅見於江戶抄本，今存康熙初刻殘本脫此序。

序〔三〕

　　聞昔人有言曰：先秦燔經籍，獨存醫學、種植、蔔筮之書。然歷世久遠，六經具在，而醫藥、種植、卜筮之書雖不經秦火，至於今無一存者。余嘗讀《漢書·藝文志》，醫經凡七家，經方十一家，俱二百餘卷，可謂盛矣。今按志考之，自《黃帝內外經》以下，雖藏書之家，蓋什不得二焉。豈非昔人之言，信而有徵歟？雖然，書之傳，係乎其術之精。苟術之不精，雖著書汗牛，終同於草木之榮華、鳥獸好音之過耳矣。苟能精其術，則輯古之要，攄己之得，以拯救生靈，開示來學。如漢、如唐、如宋元明，號神醫者，亡慮數十家，皆有論著，班班可考。後之讀者，奉其書，守其成規，未嘗不凜如蓍蔡，炳如日星，夫豈盡如昔人所嗤者耶！

　　王子惠源，儒也，精乎醫，有聞于時，又能苦心斯道，于後世經方傳授之外，別有所會。著《醫學原始》一書，大率能探其大本大原之所在，而發以名論，闡性命之理，明天地之道，盡陰陽之秘。非如今之專家，沾沾藥性、脉訣，僻隘而固陋者。其書殺青垂竟，欲余一言弁其首，曰：非公言不可以信今傳後。夫余固不知醫者，雖有言，何足以不朽惠源？獨惠源之書，自可以信今傳後，則余之附名是書，當亦所不辭也！是爲序。

康熙三十一年歲次壬申中秋日

年家眷弟徐乾學撰

徐乾學印　健菴

序〔四〕

渺衆慮而廣生生之道者，惡乎宜哉？其將起軒岐于荒古，咨倉扁於冥漠乎？曰：是殆不然！吾聞作者爲聖，述者爲明。作者固神靈首出，洞曉陰陽，深達造化。其於疾病死亡，如睹掌中罨棗，鑒於微茫，窮於杳渺。故其著爲書也，元元本本，殫見洽聞。述者亦穎異特達，格物窮理，知白守黑。其於寒暑燥濕，如辨水之淄澠。探之茫茫，索之冥冥。故其輯爲編也，洋洋灑灑，日照月臨。依古以來，作者既已備略，則神而明之者，孰不賴乎述者哉？雖然，世氏綿邈，闡醫理而明醫學者，文成數萬，其旨數千，充棟汗牛，莫可究詰。學者莫適所從，則又有達人起焉，芟刈繁蕪，搜討精要，以成一家言者矣。有旁搜遠紹，分宗別派，古人之奇方秘旨，罔不殫悉。古人之窮神知化，無不備載，以爲世所宗者矣。而其究也，去博返約，摘其精髓，傳之其人。凡此者，述不一家。要其探本窮源，彰往察來，不爽累黍，其揆一也，而又何述之非聖哉。

吾郡王子惠源，與甥倩顔子彬威，風雨訂交。嘗與余稱其醫理精深，明性道之原，究人身生長之微，參天地造化之機，以所著《醫學原始》，索予一言爲序。夫王子乃文中子之裔，而儒本家傳，因知其探程朱之奧，明太極西銘之理，以儒宗而演羲、黃之學，宜其闡發之精也。而立論元神、元質、性命之本，又詳五官、四司、知覺之原，如燭照而數計，直發千古之奧。其究原致疾之根，條晰百脉經絡，如響應而影從。其參考四行之原，開前哲之未發；講究寤寐、睡夢之由，啓後學之迷蒙也。使讀者知人之所以尊生，與人之所以慎疾，莫不防微杜漸之思焉，何待望而知之之謂神，聞而知之之謂聖，始稱奇術哉？孔子言：聽訟非難，無訟爲難。王子以治疾非貴，謹疾爲貴，真得聖門之心傳，而讀書糟粕之謂歟。故曰：醫者意也，書猶筌蹄也。變而通之測乎神，參而互之存乎識，勿藥有喜存乎機，此固王子編書之意，而予之所爲，心識其所以然者也。是爲之序。

時康熙二十八年歲次己巳桂月朔旦
賜進士第翰林院庶起士　年家眷弟沈宗敬拜撰

沈宗敬印　　南李

自敘

　　蓋聞憂於道者神清，精于學者靡暇。是以學問之原，須應致知格物，而格學之功，莫不有機焉。余少苦志業儒，因慕古人有言：不爲良相，則爲良醫。然良醫豈易言哉？上知天文氣運之變化，下達地理萬物之質性，中明人事情欲之乘克，庶幾醫學之原，在於斯矣。愚雖不敏，每思人之性命於天，而本來之原，務須明確，不致貿貿虛度。於是從師討究，博訪異人，而軒岐、叔和、仲景、東垣、河間諸家，及天文、坤輿、性學等書，羅核詳考；而天地造化之理，五運六氣之變遷，人身氣血之盈虛，藏府經絡之病機，悉皆參論。至於人之受命本來，最爲關切。先儒雖有諄諄之論，今儒務末，置而不講。雖有論者，俱多遠儒近釋。大醫、大儒，道無二理，亦豈憒憒乎？愚慨性命之學不明，今而幸聞。凡究確而得於心者，不敢私秘。首立元神、元質一説，明人道之生機，上帝賦畀之本原，一燭了然，不使誘入修煉旁門之誤。次論受形男女之分別，知受賦立命之原。命既立矣，而元質生機，原係四元行締結，資飲食而成四液，繇[1]四液以發知覺。而五官、四司，得以涉記明悟。至寤寐睡夢，前人論而不確。或言夢乃魂出而成，殊不知魂合身生，魂離身死，豈有魂遊千萬里之外，而一喚卽歸醒之理乎？又道家托言“出神遠遊”，虛幻妄誕之談，俱經分晰理明。又五藏六府，其中各有胎生之原病，如心藏髃骬[2]弱小者心脆，心脆則善病消癉熱中；肺藏合腋張脅者肺下，肺下則善肋下痛。醫逢此症，若不胸有《靈》《素》，何以知其原？又醫不知經絡，猶夜行無燭。是以一藏一府之下，詳論經脉絡穴起止病原，分列每經正側細圖，致内照灼然。及奇經八脉之奧，亦并陳綴；至周身俞穴主病，鍼灸補瀉之法，俱經詳悉，而引經用藥之理，靡不由斯。凡昔賢與儒説不出於醫，而有關於性旨者，亦辯悉而著之。間以不揣之愚，附管窺以綴其中，皆出乎性學之實理，不敢以意爲度也。使學者知變化曲折之深，得探性命之原，亦未必不於是而得之，豈止醫道云乎哉。付諸梨棗，以公於世。若當吾

1　繇：通“由”。該書多用此字，故仍其舊。下同。
2　髃骬：hé yú，《漢語大辭典》:《集韻·月韻》:“骬，髃骬，胸前骨。”

世有高明之彦，積乎學之深，而更得其淵源，爲余意之所未及者，猶幸而望其教我，以教天下者也。

康熙二十七年端月下浣
雲間浩然子王宏翰自撰
王宏翰印　　惠原

目錄[1]

---

1 目錄：此原目錄，與實際目錄相差較大，故原文保存以爲資料。其與原書差異，亦不在本篇予以校正，詳見正文。

2 七：原作“六”，與前一標題下序號重複，故改。

3 第一：原文如此，與序號不合。正文此節列爲第一，置於“四元行論”之前。

三卷

四卷

五卷

1　又六：正文此節在"周身骨節長短考六"之後，原脱，比及發現，版已刻成，故補刻作"又六"。

卷 之 一

雲間浩然子惠源王宏翰著輯

男　聖來王兆文

　　聖發王兆武參校

天人合一論

人受天命之性，稟陰陽媾合以成形。肢體百骸，知覺運動，無不與天地相合，故曰：人乃一小天地也。但大醫、大儒，道無二理。學宜窮理格物，務得致知之功，庶可與講儒而論醫。然儒能窮危微精一之奧，明修身治平之道，致斯民于袵席之間者，始可稱之爲大儒。醫能格致物性，參究天人性命之旨，宗儒理而斥旁門，使人均沾回春之澤者，始可稱之爲大醫。是以上古聖賢，念切生民疾病之危，立經立典，垂訓萬世。而《靈》《素》諸書，俱講究藏府脉絡之委，病機經穴之奧，立九鍼，詳運氣，極悉民疾，盡善盡美矣。則知格物性命之學，天地風雷變化之理，上古聖神，良有真傳。歷洪水，遭秦火，書籍散亡。莊、列、淮南輩突出，立言荒唐。幸賴程、朱諸儒，援溺挽頹，性學一明。惜乎宋儒以後，講道學，辨性命，往往不入於禪、則流于老，全失大學明德真旨。今余得遇西儒，參天講性，溯源而致堯舜孔孟，其理惟一。既明性命之本，則知吾儒之途，明亮正大，原無徑竇可以駁雜也。立元神元質以論，明上帝賦畀之原，乾坤綱緼之奧，則知人身之小天地，與覆載之大天地，兩相吻合，原無旁門可以假借混淆也。既明性命之旨，而受形之理，前人議論，各立己見，據此驗彼，不能兩徵。余彙集褚、朱、《聖濟》等諸言，辨悉而約不易之論，嗣育艱難者得以廣種，庶無歧途之歎。參看《性原脉鑒》。又記心一端，思想之機，納像之庫藏，無不從總知受想，分別涉記之四穴，向古以來沉淪而不覺。今幸得西傳，特表而出之，使人人得覽，知記性之原，頓覺而明悟，回思久遠之事，神升立取，頃刻而托出也。空際中，惑世之事多端，迷害愚人者不淺，皆因不明天文之理，四元行之變化，日月之蝕、雷震彗孛之本，今盡悉而詳辨之。又舉切近者八端，如雙火、單火、躍羊、拈尖等火，通世咸疑鬼神所使。又空際之飛龍，乃燥氣爲寒雲所逼，像似龍形，概世誤認真龍，皆詳確四行之情，變化之由，以釋世人永惑之害，免陷旁門魔溺之境也。

總　　論

《本藏篇》黃帝曰：人之血氣精神者，所以奉生而周於性命者也。經脉者，所以行血氣而營陰陽，濡筋骨利關節者也；衛氣者，所以溫分肉，充皮膚，肥腠理，司開闔者也；志意者，所以御精神，收魂魄，適寒溫、和喜怒者也。是故血和則經脉流行，營覆陰陽，筋骨勁強，關節清利矣。衛氣和則分肉解利，皮膚調柔，腠理緻密矣。志意和則精神專直，魂魄不散，悔怒不起，五臟不受邪矣。寒溫和則六腑化穀，風痹不作，經脉通利，肢節得安矣。此人之常平也。五臟者，所以藏精神、血氣、魂魄者也；六府者，所以化水穀而行津液者也。此人之所以具受於天也。無愚智賢不肖，無以相倚也。然有其獲盡天壽而無邪僻之病，百年不衰，雖犯風雨卒寒大暑，猶有弗能害也。有其不離屏蔽室內，無怵惕之恐，然猶不免於病者。

岐伯曰：五臟者，所以參天地，副陰陽而運四時，化五節者也。又曰：五臟皆小者，少病苦焦，心大愁憂。五臟皆大者，緩於事，難使以憂；五臟皆高者，好高舉措；五臟皆下者，好出人下；五臟皆堅者，無病；五臟皆脆者，不離於病；五臟皆端正者，和利得人心；五臟皆偏傾者，邪心而善盜，不可以為人平，反覆言語也。本藏府、原病，在各藏府內已分晰。又曰：視其外應，以知其內臟，則知所病矣。

蕭廷瑞曰：眼不視而魂在肝，耳不聞而精在腎，舌不動而神在心，鼻不嗅而魄在肺，精神魂魄聚於意，土也。

西山真景元曰：人之生也，精與氣合而已。精者血之類，是滋養一身者，故屬陰；氣是能知覺運動者，故屬陽。二者合而為人精，即魄也。目之所以明，耳之所以聰者，即精之為也。此之為魄氣充乎體。凡人心之能思慮，有知識，身之能舉動，與夫勇決敢為者，即氣之所為也，此之謂魂。

張橫渠曰：寤形開而志交諸外也，夢形閉而氣專乎內也。寤所以知新於耳目，夢所以緣舊于習心。所謂飢夢取，飽夢與。凡寤夢所感，專語氣於五臟之變，容有取焉爾。

《內經·營衛生會篇》曰：壯者之氣血盛，其肌肉滑，營衛之行不失其常，故晝精而夜瞑。老者之氣血衰，其肌肉枯，氣道澀，五臟之氣相搏，其營氣衰少，而衛氣內伐，故晝不精而夜不瞑。

又曰：多臥者，腸胃大而皮膚澀，分肉不解，衛氣行遲故也。

張子和曰：思氣所至為不眠，為嗜臥。

巢元方曰：脾病困倦而嗜臥，膽病多煩而不眠。

《內經·淫邪發夢篇》曰：陰氣盛則夢涉大水而恐懼，陽氣盛則夢大火而燔炳，陰陽俱盛則夢相殺。上盛則夢飛，下盛則夢墮。甚飽則夢與，甚饑則夢取。此皆有餘也。厥氣客于項，則夢斬首；客于陰器，則夢接內。客於脛，則夢行走不能前，及居深地窌苑中；客於股肱，則夢禮節拜起；客於胞膟，則夢溲便。此皆不足也。

《脉要精微論》曰：短蟲多則夢聚衆，長蟲多則夢相擊毀傷。

《天年篇》曰：人生十歲，五臟始定，血氣已通，其氣在下，故好走。二十歲血氣始盛，肌肉方長，故好趨。三十歲，五臟大定，肌肉堅固，血脉盛滿，故好步。四十歲，五臟六腑、十二經脉皆大盛以平定，腠理始疏，榮華頹落，髮頗斑白，平盛不搖，故好坐。五十歲，肝始衰，肝葉始薄，膽汁始滅，目始不明。六十歲，心氣始衰，苦憂悲，血氣懈惰，故好臥。七十歲，脾氣虛，皮膚枯。八十歲，肺氣衰，魄離，故言善誤。九十歲，腎氣焦，四藏經脉空虛。百歲，五藏皆虛，神氣皆去，形骸獨居而終矣。

《壽夭剛柔篇》，黃帝問于伯高曰：余聞形有緩急，氣有盛衰，骨有大小，肉有堅脆，皮有厚薄，其以立壽夭，奈何？伯高答曰：形與氣相任則壽，不相任則夭。皮與肉相果則壽，不相果則夭。血氣經絡，勝形則壽，不勝形則夭。黃帝曰：何謂形之緩急？伯高答曰：形充而皮膚緩者則壽，形充而皮膚急者則夭。形充而脉堅大者順也，形充而脉小以弱者氣衰，衰則危矣。若形充而顴不起者骨小，骨小而夭矣。形充而大肉䐐堅而有分者肉堅，肉堅則壽矣。形充而大肉無分理、不堅者肉脆，肉脆則夭矣。此天之生命，所以立形定氣而視壽夭者，必明乎此。立形定氣，而後以臨病人，決死生。

黃帝曰：余聞壽夭無以度之？伯高答曰：牆基卑高不及其地者，不滿三十而死。其有因加疾者，不及二十而死也。黃帝曰：形氣之相勝以立壽夭奈何？伯高答曰：平人而氣勝形者壽，病而形肉脱，氣勝形者死，形勝氣者危矣。

雷公曰：不知水所從生，涕所從出也。帝曰：夫心者，五臟之專精也。目者其竅也，華色者其榮也。是以人有德者，則氣和於目；有亡，憂知於色。是以悲哀則泣下，泣[1]下水所由生。水宗者，積水也。積水者，至陰也。至陰者，腎之精也。宗精之水所以不出者，是精持之、輔之、裹之，故水不行也。夫水之精爲志，火之精爲神，水火相感，神志俱悲，是以目之水生也。故諺言曰：

1　泣下，泣：原誤作"淚下位"，據《素問・解精微論篇》改。

"心悲名曰志悲。"志與心精共湊於目也。是以俱悲則神氣傳於心精，上不傳於志而志獨悲，故泣[1]出也。泣涕者腦也，腦者陰也，髓者骨之充也，故腦滲爲涕。髓者骨之主也，是以水流而涕從之者，其行類也。夫涕之與泣者，譬如人之兄弟，急則俱死[2]，生則俱生。其志以早悲，是以涕泣俱出而横行也。夫人涕泣俱出而相從者，所屬之類也。

雷公曰：人哭泣而淚不出者，泣若出而少，涕不從之，何也？帝曰：夫泣[3]不出者，哭不悲也；不哭者，神不慈也。神不慈則志不悲，陰陽相持，故安能獨來？夫志悲者惋，惋則冲陰，冲陰則志去目，志去則神不守精，精神去目，涕淚出也。且子獨不念不誦[4]夫經言乎？厥則目無所見。夫人厥則陽氣并於上，陰氣并於下。陽并於上則火[5]獨光也。陰并於下則足寒，足寒則脹也。夫一水不勝五火，故目眦盲。是以氣衝風，泣下而不止。夫風之中目也，陽氣內守於精，是火氣燔目，故見風則泣下也。

《口問篇》黃帝曰：人之哀而泣涕出者，何氣使然？岐伯曰：心者，五臟六腑之主也。目者，宗脉之所聚也，上液之道也。口鼻者，氣之門户也。故悲哀愁憂則心動，心動則五臟六腑皆搖，搖則宗脉感，宗脉感則液道開，液道開，故涕泣出焉。液者，所以灌精、濡空竅者也。故上液之道開則泣，泣不止則液竭，液竭則精不灌，精不灌則目無所見矣。故命曰奪精。

《論勇篇》黃帝曰：夫人之忍痛與不忍痛者，非勇怯之分也。夫勇士之不忍痛者，見難則前，見痛則止；夫怯士之忍痛者，聞難則恐，遇痛不動。夫勇士之忍痛者，見難不恐，遇痛不動。夫怯士之不忍痛者，見難與痛，目轉面盼，恐不能言，失氣驚，顏色變化，乍死乍生。余見其然也，不知其何由？願聞其故。少俞曰：夫忍痛與不忍痛者，皮膚之薄厚、肌肉之堅脆、緩急之分也，非勇怯之分也。

黃帝曰：願聞勇怯之所由然。少俞曰：勇士者，目深以固，長衡直揚，三焦理横，其心端直，其肝大以堅，其膽滿以傍，怒則氣盛而胸張，肝舉而膽横，

1　泣：原誤作"悲"，據《素問·解精微論篇》改。
2　死：原誤作"化"，據《素問·解精微論篇》改。
3　泣：原作"涕"，據《素問·解精微論篇》改。
4　誦：原作"謂"，據《素問·解精微論篇》改。
5　火：原作"天"，據《素問·解精微論篇》改。

眦裂而目揚，毛起而面蒼，此勇士之由然者也。黃帝曰：願聞怯士之所由然。少俞曰：怯士者，目大而不減，陰陽相失，三焦理縱，䯏骭短而小，肝系緩，其膽不滿而縱，腸胃挺，脅下空。雖方大怒，氣不能滿其胸。肝肺雖舉，氣衰復下，故不能久怒。此怯士之所由然者也。

老子[1]曰：神處心，神守則血氣流通。魄在肺，魄安則德修壽延。魂居肝，魂靜則至道不亂。意託脾，意寧則智無散越。志藏腎，志榮則骨髓滿實。

《五癃津液別篇》曰：五臟六腑，心爲之主。耳爲之聽，目爲之候，肺爲之相，肝爲之將，脾爲之衛，腎爲之主外。故五臟六腑之津液，盡上滲於目。心悲氣并則心系急，心系急則肺舉，肺舉則液上溢。夫心系與肺不能常舉，乍上乍下，故咳而泣出矣。

黃帝[2]曰：首面與身形也，屬骨連筋，同血合於氣耳。天寒則裂地凌冰。其卒寒，或手足懈惰，然而其面不衣，何也？岐伯曰：十二經脉，三百六十五絡，其氣血皆上於面而走穴竅，其精陽氣上走於目而爲睛，其別氣走於耳而爲聽，其宗氣上出於鼻而爲臭，其濁氣出於胃，走唇舌而爲味，其氣之精液皆上熏於面，而皮又厚，其肉堅，故天熱甚寒不能勝之也。

《上古天真篇》曰：上古之人，其知道者，法於陰陽，和於術數，飲食有節，起居有常，不妄作勞。故能形與神俱，而盡終其天年，度百歲乃去。今時之人不然也，以酒爲漿，以妄爲常。醉以入房，以欲竭其精，以耗散其真。不知持滿，不時御神，務快其心。逆于生樂，起居無節，故半百而衰也。

又曰：女子七歲，腎氣盛，齒更髮長。二七而天癸至，任脉通，太衝脉盛，月事以時下，故有子。三七腎氣平均，故真牙生而長極。四七筋骨堅，髮長極，身體盛壯。五七陽明脉衰，面始焦，髮始墮。六七三陽脉衰於上，面皆焦，髮始白。七七任脉虛，太衝脉衰少，天癸竭，地道不通，故形壞而無子也。丈夫八歲腎氣實，髮長齒更。二八腎氣盛，天癸至，精氣溢瀉，陰陽和，故能有子。三八腎氣平均，筋力勁強，故真牙生而長極。四八筋骨隆盛，肌肉滿壯。五八腎氣衰，髮墮齒槁。六八陽氣衰竭於上，面焦，髮鬢頒白。七八肝氣衰，筋不能動，天癸竭，精少，腎氣衰，形體皆極。八八則齒髮去。腎者主水，受

1　老子：此文見唐·王冰注《黃帝内經素問》。
2　黃帝：此下見於《靈樞·邪氣藏府病形》。

五藏六府之精而藏之，故五藏盛乃能寫。今五藏皆衰，筋骨解墮[1]，天癸盡矣。故髮鬢白，身體重，行步不正而無子耳。

又曰：有其年已老而有子者，此其天壽過度，氣脉常通而腎氣有餘也。此雖有子，男不過盡八八，女不過盡七七，而天地之精氣皆竭矣。

浩然按：人之先天稟氣者，乃男女交媾之時，陰精先至，陽精後衝，陰開裹陽則成男；陽精先至，陰精後參，陽開裹陰則成女。是以女爲陰，陰中有陽，陽中之數七，故一七而陰精始盛，二七而陰血溢。男爲陽，陽中有陰，陰中之數八，故一八而陽精始實，二八而陽精溢也。至於年老而能生子者，乃先天之氣稟厚，然雖生子，男壽不過八八，女壽不過七七者，乃父母元氣不充，先天稟薄，故不能長壽也。雖年老而能生子者，子必氣脉衰微，髓不滿脛，時未至冬，足先怕冷。略至中年，必先畏熱怯寒。凡子形肖父母者，以其精血嘗於父母之身，無所不歷也。

元神元質說

元神，卽靈性，一曰靈魂，一曰神性，一曰靈神，卽天之所命之靈性也。元質，卽體質內含覺性，一曰知覺，一曰體魄。覺性之原，一曰元火，一曰元氣，一曰精血，卽母胎中先天之稟受也。覺性、靈性，相去幾希，古人常疑覺卽是靈，靈卽是覺。覺爲形質之用，形質，卽元質，而元質卽形體精血之質，是父母受生所稟精血形質之元體也。靈爲義理之用。一局促現在，一照徹無涯，二者其性相遠，奈何？世人不辨，混而一之乎？良繇并處身中，無形可辯。有時血肉勝卽靈爲覺役，有時義理勝則覺爲靈役，有時形質、義理互相抵昂，而覺、靈雜揉，莫適誰勝，人遂認爲一物也。

夫靈、覺二性，前儒雖有諄諄之論，但未考耳。晦菴注《大學》云：明德者，人之所得乎天，而虛靈不昧，此指靈性者也。靈本神妙不虛，人以形質之軀視之，故曰虛靈也。爲氣稟所拘，人欲所蔽，則有時而昏，此指覺性者也。孟子所謂口期易牙，耳期師曠，目期子都，獨至於心，指出同然在於理義，分明各一脉絡，後又分別其官。耳目不能思而蔽於物，心則能思而屬大體。可見甘食、悅色是，

---

1 墮：原誤作"隋"，據《素問•上古天真論篇》改。

皆覺性所動，而不關乎靈性。理義悦心，是乃真靈性也。虞廷人心道心之訓可味，人心生於形質之私，道心生於靈明義理之正。告子生之謂性之失，亦可鑒也。若謂覺即是靈，則甘食、悦色，人乃無所不至，順縱恣欲，必且流爲禽獸。此果率之即爲道，修之即爲教，故覺不可混於靈也。

　　或曰：若然，何以儒重先覺，釋重大覺，而天之生民，又使人人覺耶？曰：此不過借用字義，分別二種。如人心痛則覺痛，癢則覺癢，熱則覺熱，寒則覺寒，此何以故？血脉流通使之然也。設一肢一節，痿痹不仁，即痛癢寒熱全然不覺，此果可謂靈性有所不到耶？可見人之能覺，遍繇氣血，不必俱繇靈性。又覺與不覺，口吻常譚，借此易曉之文，分別二義。大都知覺有二，一爲觸覺，即五官、四司。計在二卷。所觸有形之物，而知其冷熱、順逆之情，此人與禽獸所均有者也。一爲靈覺，即義理之明悟，以分別事物之善惡，而定趨避焉。是以惟人最貴而出於靈性者也。但靈性有記含、明悟、愛欲之三德，其理深奧，茲不詳及。又世人常稱靈魂是氣者，殆由魂本神妙，非目可接；氣亦微渺，難以目擊，姑取其近似者名之，其實超越於氣之上，而靈性實非氣也。或疑人在氣中呼吸，賴氣以生，若呼吸之氣一盡，身即死者之説。艾儒略曰：此因不明氣乃四元行之一也。然人之呼吸，晝夜出入，時刻不停，不知幾經更易。設謂性即是氣，則性亦豈有更易之理乎？晦菴又云：或生於形氣之私，或原於性命之正，而爲知覺者不同，以靈神氣稟二者，分晰了然，而靈自靈，氣自氣，斷非一物明矣。然靈性疑氣之説，因人未明天地之理爾。人乃一小天地也。聊述一端，可不辯自明矣。天文書云：天有十二重，自地而上二百六十里有奇，爲氣域。萬物皆在氣域中變化。氣域上爲火域。氣域分爲三際，近地爲和際，中爲冷際，上爲熱際。因近火域故熱。氣域而上至月輪天是第一重，爲元火之界，界中不容物入。四元行者，火、氣、水、土也。水輕于土，故水在土之上，氣輕于水，故氣在水之上，火輕於氣，故元火在氣域之上。月天以上，無氣亦無火也。推此，倘靈性是氣，則身後一靈何能上陟乎？而靈性非氣，又顯然自明矣。然草木有生性，賴生氣之發育；禽獸有覺性，從肉軀而發，賴血氣之精華。氣聚則生，氣散則滅，故禽獸死後滅而無靈也。惟人之性，上帝賦畀，純爲神靈，絶不屬氣。魂合則身生，魂離則身死也。夫人之疾病，皆繇元質稟氣，與後天培養精血失調，或飲食勞逸過度，或時令與地土不和而生者。善調攝者，斟酌藥性氣味之厚薄，寒熱溫平甘苦之升降，用之以扶柔而復強，使藏府氣血調和，以樂天年耳。蓋世人不明性命之本來，而貿貿一生，老死而不悟者概衆矣。醫者，操乎司命之權。若不格學明理，何能起沉疴於頃刻哉？此篇冠於受形之前者，使學者知性命之本，有自來爾。

○陳卓菴曰：自古名醫著述，真汗牛充棟，從未講究性學之原。先生宗儒理而精醫，所論皆超出前人，立元神、元質者，發虞廷"人心道心"之奧，"危微精一"之理，直貫大聖之心傳，爲吾儒之柱石也。至"靈神非氣"之論，足破老氏運氣煉神、運神、離身朝天之誑。又論草木止有生氣，禽獸止有覺氣，氣聚則生，氣散則滅，如此則草木、禽獸無靈，顯然明晰，則佛氏所創蓮花現佛，龜蛇聽講，禽獸得道，成佛成仙之説，俱屬誕妄矣。惑世害人，千百年來，一旦卓然闡發，爲後學誤入旁門之明鑒，宗吾儒天命之性也。但靈、覺之混雜，氣、行之相似，講論雖徹，而學者更須靜心參悟。至天地之理，火、氣、水、土，元行之性，務須熟讀玩味，反復而細釋之，庶可得其性學之旨云爾。

○殷吉生曰：軒岐家輒[1]言"人一小天地也"。及詢其故，且[2]不知大天地爲何物？今讀先生元神元質説，洞見天地之本，體人物之本性，凜若監觀者在，不特療人形疾，直療人神疾也夫。

受 形 論

《易》曰：天地絪縕，萬物化醇。男女媾精，萬物化生。乾道成男，坤道成女。絪縕者，升降凝聚之謂也；媾精者，配合交感之謂也。此蓋言男女生生之機，造化之本源，性命之根本也。

褚澄曰：男女交暢，陰血先至，陽精後衝，血開裹精則生男。陽精先至，陰血後參，精開裹血則生女。陰陽均至，非男非女之身；精血散分，駢胎品胎之兆。父少母老，產女必羸；母壯父衰，生男必弱。補羸女則養血壯脾，補弱男則壯脾節色。羸女必及時而嫁，弱男必待壯而婚。男子陽氣聚面，溺死必伏；女子陰氣聚背，溺死必仰。走獸溺死仰伏皆然也。

《道藏經》言：月水止後一三五日成男，二四六日成女。

李東垣謂：血海始淨一二日成男，二四五日成女。

《聖濟經》曰：因氣而左動，陽資之則成男；因氣而右動，陰資之則成女。

1　輒：原作"轍"，據文義改。

2　且：康熙刻本作"且"，江戶抄本作"旦"，前者義長，從之。

謂子宮一系在下，上有兩歧，一達于左，一達於右也。

朱丹溪乃非褚氏，而是東垣，主《聖濟》左右之説而立論，歸於子宮左右之系。

李時珍曰：褚氏未可非也，東垣未盡是也。蓋褚氏以精血之先後言，《道藏》以日數之奇偶言，東垣以婦血之盈虧言，《聖濟》、丹溪以子宮之左右言，各執一見，會而觀之，理自得矣。夫獨男、獨女之胎，則可以日數論，而駢胎、品胎之感，亦可以日數論乎？稽之諸史載：一產三子、四子者甚多，其子有半男半女，或男多女少，男少女多。《西樵野記》載國朝天順時，揚州民家一產五男，皆育成。觀此，則一三五日爲男，二四六日爲女之説，豈其然哉？有一日受男，而二日復受女之理乎？此則《聖濟》、丹溪、褚氏主精血、子宮左右之論爲有見，而《道藏》、東垣日數之論爲可疑矣。王叔和《脉經》以脉之左右浮沉，辯猥生之男女，高陽生《脉訣》以脉之縱橫逆順，別駢品之胎形，恐亦臆度，非確見也。

浩然曰：諸家皆以父精母血而成胎，若此之言，則女子豈無精乎？今余略論而發明之。夫人之生，男女俱有精。男女俱有真元之神氣。精者，神氣之安宅也。無精則無氣。女人經後受胎者，以月水始淨，新血方生，此時子宮乃開，男女交會之時，皆有精有氣，但男子陽中有陰，女子陰中有陽，兩者媾動，皆精氣相感而成胎。成胎之後，俱屬後天矣。一切之人，莫不有命。命中氣精，非吾之氣也，乃父母之元陽。無精則無氣，非吾之精也，乃父母之元質。真氣爲陽，真水爲陰，陽藏水中，陰藏氣中。氣主乎升，氣中有真水；水主乎降，水中有真氣。真水乃真陰也，真氣乃真陽也，二者不能相離。所謂動而無動，靜而無靜，真陰根陽，真陽根陰也。

且夫乾爲父，坤爲母，常理也。而有五種非男，不可爲父；五種非女，不可爲母，何也？豈非男得陽氣之虧、女得陰氣之塞耶？五不女，螺、紋、鼓、角、脉也。螺者，牝竅內旋，有物如螺也。紋者，竅小，即實女也。鼓者，無竅，如鼓也。角者，有物，如角，古名陰挺是也。脉者，一生經水不調，及崩帶之類是也。五不男，天、犍音堅、漏、怯、變也。天者，陽痿不用。古云“天宦”是也。犍者，陽勢閹去，寺人是也。漏者，精寒不固，常自遺洩也。怯者，舉而不強，或見敵不興也。變者，體兼男女，俗名二形，《晉書》以謂亂氣所生，謂之人痾，其類有三；有值男即女，值女即男者；有半月陰，半月陽者；有可妻不可夫者，此皆具體而無用者也。

人之變化有出常理之外者，乃絪縕一氣之所施，如男化女，女化男；男生潼，女生鬚；脅生、背産之奇異。時珍《綱目》有"人傀"之篇，啟玄《密語[1]·書五行類應篇》中，俱詳載分明。而博雅之士所當覽識，以備多聞眚咎之徵。

診脉分男女考

陰搏陽別謂之有子。搏者，近也，陰脉逼近于下，陽脉則出於上，陽中見陽，乃知陽施陰化，法當有子。

少陰脉動甚者，妊子也。手少陰屬心，足少陰屬腎，心主血，腎主精，精血交會，投識於其間，則有妊。

三部脉浮沉正等，無病者，有妊也。左手尺脉浮洪爲男，右手尺脉浮洪爲女，兩手尺脉俱浮洪爲兩男，俱沉實爲兩女。

妊娠脉三部俱滑大而疾，在左是男，在右是女。

一云：中指一跳一止者一月胎，二跳二止者二月胎也。

一云：寸關尺三部脉浮沉正直齊等，舉按無絕，及尺内舉按不止住者，真的懷胎也。

滑疾不散三月胎，但疾不散五月母。若懷胎五月，是以數足胎成就而結聚，必母身體壯熱，當見脉息躁亂，非病苦之症，謂五月胎已成，受火精，以成氣，故身熱脉亂，是無病也。

婦人懷胎，凡男抱母，女背母。或上或下，爲天胎；或左或右，爲壽胎。貴者胎動必勻，自無毒病。賤者胎亂動，母常有病。壽者母必安，夭者母多病，男胎母氣足，神常清。女胎母氣不足，神多亂。母聲清，孕生福壽之男；母聲濁，孕生孤苦之子。

妊娠辨分男女，外驗有四：一、受孕後，身更輕快，更壯健，其性常喜，面色加紅，是男胎也。因男性熱倍於女，故胎能倍加母之熱性，面發紅色，更喜美好之飲食。若女胎則反，是因女之性冷故也。二、若胎是男，必四十日後，卽兆運動，女則運動遲，必在三月後矣。三、胎是男則左肢之行工，愈覺輕便，左之乳體必先高硬。四、胎是男，用行亦便於右，若女則便於左也。

1　密語：卽題唐·王冰《素問六氣玄珠密語》卷十六《五行類應紀篇》。

女人受孕内外皆有徵驗者七：眼懶看，俗謂慈眼也，眼變爲微黃，一也；月經既止，厚氣上升，頭有昏眩，二也；心常悶躁，三也；易生厭煩，因内厚之氣昏，故不喜事物，四也；體重懶行，五也；齒、膝交疼，因胎火厚旺所致，六也；懶厭美好之味，反喜粗糲之物，及鹹酸辛辣等味，七也。此因子宫凝閉，月信不行，故發不和之性，變平昔之嗜好，思不倫之。或一月，或兩三月卽止者，因胎具百肢，頭已生髮。故至四月，則一切不和之性悉反正矣。因胎漸大，能吸母液以資養，則子宫既無餘液之厚氣，故不和嗜好之性自無也。

胚在母腹中未足一月，不得結成，必循性本之德，足三十日，始得結上下百肢。其體纖小，如蛛網織聚也。如未足六十日，不能運動，必足六十日，則始能運動。其母亦覺胚胎之運動輕快也。但男胎，須四十日以後，乃結成整足，靈性遂得賦焉。女胎必八十日後，始能結成整足，乃得賦之靈性也。未受靈性曰胚，已賦靈性曰胎也。

妊娠一月曰始胚，陰陽新合，寒則痛，熱則驚，寢必靜，母恐畏。足厥陰脉所養，不可鍼灸其經。每月皆仿此。二月曰胎形，成胎也，兒精成于胞裏，有寒不成，有熱卽萎，足少陽脉所養。三月曰始胎，形象始化，未有定儀，因感而變，見物而化，正胎教之所端慎，蓋三月爲定形，分男女也。見物而變者，乃變易性情，非是以女可以變男，以男可變女也。故君子慎重胎教者，正爲養性情也。今人不明，誤認胎在三月，男女之形未定，可以將法使婦變男之説惑世。此因未究確受胎之理，故蹈變男變女之誣。可詳前後各篇，其理可自了然矣。手心主脉所養。四月形象具成，血脉以通耳目，而行經絡，六腑順成。手少陽脉所養。五月筋骨毛髮生，兒四肢成。足太陰脉所養，脾主四肢也。六月筋成，兒口目皆成。足陽明脉所養，胃主口目也。七月骨成，兒皮毫生，勞身搖肢，無使定止，動作屈伸，以運血氣。手太陰脉所養，肺主皮毛也。八月膚革成，兒九竅完。足手陽明脉所養，大腸主九竅也。九月三轉身，皮毛成，六腑百節無不畢備，足少陰脉所養，腎主骨髓，續縷完成也。十月足太陽脉所養，受氣足，五臟全備，六腑通納天地氣于丹田，故使關節人事皆備，惟待時而生也。外有不足十月之胎，有十一二月不等月之胎者，又有瑞胎、妖胎之異者，此關天地之氣運，係人事之正乖，又不拘此篇之論也。

諸陰陽各養三十日，活兒於胎中，然手太陽、少陰不養者，下主月水，上爲乳汁，以活兒養母也。故娠婦不可鍼其二經，恐致墮胎也。

子形似父母或似祖伯母舅説

　　子形所似者，蓋因作受之時，交媾也，男作女受也。其精質既和合，一或多而德大，一或少而德小，故胎子似父，或似母也。大抵似父者居多，因男女之作受，妻心必全屬於夫，易受其夫之像，亦易印於精質之德，所以胎子即肖其父容也。又男人之意，獨在生子，不專在於婦，乃不能受其像于心而印於胎，故母之容，子所以不似也。若男心切定於女，必受其女之貌，印其德於精質，則胎子必似其母也。或有似其祖，或似其伯叔、母舅者，因男或先見父之像，或恒憶其父之如在，或其父之德既在於子之性類，而受其相乎之像，乃印其德於精質，是以胎子似其祖容也，似其至親者亦由此。

　　夫世之有黑人而生白人者，因夫婦作受之時，女人切想白之像，而傳通於精質之德，故胎子即成白之貌，此本性之當然，非怪事也。因知胎子之相似，皆依賴形體所發之形模，隨其父母切想之像，以印其德，故子因以各肖其像而已。由此益知夫婦作受之時，不可生憂怒之情及發焦悶之氣，勿思醜像及懷惡念，戒絕不和邪理乖戾之意，務以相和相愛，止以傳生爲願，如此，必得其佳美之形模，即産亦易生，且又免其精質所帶之諸苦也。

　　又胎在母腹時，倘以不佳之血，養成其形體，生子所發之性情，亦不必佳矣。是以乏乳擇母，務必詳慎，恐知覺嗜好之情，幾與類也。此古人所以重胎教也。

　　人具天地之性，秉萬物之靈，陰陽和平，氣質完美，或附贅垂疣，駢拇枝指，侏儒跂躄。而形質美惡者，雖皆胚胎造化之施，然其原始在父母自作所致也。或男人修身積德，寡欲靜養，而婦人性沉淑德，謹和胎教，所生之子，自必英慧美好也。或夫婦頑嚚兇暴，乖戾尤愆，而生子稟質怪異，何必多疑哉。

　　夫兒痘疹之患，亦受於結胎之始。然胎氣借母氣以滋息，其母七情五辛、風雨晦冥、寒暑妖氛、跌撲坎坷、飢飽勞役，母受之，兒亦受之。内蘊此毒，外惑不正之氣，觸其藏者，藏毒出而爲痘；觸其府者，府毒出而爲疹。若母能凜[1]遵胎教，不但生子鮮受夭亡之患，而聰慧之質，英睿自多矣。

1　凜：通“懍”。懍栗，敬畏。

命 門 圖 說

按《銅人圖》，脊骨自上而下十四節，自下而上七節，有命門穴，兩傍有腎俞穴，則知中是命門，兩傍皆腎也。臍與命門生于百體之先，故命門對臍中。《易》曰：一陽陷於二陰之中。命門，猶儒之太極也。

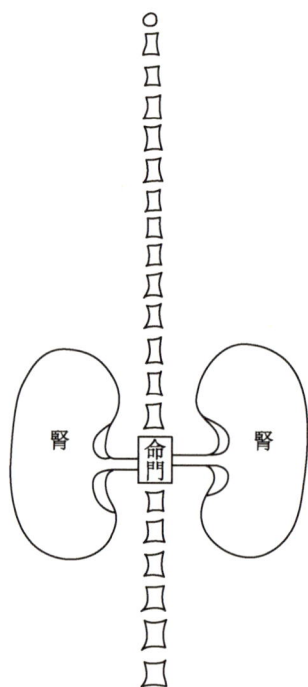

圖 1　命門圖[1]

浩然曰：夫男女交媾之始，皆動元火、元氣，而後精聚。兩火氣感，則兩精滲洽，凝於子宮，如爐煉金，如漿點腐，兩精凝結細皮，即成胚胎之胞衣矣。兩精既相感凝，猶如哺雞之蛋，雖未變未熟，而在將變之時，其內體尚未盡凝，猶如汁包，即有多線相接合。其外白而內紅，如以血洒之。中見小雞將變，其臍與細皮，并化成胞衣矣。人之胚始子宮，概相似也。夫兩精凝結細皮，變爲胞衣。此細皮不但爲胞衣，裨益凝結之體，更爲胚胎脉絡之系，乃先生一血絡與一脉絡，以結成臍與命門。但臍絡乃九日後結成，而臍繫於胚，以代口之用，吸取母血，以養，漸化爲胚胎也。但先生一血絡之根，而漸變多細血絡，

1　圖 1：本書前四卷，因康熙原刻本尚存，故其圖直接取自原刻本，不取江户抄本之仿繪圖。下同。

亦以一脉絡之根，漸變爲多細脉絡，而周於精質之體，以通受母之血，與元火生活發動，如酵水和麵，署鬱而熱發也，遂成三泡，如雨滴下之水泡。三泡既發，首成三肢，心一、肝一、腦顱一，是胚胎形模之兆發也。心爲百體之君，元火之府，生命之根，靈神之寓，故四藏皆繫於心，而次第生焉。但心一繫，繫於脊之上，七節之旁，貫脊上通於腦，下通命門與腎，魂居於肝，爲藏真之處。肝生四液，爲生氣之門。腦顱居百體之首，爲五官四司所賴，以攝百肢，爲運動知覺之德。腦顱既成，而後全體諸骨漸成。諸骨既成，乃生九竅：首七，眼、耳、鼻、口；下體二，前後便也。女則加一子宮，爲生育之須。人之始生，先臍與命門，故命門爲十二經脉之主，一曰真火，一曰真氣，一曰動氣。真火者，人身之太極，無形可見，先天一點之元陽，兩腎之間是其息所，人無此火則無以養生。曰真氣者，稟于有生之初，從無而有，即元氣之本體也。曰動氣者，蓋動則生，亦陽之動也。命門具而兩腎生。兩腎者，靜物也，靜則化，亦陰之靜也。命門者，立命之門，乃元火元氣[1]之息所，造化之樞紐，陰陽之根蒂，即先天之太極。四行由此而生，臟腑以繼而成。越人曰：臍下腎間動氣，人之生命也。五臟六腑之本，十二經脉之根，呼吸之門，三焦之原。又曰：命門者，諸精神之所舍，原氣之所繫也。故男子以藏精，女子以繫胞，其氣與腎通。

《內經》曰：女子胞者，地氣之所生，藏于陰而象於地，名曰奇恒之府。其原始自心之下系，貫七節之傍。其系曲屈下行，接兩腎之系，下尾閭，附膻腸之右，通二陰之間。前與膀胱下系溲溺之處相并而出，乃是精氣所泄之道也。若女子則子戶胞門，亦自膻腸之右，膀胱下系相并而受胎，故氣、精、血、脉、腦，皆五臟之真，以是當知精血來有自矣。

夫人之有三焦，如天之有三才。三焦者，原氣之別使也。且夫天地之陽精爲日，陰精爲月，要知天明則日月不明之理，人身中之命元，亦以此推之，正謂一言而終，推之無窮。

李時珍曰：夫三焦者，元氣之別使；命門者，三焦之本原。蓋一原一委也。命門指所居之府而名，爲藏精繫[2]胞之物，三焦指分治之部而名，爲出納熟腐

---

1 氣：原作"炁"。"炁"同"氣"，多見道家書。本書用"炁"隨意，并無特指，故今統改爲"氣"，下同。

2 繫：原作"係"。本書用"係""系""繫"多隨意，今均據上下文推定而選用之，不另加注。下同。

之司。命門上通心肺，下通二腎，貫屬於腦，爲生命之原，相火之主，精氣之府。《靈樞》已著其厚薄、緩急之狀，而《難經》不知原委之分，以右腎爲命門，謂三焦有名無狀。高陽僞訣[1]承其謬説，以誤後人。至朱肱、陳言、戴起宗始闢之，而知者尚少。

浩然曰：後人皆以右腎爲命門，就以右尺爲命門脉，承誤而誤。又言右尺陽絶者，無子户脉也。且夫兩尺皆候腎之脉也，亦皆命門脉也。而左尺脉衰，無神者，亦不能受胎，非獨右尺而然也。但兩尺者，兩腎之脉也。腎以主精，精壯則真元旺，真元旺則能成胎。故曰“無精則無氣”，未有氣精虚衰而能受胎者。又曰：少陰脉動甚者，妊子也。手少陰屬心，足少陰屬腎，心主血，腎主精，精氣交會，投識於其間，故有妊也。

吳草廬曰：醫者于寸關尺，輒名之曰：此心脉，此肺脉，此肝脉，此脾脉，此腎脉者，非也；五臟六腑，凡十二經，兩手寸關尺者，手太陰肺經之一脉也，分其部位以候他臟之氣耳。脉行始於肺，終於肝，而復會於肺，肺爲氣所出之門户，故名曰氣口，而爲脉之大會，以占一身焉。

李時珍曰：兩手六部皆肺之經脉也，特取此以候五臟六腑之氣耳，非五臟六腑所居之處也。凡診察皆以肺、心、脾、肝、腎各候一動，五十動不止者，五臟皆足。内有一止，則知一臟之脉不至。據此推之，則以肺經一脉候五臟六腑之氣者，可心解矣。

浩然按：草廬論六部之脉皆肺之氣，而時珍承草廬之論，爲候臟腑之氣耳，非臟腑所居之地也，皆未發明脉氣之本來。然要知肺氣之源源，根之所從，營者，水穀之精氣，行於脉中者也。衛者，水穀之悍氣，行於脉外者也。且夫脉之爲體者，惟一真元之精氣也。夫真元之爲真元者，先天稟受之元質也。

1　僞訣：指六朝高陽生托名所撰之《王叔和脉訣》。

卷 之 二

雲間浩然子惠源王宏翰著

吳郡松房子萍齋鄭元良訂

夫世人盡知身乃一小天地也，此真千古之確言。若人不格知天地之內、氣域之間、變化之機、四元行之性本，則人身之性體，何由知之與天地同也？愚少自苦稟拙學疏，凡三教諸子等書，雖經辯論詳考；遇老儒博學之士，俱師禮問論，勵志苦心，潛學有年，而本來性命之原，俱無究竟。後得艾儒略、高一志性學等書，極論格物窮理之本，理實明顯，至立論天圜地圜之一端，真發千古未明之旨。講論性命醫道之理，皆特見異聞，出前聖未經論及者。如披雲睹日，覺道原之大，凡究確而得于心，義理明實，前人未經發論者，今特表而出之。分別四元行，四行變化，生長，四液，知覺，五官，四司等論，逐一條分縷晰，梓之公於天下。使人人觀之，了然人與天地同也，不致誤入旁門，得悟性命之本來，豈止醫道云爾哉。

天形地體圖論

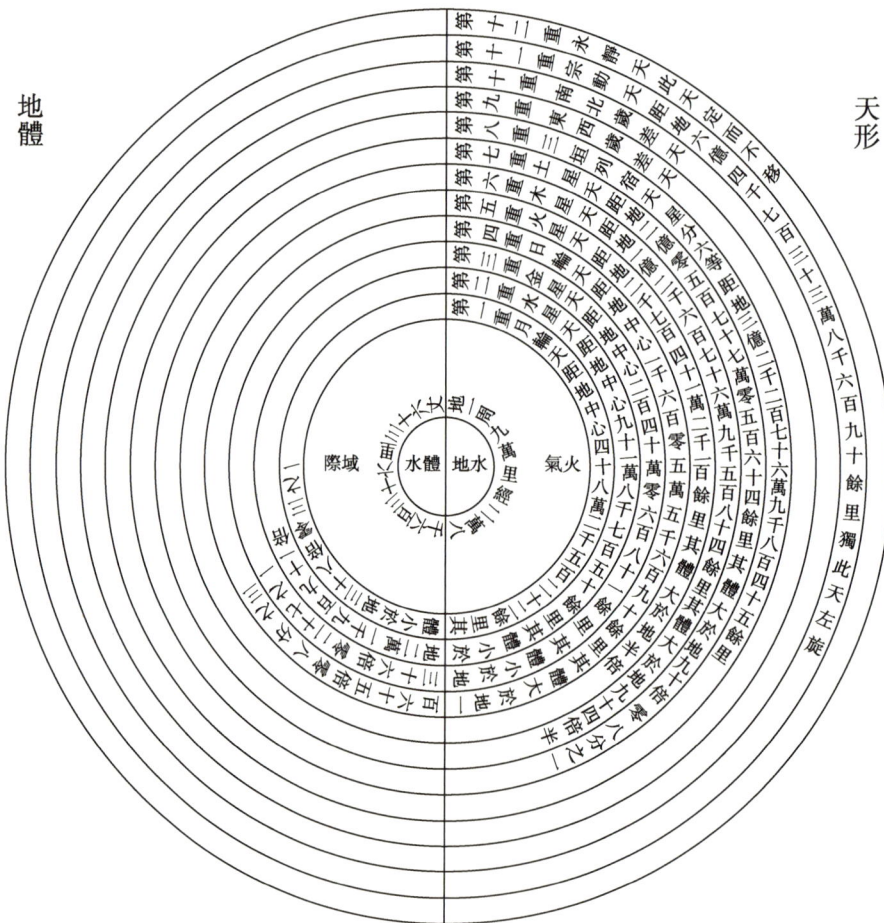

圖2　天形地體圖

大圜者，外天內地之總名也。水附地以成一球，凝奠居中，天爲大圜包其外，有氣火充實其間。在天則有經緯，在地則有度數。以地合天，而太陽節氣與五星凌犯，及各方之交食，可得而推矣。但天體、地形，古來俱以天圓地方立論，至釋道兩家，以天有三十三重之說，甚爲妄誕。

今我朝睿聖，欽天監擢用泰西南懷仁，極詳天圜地圜之理。天圜者，天非可見其體，因衆星出入於東西，旋轉管轄兩極，故見天體之圜也。地爲圜者，以月蝕之形圜一端推之，則地體之本圜確矣。

夫地謂方者，言其定靜不移之德，非言其形體也。然天體如玻璃，星宿之在天，雖似木節之在板，而德乃健，能自運也。天旣包地，則彼此相應。天有南北二極，地亦有之。天有三百六十度，地亦同之。天中爲赤道，自赤道而南，二十三度半，爲南道；赤道而北二十三度半爲北道。中華在北道之北。周天之度，縱橫皆三百六十。北極爲天樞，與南極相對，相距一百八十度。赤道帶天體之紘，距兩極各九十度，黃道斜絡於赤道，冬至日纏黃道，距北極一百十五度，在赤道外二十三度半。夏至日纏黃道，距北極六十七度，在赤道內二十三度。春秋二分，日纏，距兩極各九十度，乃黃赤二道相交之處也。

天有十二重，第一月輪天，運二十七日三十一刻，行一周天。第二辰星天，其行隨日先後，運，歲一周天。第三太白星天，其行亦先後隨日，運，歲一周天；第四日輪天，運三百六十五日二十三刻，行一周天。第五熒惑星天，運一年又二百二十一日九十三刻，行一周天。第六歲星天，運一十一年三百十三日七十刻，行一周天。第七鎮星天，運二十九年一百五十五日二十五刻，行一周天。第八三垣二十八宿天，運二萬五千四百年，行一周天。第九東西歲差天，第十南北歲差天，第十一宗動天，第十二永靜天，定而不動也。然各天自有本動，遲速不一。若宗動天之運，十二時行一周天，從東而西，亙古恒然。其下十重，皆自西而東，各舉本動也。但宗動天運行最速，帶轉下十重天，如蟻行磨上，人目惟見自東而西也。然諸天層層承接，中間絕無一間，每重以上層含抱下層，而總一樞極，故上天之運，能挈下天而運也。此皆有專書測算，若人不知天運地凝之本來，猶同夢夢。今述一端，明天體地形之本然關爾。

四 元 行 論

行之名義：高一志《格致書》曰：行者，純體也，乃所分不成他品之物，惟能生成雜物之諸品也。所謂純體者，何也？謂一性之體，無他行之雜也。蓋天下萬物，有純雜之別。純者卽土、水、氣、火四行也。雜者有五品，如雨露雷電之類，金石之類，草木五穀之類，禽獸之類，人類，此五品無不有四行之雜也。惟元行雖略有清濁，其性則純而不雜也。謂“所分不成他品之物”者何也？言萬物皆有全、有分。凡分與全，有同名者，有異名者。如一撮曰土，大山亦稱土；一滴曰水，大海亦稱水；氣火亦然，則分與全皆同名也。所謂惟能生成雜物之諸品者，何也？雜物五品，如上所云，皆無不包四行之雜。如人身骨肉屬土，痰血屬水，呼吸屬氣，身中之熱屬火。雜物之類，所得四行之雜，多寡不等。如金石等以土爲主，其餘次之。煙霧等以氣爲主，電彗等以火爲主，雜物諸品皆然。故欲洞徹諸雜物之性情，非先明元行之性情，則無可由也。

行之數：又曰：或有於四元行中，止立一行，爲萬物母者，其說各異而不相通，前哲皆病之，定四爲元行之確數，曰：土、水、氣、火，至全至純也。其可證之理非一端，茲且拈其五：

一曰元情之合，蓋散於萬物者，元情止有四，主作且受者二，曰熱曰冷，熱冷屬陽，主被且受者二。曰乾曰濕，乾濕屬陰，今任相合，如熱乾相合成火，火性甚熱甚乾，濕熱相合成氣，濕冷相合成水，乾冷相合成土。元情有四，元行亦有四也。蓋情如性之傳種然。若冷與熱，乾與濕，相反則不能成行，蓋相對則必相拒而不相能，於後圖可見。

二曰輕重之別，純體者或輕或重，甚輕者火，甚重者土也。次輕者氣，次重者水也。卽雜體亦不能外輕重，但不得稱爲元行耳。要其中甚輕者，以火爲主。甚重者以土爲主。次輕者以氣爲主。次重者以水爲主也。

三曰元動之別，動中亦有雜有純。純動又有三，皆以地心爲界。四元行在天地之內，惟地心爲至低，在天之中心也。旋動周心，乃諸天之本動也。從心至上，乃輕行之本動也。從上至心，乃重行之本動也。惟輕重又有甚次之別，故甚重至心者土，甚輕至天者火，次重安土上者水，次輕係火下者氣。純動之界惟四。故元行亦惟四也。

四曰雜體之散壞。凡雜體散壞時，必遺其内所含之迹。假如木被火焚時，必有氣之煙，水之濕，土之灰，火之炎，漸漸渫出，則豈不驗雜體原結以四行乎？否則木之所遺，四行之迹由何發乎？人身所含四液，亦應四行，則驗人身，亦爲四行所結成耳。禽獸之體亦然。

五曰天體亘古旋動，卽宜有不動之體，以爲中心，是卽地體也。地性甚重，甚濁，得甚低之位，則宜有一甚輕甚潔者對敵之，必火也。兩敵體以相反之性，不能相適相近，以生成萬物，故復須氣、水二行。人居兩體之間而調和之，故元行定四，始爲至真至純也。

金、木不得爲元行：或曰：五行之説乃從古立論，今止論四行，而去其金木，請詳此理。高一志曰：五行之論，古今多不相同。按前諸論，所謂行者，乃萬形之所從出也，則惟元行爲至純也。既純則必無相雜矣。試觀萬物之成，概不由金、木，如人鳥獸諸類是也。故金木不得爲萬物之元行也。然金木之體，皆實有火氣水土之相雜，既雜則不能爲元行矣。試雜者可爲元行，則草石等物俱宜置於元行之列，則又不止於五矣，何獨取于金木耶？昔大禹陳謨，特以水火金木土與穀列之爲六府，只云"其切於生民者"，《洪範》亦然，未嘗謂爲元行，及萬物之本也，後儒言水而木，木而火，火而土，土而金，乃以爲相生之序，此説誠有難以順非者。夫木中兼有火、土，何獨由水生？而火水未生時，木安得以自成乎？如土未生先，木將於何地植乎？夫物之相生，今宜無異於昔也。乃今之水，無土與太陽之火，莫能生木。必先有木，種入土，後以水漬，以太陽照，而後下生根，上萌芽而長成矣。則古昔亦應如是，何無所據而殊其説乎？又木如生火，則木性至熱矣。水性至冷，何能生至熱之木耶？水既生木，而木生火，水乃祖，火乃孫也，則祖孫何至相反相滅，一不仁、一不肖，至此極也乎？初未有土金木時，獨水於何居？存用何器受含乎？金由土生，則與木何異？蓋金生乎土内，木生於土上，本皆自土發也。且《易》注天一生水，地二生火，天三生木，地四生金。天五生土，則五者之生，若有先後定序矣。今曰金生水，則金四當先于水一矣。曰土生金，則土五當先于金四矣。火二雖居土五之前，然隔三四，何以生土？木三雖居水一之後，然隔火二，何以承生於水一乎？是其序均難解，故五行之説，似乎性理，無合無據，仍宜前所定四元行之數，爲至純至真也。

行之序：序者，萬物之文也。四元行不雜不亂，得所則安，不得則強上聲，強力已盡，自復本所。本所者何？土下而水次之，火上而氣次之，此定序也。其故有三：

一曰重、輕。重愛低，輕愛高，以分上下。重輕有甚次之別，因是上之中有下，下之中有上，以分元行之四。蓋水輕乎土，氣重乎火，水在土之上，氣在火之下也。但水曰重而不曰輕，氣曰輕而不曰重，較從其衆故也。蓋水對一土曰輕，對二火、氣曰重，氣對一火曰重，對二水、土則曰輕也。以是知水必下而不上，氣必上而不下也。

二曰和情。蓋情相和則近，相背則遠。假如乾冷成土，濕冷成水，土水以冷情相和，故相近。濕熱成氣，濕冷成水，水氣以濕情相和，故亦相近。乾熱成火，濕熱成氣，氣火以熱情相和，故亦相近。若背情之行，相反則遠。假如水冷而濕，火熱而乾，二情相背，故以相遠也。問土火以乾情相和而極遠者，以土火雖有相和之情，重輕大異，故權衡二，故可以定四行之序。

三曰見試，蓋四行之序，目前易試也。火發爲焱，常有從下至上尖殺之形，名曰火形。蓋不能安下而奮力以上，必向極高是也。氣偶入土水之中，不能得安而欲上行，在土爲地震，爲山崩；在水爲漚、爲泡，試強一毬至水底，忽然突出是也。水若騰在氣域，必被強而不得安，迨強力已盡，自歸本所。如成雨者，以太陽薰蒸，地濕爲雲，雲稀屬氣，故輕而浮；雲密屬水，故重而墜，墜者復其本所也。土入水必下，至水底而後安，或問水多在下，而土在上，何也？曰：上主初造天地時，無山無谷，地面爲水所蔽，但欲適物之便，故山峙谷降，水乃流而盈科，如人身血脉周流，非土在水上也，詳上論可知也。火較諸行爲尊，蓋其性與情，皆精于諸行，而其有力，猶強猶遠，其功猶大猶廣，故其所居之處，宜高於諸行，乃易通達而輔造化也。

行之情： 四元行各有本情：火清而輕，氣次之，土濁而重，水次之，故諸行之動，或上或下，由之而異焉。然察之復有可疑者。試觀火，或從上而下於氣域之中，則火非極輕矣。黃金、水銀、黑鉛等物，皆重於土。浮石以土爲主，而浮於水上，人尸亦然。又海中多島，流浮不停，則土又非極重矣。西有湖水，投之石木不沉，則水又有重於土者。氣非極輕，則稍帶重而雜；水非極重，則稍帶輕而雜，雜則非純情矣。以上觀之，則四行之情，似未確定，且與上論難合也。雖然，按性理，惟火爲極輕，而氣次之；惟土極重，而水次之，非由其情之雜也。蓋四行之性，雖有清濁之異，而其本，皆至純無雜。則其情雖異，亦無不純，惟相較之時，似雜而實無雜也。情隨性，豈有性純而情雜者乎？是以火本極輕，故非至極高弗止；氣本次輕，故至於火輪之下卽止，而不復欲上。土本極重，故非至極低弗止。水本次輕，故至土上卽止，而不復欲下矣。試觀水偶在土位之內必上，而氣偶在火位之內必下，則豈非其自然之情乎？但所謂氣下水上，非真下真上也。蓋趨於重物之本位，謂之真下；趨於輕物之本位，謂之真上，乃氣從火之中，而反本位，非趨重物之本位，豈宜謂之下耶？水從土之中反本位，非趨輕物之本位，豈宜謂之上耶？惟俗言然耳。或曰四行相較時，似然而實非然。亦通由是則上所設諸疑，可冰釋也。若謂火下而出乎本輪之外，是必爲上天之勢所强，乃諸天旋轉所帶也。非自然之情也。至金、鉛、水銀之情，是皆重於所見雜性之土，而不重于深藏純性之土也。蓋諸金之所以重而下者，必得之於土，乃何能以土勝土，而以土之重勝土之重也。惟由於土之或純、或雜耳。至人尸、浮石，島浮不沉之情，是皆物內所含之氣使然。吾斯所論者，惟元行之純情而居其所，得其序，姑不及其遇空與序之亂者也。

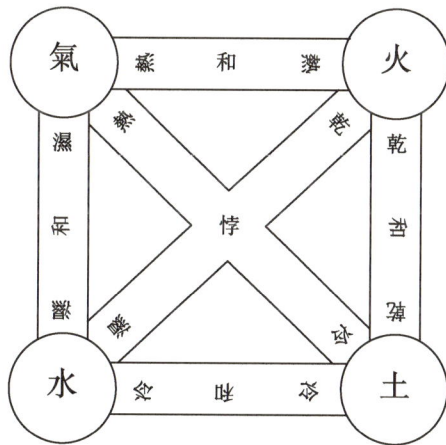

圖3　四行情圖

行之形：或曰：天圓地圓之理已明，但水、氣、火疑無定形，似隨所居之器以爲體。但天以旋運，故宜圓形。四形直行，何須圓耶？曰：此理人皆未經格致爾。但四行形之必圓，其理有二：一曰宇宙之全，正爲一球。球以天與火、氣、水、土五大體而全成，且天包火，火包氣，氣包水，水包土，重重相包，則四形之體皆宜圓矣。而天體既圓，其四行之形，理所必圓，無疑也。二曰，四行皆在月天之下，面相切也。若有他行，則火行之上面，或方或尖而不圓，必於月天之下面，未能相切，必致有空闕，爲物性所不容也。但四行之上面既圓，則其下之亦然。苟下有他形，則地心之周圍亦不成圓矣。地面既無不圓，則其相連之水與氣亦無不圓也。

或曰：氣上無火，既以地下之火爲元行乎？曰：火性至輕，理冲飛諸行之上。若論火輪之形不見者，因元火非如下土焚爇之火，但元火極淨極熱，因無薪炭供焚之料，以傳其光爾。倘遇可爇之物，其光立發，如彗孛，及流火之等可證也。

或曰：四行何取於圓乎？曰：上論天性已詳圓形之妙。又圓形存物，方者易散而毀，且非特四行諸天而圓，至於人物肢體、草木、果實，無不皆圓，至滴水成珠，性固欲合以存，不欲散而以致亡也。

或曰：氣無聲色，疑爲無有。曰：無氣則天內空矣。地何以戀空而得居其中？萬物何以得生？日月星辰何以得外光？又何以隱德養育萬生乎？蓋物惟聯統，庶得相濟相保，但空虛是所大忌避也。試風寂時，人急趨走，則前面若有物觸之者，此非氣而何？又人向空中揮鞭有聲，何也？夫聲從二物相擊而生，若空中無氣，則揮鞭亦無聲矣。又空中寂靜無風，其隙影內，塵埃滾滾，何也？此是氣所使之然也。

凡物性多愛圓，水性更甚，試以滴水洒空，入塵者皆成圓體，降爲雨雪，亦復如是也。

地之體圓，以月蝕驗之，蓋月蝕爲地影所掩似蝕，月蝕之形既圓，則地體之圓自無疑矣。

行之厚：地之廣厚，何以證之？曰：乃用測法得之，地球面之周廣，約有九萬里，則用一圍三徑之法，則地厚有二萬八千六百三十六里三十六丈矣。蓋地之廣，以周天三百六十二度測之，但每度定取地面二百五十里，合而總算，故得地有九萬里之數也。

水較地之大小，古今多疑水大於地。俗又云“三山六水一分田”，此言水在地面廣闊之大，非謂聚天下之水，有廣厚而言也。近考西士涉海者，嘗見海中各島，及探其極深處不過十餘里也。且地厚二萬八千九百餘里，則地大於水也甚晰。卽或聚天下江湖川瀆之水，不能比一大海，聚天下衆海之水較地，又不啻什百矣。

氣域之厚，約有二百五十里，何以爲證？如太陽攝土、水清氣，冲至火輪而止，乃以甚乾甚清，易燃而變火。其微者，一燃卽散，是爲流星。厚者燃不易滅，久懸空中，是爲彗孛。此係氣之升在最高之域。用法測之，其高不過二百五十里也。使氣再高彗孛之上，尚有清氣。此氣非變於火，亦近火性，當於火域內置算矣。

元火之厚，約有四十六萬七千九百五十三里八十二丈。有測法。何以驗之？從下面始，則視彗孛，便知氣火相分之處。從上面始，則視月輪，便可以測月天與火相分之處也。上下二界已定，則其中之隔處，如指掌矣。然元火必如是寬者，也？曰：一因其甚遠於地，一因其甚關於物。倘不然，則其熱不足以敵水土之寒。且太陽之光照，亦不足以氤氳宇宙之廣大，卽人、物亦無由長育矣。然南北二極之下，有半年夜時者，非得空中元火之廣博，而萬生何由得以長育乎。

或曰：元行各足懷保生物，如氣於禽鳥，水於魚鱉，土於走獸，且火域甚廣，獨無此功耶？曰：元火在上，懷保生物，其功最高顯達。是以地下之火，亦切普育生物也。夫物之生，必欲冷熱乾濕四元情之和。若無火熱之德，則萬物何以得育也。然負形之物，火內不能永存者，適見火性甚清甚強，不容他情之雜也。其懷保之功，廣顯切達，更非諸元行之可比者也。

四行變化見象論

客曰：前論火、氣、水、土爲元行，眞發千古之秘，泄天機之奧。雖聖人復出，必取諸理也。但空際中之風、雲、雨、雪、雷、霆、彗、孛，諸化工，自地自天，從何起滅？亦有關於四行何？

曰：此皆四行之升降，相戰相薄所成。但四行各有本質，各有類聚。濁者居下，水、土是也；清者居上，火、氣是也。火最輕，亦最上；氣次輕，則次上，土最重，亦最下，水次重，則次下。故天包火，火包氣，氣包水，水包土，重重相包，如裹葱頭然。且四行雖分亦合，合則成物。又四行各不相和，合則相凌，一有不勝，則物必敗。今諸化工，悉緣日光照地，地成溫熱，蒸爲濕氣。氣情本暖，暖者欲升，復得日溫，鬱隆騰起，內有火行。火本燔熱，飄颺如烟，復挾土體，相附上行。氣之本行有三際：上近火行，謂之熱際；下近於土，謂之溫際。惟中際甚冷，氣升離地，則漸近冷際，因于水、土本情，是冷是濕，結而成雲，是一雲體中有四行也。雲至冷際，冉冉欲化，内多濕情。濕情若勝，卽化爲水。旣成點滴，自復歸地，是爲雨也。若濕氣清微，日中上升，則爲風日所乾，故浮雲以漸而散也。清微之氣，升于夜時。至冷際，乃凝爲露也。但氣升不等，所具四行，各有偏勝，或火、土勝，則爲霾霧，或爲雷霆彗孛也。風之爲物，亦是熱乾，與雷霆彗孛一本。内惟土氣如有所抑，不得直升旋反下降。後之騰者，適與相觸，升降不得，橫鶩於地，則爲風耳。若雲化爲雨，是其常分。但旱熯之年，氣行大體，多成燥乾。雲雖時升，濕性絶微，更遇大風，飄向他方，或成他方之雨。如風性燥乾，微濕亦泯。

客曰：風旣爲熱乾，何西南來者則晴，東北來者每爲雨乎？又南者則暖，北來則寒，何故？

曰：此隨地起見耳。若中國，則南風暖者，日在南，氣皆暖故也。北風冷者，北方離日太遠，地無暖氣。冰海在北，氣皆冷故也。其爲晴、爲雨者，則東近海，風之來，每帶潮氣，故多濕情。内有北風，性冷，潮氣遇冷，每化爲雨。如有南風，性暖，潮風遇暖，暖甚則晴，潮甚則雨也。若西則皆陸地，風之來，則帶土氣，性燥，内有南風則熱燥，有北風則冷燥，故皆爲晴。若赤道晝短線之南地，則北風爲暖，南風爲冷耳。若冬之月，冷際甚冷，氣至其際，則凝而爲雪露之爲霜亦然也。

客曰：濕氣化雪，旣若露之爲霜，云何六出？

曰：《水法》云：凡物方體相等，聚成大方，必以八圍一。圓體相等，聚成大圓，必以六圍一。此定理中之定數也。又凡水升空中，在氣行體内。氣不容水，急切圍抱，不令四散。水則聚而自保。自保之極，必成圓體，此定理中之定勢也。故雲至冷際，變而成雨。因在大氣之中，一一皆圓。初圓甚微，以漸歸併。未至地時，悉皆圓點也。冬天甚冷，一一凝沍，悉皆散圓。及至下零，欲求歸併，卻因凝沍不能得合，輒相依附求作大圓，以六圍一卽成花矣。

客曰：旣因依附，就不相合，亦宜搏聚，云何成片？

曰：地體不動，天形左旋。氣之冷際，亦隨天運。動勢神速，難可思維。有物遇之，如鋸出屑。雪旣凝沍，受其磨蕩，平中湊合，尚得自由，直處逢迎，勢不可得。正如濕米磨粉，易令作片，難以成團也。

又雲從氣升，當其上騰，挾其火情。火情炎上，其勢壯猛，土之精者亦隨而上。一雲之中，必具四行。但水勝時多，間或火、土合氣，水情絶少。力勢既盛，土之次分，亦隨而上。上遇冷際，力勢稍微。土之次分，復歸於地，則成霾霧矣。

若水雲甚盛，火土上升，阻於陰雲，難歸本所。陰雲逼迫，既不相容，火之與土，上下不得，奮迅決發，激爲雷霆。電既迸裂之光，有電必雷，有雷必電。火迸上騰，土經火煉，凝聚成質，質降於地，卽爲雷楔音屑矣。

其雷發雷震，聲之遲速，又因遠近之分也。亦有火、土自升，不遇陰雲，則不能成雷電。凌高直突，至於火際。火自歸火，挾上之土，輕微熱乾，略似炱煤。乘勢直衝，遇火便燒，狀如藥引，卽夏月之奔星是也。

其土勢太甚者，有聲有迹，下及於地，或成落星之石也。

若土氣更精更厚如濃煙，結聚不散，甚乾而熱，升於火際而燃，則成彗孛。附麗既久，勢盡力衰，漸乃微滅矣。然彗孛，乃衆燥熱之氣，克塞空際而生，見時多有暴風旱澇之患生焉。獨是夏月，氣升濃厚，決起上騰，力專勢銳。若鬱積愈厚，騰上愈速，入冷際愈深，變合愈驟，結體愈大。其濃厚專銳之極，遽升遽入，抵于極冷。冷之深處，比冬更甚。以此驟凝，結體爲雹。雹體大小，又因入冷際深淺，爲其等差。愈速愈深，當愈大也。上文是皆四行之變化，空際中見象之略。然人身概相似爾，故謂人乃一小天地也。火象甚繁且顯，今列八象于左，以釋俗人之疑爾。

火燥：燥氣繁而清，漸騰空際，伸而長之。忽遇火域之火燃之，則形如火標，卽俗云火把之象也。但燥氣之質，厚薄清濁不等，故其光之巨微、體之長短，及隱見之遲速，亦不等矣。惟氣愈清薄，則愈燃而亮，愈易滅而散也。

火鋒：燥氣至空中，長短等齊，停注不動，而火燃之如火鋒，或如火箭，或火棟也。

狂火：乾熱氣濁，且多含膏油，不能冲高。忽值寒氣圍逼，或風所觸激，則易燃而浮，且非法亂動，故謂之狂火也。人於夏秋月，夜間疾行多見之。或在人之前後左右，何也？其先因人疾行時，逐其氣故也。其後人引其氣，比從故也。其旁因氣爲風，或他體所運故也。蓋此種之氣，易爲動浮，大體多顯於丘墳之中，因內有積尸之氣爾。故空懸之尸，生是氣者尤多。此種名曰磷火，卽俗云鬼火也。

躍羊火：燥氣衝高，其體不廣而長，厚薄不等。始燃時，先從其氣之清薄者，傳跳於其厚者，致成羊躍之象。或曰氣之體質略厚，其外圍之氣略薄，似羊身之羢，火燃於外，又連於中，若羊之躍然也。

垂線火：燥氣不均，下厚且濁，上薄且清，清者先燃而炎。上濁者，後燃而垂下。乃其形成若檻立，或似一線垂，上尖下厚之象也。

拾頂火：薄細之燥氣，從土飛出，浮游不定，以故易燃易散，且多見燃於人行時之髮，或燃於馬行時之騣，因髮與騣有膏油之故。試將毳毛及細繒，以手捋之，即發火且磔磔有聲，亦是其類也。

雙火、單火：單火者，因地上燥熱之氣，甚肥且黏，偶被外風鼓擊，或遇外寒圍逼，因而燃之。其氣猛而未散，必生暴風也。雙火者，是氣既分爲二、爲三，乃消散之兆，因知暴風將息矣。故單火多凶，雙火多吉，航海者屢驗之。俗云：單火爲鬼，雙火爲神所顯者，俱謬也。

飛龍：地出之氣，不甚熱燥密厚。沖騰之際，忽遇寒雲，必退轉下，乃其旋迴之間，必致點燃，而成龍飛之象。又因其氣上升之首本清潔，其退迴時，點燃之象，猶龍吐火而旋下之尾，必爲寒雲所逼，因細而蜿蜒，猶龍尾然，俗以爲真龍者謬矣。

長生賴補養論

人受上帝賦畀之靈性以生，而形體稟質含火、氣、水、土四元行之所結，有冷熱乾燥之情。而形體生命，賴飲食補養以生長。而生長乃人與禽獸、草木皆得之。今止論人之生長，而凡物概可類推。物之所由生活者，有二：一爲元火，一爲元濕。譬如燈光，有火，有油，無火則滅，無油亦滅。火常消油，欲存其火，必須補其所消之油，庶可得以存其光也。人之活體，或受外物之侵，或被內熱之損，不補亦不能活也。所以存養生命者，須飲食變化膏液之資，補養其元濕，以補其元火之所耗也。如人內熱骨蒸，飲食不進，則元濕無補。而元濕爲熱漸消，復無補養，則身無元熱之德，亦全無元濕之資，靈性於是離身矣。然生長之原，能善補其所消，則飲食自多變體，循性運養，其身自可久存也。

夫飲食補養由三化而成：一口化，一胃化，一肝化也。口化不惟齒牙之咀嚼，更以津液調和，舌得展轉，以助飲食之化，而輸於胃。胃受以化，乃爲第二化也。胃化飲食，百肢共用。至肝化液，方佈散於百肢也。胃之傍有脾，脾有黑液，致胃覺飢，使胃氣開而思食，如火上之加薪也。右邊有肝、有膽，肝爲血府，膽有細絡，以通熱氣以助胃。胃之所化，既爲百骸所需，百骸各以其火輸焉。胃化飲食，乃成白色，如乳粥之凝。肝有多細脉絡，吸胃化膏脂以入肝。餘糟粕乃入大腸，而爲大便也。肝以所翕之精華，化爲四液，散於百體，卽肝之第三化也。四液中之最純者爲紅液，血爲紅液也。其液之次者，成黃白黑三液。而三液雖有本用在身，然不能補養，惟血能補。血成於肝，區分爲二，一灌漑周身，運養百體；一至於心，心有二孔，孔各有管路，各有小竅。血先入右孔煉之，卽入左孔又細煉之，以成生活至細之德，始成脉經甚熱至純之行血。此氣甚熱，亦分之爲二：一偕血遍流，貫達百肢，使血不凝，運行不息也。一至頭腦，蒸化爲髓，又煉而成知覺之氣，從腦後下於內腎，更細煉而至外腎，以成精質之純體。心其苗乎，腦其秀乎；心其光乎，腦其焰乎。腦有細細脉絡，由此達於五官，而成知覺之氣，能使目視、耳聽、鼻嗅、口嘗。若氣有阻滯，不能至於五官，則雖欲視、欲聽而無其力，小則疲倦，甚則聾瞽，諸般之患生焉。蓋生覺之功，雖本於靈神之能，然必外用五官百體，內用氣血精脉運行，猶作事之用器具也。

精髓皆肝化之血所變，卽女人之乳，亦血所化。設將乳貯一器，過一宿，卽化爲血色也。

人之周身百肢，各有三德，亦名三能，各以受補養其體之性。一曰吸德，吸取飲食也。一曰變德，變化飲食爲體也。一曰除德、泄德，飲食既變爲體，除其所餘以泄之也。

心主脉，脉性甚熱。血體重，凝滯不行，故凡周身之血，必藉脉經至純甚熱之性，運行於身也。

四 液 總 論

凡世物之體，皆火、氣、水、土相結而成，故物皆有燥濕冷熱，相輔而運，亦相克而成。故凡以四行結體者，相戰相薄，不免有勝有負，迨其散也，則物體隨之，蓋以此結者，卽以此滅，而要終歸於四行也。試觀生木，受火化之時，其本上必有滋潤出沫，卽水也；必有烟，卽氣也；必有焰，卽火也；煨燼成灰，卽土也。化旣分歸於四行，則知初生之始，亦必由四行以成矣。是以人之氣體生時，必有火情，以暖周身，以化飲食。有氣情之噓吸以遍注，有水情以滋骨肉，有土情以堅形骸，而四液由此生焉。

此四液有合有分，其所云合者，皆能流注，皆從肝生，皆與血并行，而其分於本位者，則各不同。蓋血中有純清而紅色者，此本等之血，有氣行之性者也。血上有輕浮如沫而帶黃色者，此乃黃液，有火之性者也。次有淡白而粘者，此乃白液，有水之性者也。次有在底粗濁，此爲黑液，其性屬土者也。四種之液，若審察其脉，刺而出之，可以明見。而其上下次第，亦如在天地間四行之次序焉。土至重而居下，火至輕而炎上，氣重於[1]火而輕于水，水重於氣而輕於土，故水在土上氣下，氣在火下水上也。

此四液者，雖遍體中之所必有，然各有一本所主藏之。黃液在膽，黑液在脾，白液多在腦，紅液則多在脉絡中。此四液之用，原以浸潤臟腑，而體所由養，皆賴於血，血乏則痰以代之。痰之爲物，亦以害人，亦以養人。黃液近熱，使血流行不滯；黑液近冷，使血不過於流而緩行，白液則散在一身，以滋百體，乘汗而出，或從腦由腎而入膀胱也。

四液之外尚有他液，如乳、如汗、如溺、如涕之類，謂之第二等液，更有別論。總之不兼四行，不能成體；不賴四行，不能自養也。

夫水行之德在肝、在腎者，蓋肝生四液，試將血貯於一器，久之白液之在於血內者，則必變爲水也。腎藏精，故水德亦在腎也。

氣行之德在肺。肺主噓吸，吸外氣以涼心。至舌轉動，擊氣爲聲音、爲言語。及帶至耳，遂得聽聞，猶鐘擊之方響也。凡音之得有聲者，在氣，無氣則無聲也。

火行之德在心，心性甚熱，生動覺至細之德，以使五官各得其本界之向。

土行之德在脾，脾主黑液而化飲食，而骨肉亦土之德，故身死歸於土也。

然火氣之德情俱細，力殊厚乃少，水土之德情俱粗，其力薄乃多也。

人身有火德之熱，以氣之濕潤之。蓋濕涼熱，熱暖濕，兩者和，生命所以存也。水土之德雖多，然與他德相調，人身所以得成也。

1　於：原脫。據下句對文句式補。

紅液黃液

凡紅、黃、白、黑四液，皆從肝生，而黃、白、黑三液，相和洽以行於紅液血絡之中也。黃液以甚熱陪血，使血行不滯。其細純者陪血，粗者自肝滲至膽。膽爲黃液之本所，膽在右，聯於肝，膽以黃液養本體，又以熱助胃化飲食，如薪焚釜下。黃液自肝下腸，以其熱辣動腸中之渣滓也。蓋腸無力德，以瀉渣滓，以黃液下而渣滓始可出也。

紅液應氣主於春。春之情，濕與熱兼，故氣在中，不使甚熱甚濕，而時令溫，春之溫，以方過冬也。春之熱，以將至夏也。然春之氣，主火、水、土三行，故得溫與濕熱兩者相和也。血應氣，得氣之情，春氣時血，主黃白黑三液。血之情溫，如氣通行於周身，與三液調和，則恒無疾也。

黃液應火，主于夏。夏之情熱與燥，因日近北陸，切對人，而人遂發大熱燥也。而黃液應火，得火之情，故夏時增生黃液於肝也。若黃液過熱過多，則易致重病，如傷寒肋旁痛諸症是也。總之火與燥過多，黃液卽太熱，則血因之而壞也。

黑液

黑液應土，主於秋。秋之情燥與冷兼，秋之燥，以方離夏去熱也。秋之冷，以將至冬也，而土甚燥次冷。秋得燥冷之情，故土主秋，土冷燥，冷軟膩，猶之石灰，易受外之濕氣也。如冬則易受濕氣之寒，夏則受濕氣之熱也。因日近赤道者地熱，遠赤道者地寒，是皆土之受於外也。故黑液應土，得土之情，而秋時增生黑液於肝，自肝瀉之於脾，故黑液之本所在脾。脾在左，黑液之用養脾也。自脾上胃，撼緡胃之皮，人卽覺飢，非此黑液則不思食。病者黑液散於周身，故形貌皆黑，甚至不欲食也。但胃本無力德，人覺饑，惟藉此黑液耳。

黑液燥冷，其爲病多危，如癩疔諸患，病愈重，血愈爛，皆黑液過重過冷之害也。人有內生癰，壓心之熱，忽而殞者，病發于黑液也，有受大難大辱，以致猝死者，蓋心燥悶、發黑液之害也。

白液

白液應水主於冬，冬之情，冷與濕兼。冷爲日遠南行，濕爲霜雪雨多，故冬時之水，主火、氣、土三行，而白液應水，得水之情，主紅、黃、黑三液，故冬時增生白液於肝也。

白液之情冷濕，飲食化變，爲暖體，則身旺。若胃弱元熱少，飲食不能化，則不能變暖體，多變爲惡氣，則胃不飢，食亦不和。白液爲病者，多頭眩發喘，鼓脹諸症也。

人之鼓脹者，爲飲化過分，致生白液，遍散周身，流溢臟腑之外。而病根在膀胱，漸而腹與胕、及身皆腫，口出臭氣，有發熱口渴不欲食者，日夜飲水而渴不止也。

白液本所在腦後。蓋人周身之液氣，皆上升於腦後，變爲白液以潤頭，使易睡易記。其無用者，自鼻出之。人乃一小天地也。如地之諸濕，爲日德吸取上升於氣域，卽變爲雲，復爲日德吸之，或爲雨露雪也。白液之能自鼻出者，因頭內有一絡管，上圓下尖，狀如漏酒之斗，頭所不需之白液，聚其中以出之。如作室者，必有溝以洩水也。白液與黃液，合和於紅液血絡，與血并行，以滋周身之百體者也。

或問：白液之自口出者何來？曰：凡飲食自胃化以至腸，或有未卽化者，則存於胃，漸化以出其濕，變爲白液，以爲胃元熱之薪。其所不須者，口則唾之，或成溺出之。然白液自口出者，或由腦上來，或由於胃，其吐出時自覺也。若胃弱無力者，其元熱亦無力，飲食必難化，因變惡氣與白液，致胃不飢。苟白液之無用者，或自口出，或從腸泄，則胃潔飲食，黑液上升，致胃覺飢矣。

若人之汗，則上分不入四液，下分不爲溺，名曰剩液。在胃中，人受夏熱蒸內，此液則相煎以出則爲汗，味則咸，故夏月汗出，乃液爲汗，故溺少。冬既無汗，故溺多。若有疾發汗者，病從剩液以去也。若人病，則元熱少，力不勝此液。雖出爲汗，汗則冷，冷則澹澹爲熱微之過。若元熱旺，能勝此液，液則少，則汗熱而鹹也。

脉經之血由心煉論

夫人身大小諸血絡，散結周身，其根皆生發於肝，其本性之德亦在肝。帶黃、白、黑液，同紅液灌溉於血絡，此爲一分。養周身之肢體者也，更以一分。

從肝帶三液以至心。心細煉爲甚熱至純之血，併生活至細之德，流灌於脉絡，以運周身，而脉絡之根與血，同生發於心者也。脉經分繞周身之肢體，俱貼於血絡之下，血絡與脉經各有本絡，各有相別之血也。

問：血絡之血，運行周身者可見。脉經之血，運行周身於血絡之下者不可見，何也？曰：脉經之本性本用，較之血絡，脉經尤高。其覆掩之也，有皮肉與血絡三重，且脉經之純血與生活至細之德，均爲甚熱，必脉經貼於血絡之下，則血絡之血，受脉經血之甚熱，乃不凝固，可運行於周身。不然，血體重，凝滯不行矣。今血出膚，未有不凍者，是知血絡之血，必藉脉經血之甚熱以行周身也。脉經之血，較肝血更精粹，故甚熱甚純須甚生活，蓋由來之所以然爲甚熱耳，其體性如火之迅烈也。

或問：大小脉經，何以必分周身之上下？曰：脉絡大根生於心，猶血經之根在肝，上生、下生，分爲二焉。一由心下分，分於左右至足；一由心上分，分以至頭，盡貼於血絡之下，繞行周身，使生活至細之德，與血絡養補之血，俱運行不少凝止。且以甚熱之血，與生活至細之德，至腦内更細煉之，卽變爲動覺至細之質之德也。

心之本性甚熱甚烈。試以初殺牛羊之内，探手試之，其心如火。心内有二小包孔，一左一右，二孔中以堅肉成壁，以爲左右孔之界。

問：心内堅肉，何以二孔之界如壁？曰：心之二小孔，所以煉脉經甚熱之血，使莫可滲。初進右小孔，細煉之，其外進惡粗之諸氣，以噓出之。其精者，左小孔更細煉之，始成脉絡甚熱至細之血矣。二小孔各有管路，各有小門，如樹之小葉，血之出入，皆自開合，莫或有逆退者。細煉既成，一爲生活至細之德，一爲脉行之血，理雖二分，實則總在一脉經也。心既常動，故周身之脉經亦俱運動不息也。

動覺至細之力德論

夫生活細體之力德，生於心者也。心有二小包，肝化之血，既進於左右胞中，細煉以升於腦，腦中更爲細煉，則成動覺至細之力德。故人之生活，較之草木、禽獸大爲高超。腦中亦有二小胞，以生動覺至細之德，亦如心然。今之勞心苦思者，多患弱病。蓋生活之力德，升爲動覺至細之質，每爲元熱所消，則生活至細之德亦消，則生活至細之德既少，卽不能化飲食，乃生白液，變惡氣，此弱病之所由生也。動覺至細之德有二分，一使周身有運動之德，一使周身有知覺之德，皆由筋絡以通百體。又有二筋分於周身，一帶能動之細德，以使周身之運動。一帶知覺之細德，以使周身之知覺。若半身不遂者，蓋運動之筋，受惡氣阻塞，不能流通以運動也。如半身不遂，尚能知痛苦，則知覺之筋，猶未爲惡氣所阻，則摩觸之而卽知覺也。

夫生活之德，何以生於心？蓋在肺之氣，與脉經甚熱之血，結而生成者也。分此運於百體，使有生活，至腦更煉之。故頭之頂，爲動覺細德之本所，是以腦之髓，必近耳也。蓋目以此德始能見，耳以此德始能聽，餘官皆然也。腦之髓包以二層之皮，一名嚴父，一名慈母。髓之後，生脊骨之髓於背，又於脊骨生二十四雙之筋，十二雙帶動覺之德于左，自背而下，至腰以至足，在右亦如之。蓋腦髓所生動覺之細德，其從頭至足者，在各肢有本所，俱有動覺之德也。

知覺外官總論

人有知覺之性，有靈明之性。前哲常疑覺卽是靈，靈卽是覺，已於《元神元質篇》內詳晰矣。但知覺之能，分而有三：一爲外覺，一爲內覺，一爲發用。外者五官，亦稱五職，曰目、曰耳、曰鼻、曰口、曰體也。內者四司，亦稱四職，曰總知、曰受相、曰分別、曰涉記。總爲九覺，亦謂九職也。至其發而爲用，則嗜欲、運動二職該焉，茲不詳及。

夫五官之用所繇成，各有五焉：一曰覺原，一曰覺力，一曰覺界，一曰覺具，一曰覺由也。又色爲目界，聲爲耳界，臭爲鼻界，味爲口界，寒暑等爲體觸界是也。

目之視官論

目爲五官之尊，以視爲職，其德在明。位居腦前近額，左右兩目各有二細筋，由總知生至目內，帶動覺至細之德通於目，以使目得見像。凡萬物各發其像，印之於氣，目因得見。猶鏡當前，凡有必昭然也。目爲至精至公之官，以見爲識爲能，其力與向在明見，其視之在皆以色爲光。光有二，有外照之光，有內照之光。內光爲動覺至細之德，若此德無二筋帶動，卽有外像印之於氣，雖自顯然，目終不能得接。若無外光，內光雖具，曜亦不發，故必內外之光，相應相和，而後目能得見也。

其視之具則有三者：

○[1]目之前後上下，有薄膜層層包護眸子，如城郭然。

○腦內總知所，有二筋通目，而授知覺之氣，與其能視之力也。

○人身有四液，而目另有三液凝結成體。三液分爲三層，首層則凝晶色之液，晶液甚堅，光如水晶；次層則凝赤色之液，與血液不同，乃在血之外，爲晶液之界；三層則凝藍色之液，聚而堅目之瞳，故瞳子清如水晶，不染一色，故能照辨萬色。倘目或紅或黃者，則不能分辨真色也。設凡光若過於目之能，則瞳眩；如仰視太陽，則不克承也。夫具以受之，界以交之，繇以接之，而後乃成其爲視也。

目之上下生睫毛者，以防飛塵之侵，卽汗下，亦不能注入也。

夫人外體最尊者惟目。因人有明愛之能，循其性本，欲知明萬物之性情，故必須目以得見諸像，乃進於靈性之明能，以明知於萬物，是必以目爲門也。

夜半乍醒，目中發光，能見室中之物，卽可讀數行之書，俄頃遂滅，何也？曰：乃繇視覺之氣，自腦至目，原具內光；或人此氣甚旺，睡久更聚，其目乍開，其光迸出，正如水閘，水注已久，其閘一開，水卽猛騰，故此光氣，倏爾能照，須臾氣盡，仍在暗中也。

人之情僞，先觀其目，此心之捷報也。心有一情，目卽露之。

目之接物，無有等待。耳之聞聲，借氣以運，未免由近及遠，略有節候。但音聲原非形象，不能與色一齊俱到，所以隔里遙望伐木，先見其象，後聞其聲。或自遠望見放銃者，亦必先見點爇，與見火光，而後銃聲漸到於耳也。電是雷之光，見電在先，聞雷在後，亦其證也。故目爲五官之尊也。

暗中閉目，以手按摩，內光忽見，何也？蓋目中原有自然之微光，不激動，則不發見。以手按摩，則擊動其光也，俗所謂神光爾。

凡哀痛之淚，注目覺熱；喜樂之淚，注目覺涼。但哀痛者，火聚於內，則面目寒涼，內液出至涼處，故覺熱。喜樂者內火上升，面目俱熱，其內液之濕，溢在熱處，故自覺其涼矣。

1　○：原書用“—”作爲分隔文字的符號，今改用圈號“○”。

耳之聞[1]官論

耳爲聞之具，腎氣通于耳。聞之原力，乃在内性，自能用耳以聞，卽所謂覺氣者是也。

聞之具，腦中有二細筋，由總知所至耳，帶動覺至細之德通於耳，以使耳聞。耳内有一小孔，孔口有薄皮，稍如鼓面，上有最小活動骨槌，音聲感之，此骨卽動，氣急來卽急動，緩來則緩動，如通報者然。

兩耳各有耳鼓，知音者乃耳鼓助聽也。如擊外物有聲，則是聲響至耳中，如擊耳鼓，而耳得以聞之，是以耳中又必有風，若鼓破無風，則不聞矣。

耳外之輪，向前而兜，其故有二：一則音聲之來，以耳輪留而駐之，不使徑過；一則音聲或急，一時驟難直入，必外面層層攔擋，以徐其氣，可令緩緩而納，不壞内具也。又耳有一竅脉應喉，故喉内之聲亦可以聽，以喉通於耳也。常有因挖耳垢，喉忽生咳者，是微氣激觸之耳。又人之首仰，故耳以正受，獸首俯地，故其欲聽，必先直豎其耳也。

一法：重聽者，以手置耳後，扒使稍前，便可兜氣以入，使卽聞也。

一法：用極薄銀片爲耳管者，外博内細，進入耳内，能多翕音氣，與眼鏡之功相同耳。

鼻之嗅官論

鼻司嗅，受物之臭味，以分美惡焉。嗅之具，鼻内有二細筋，從腦前公司所至鼻，帶動覺至細之德通於鼻，使鼻受其聞。其筋末有嫩肉，如乳頭而多竅，外有薄膜包之，香臭之辨，皆二嫩肉助鼻之能，然必有風送彼物之氣，入至二嫩肉之間，乃能知辨。外有鼻筒以蔽衛之，不使之露也，故鼻之在上，能泄去濕毒。或人身不和，氣升至腦，則腦中有濕痰，鼻則爲之引吸而出，否則痰傷其身矣。故鼻本不爲嗅之具，而爲嗅之門户。所以護具，而加美於容貌者也。

口之啖[2]官論

口司啖，啖之由在於舌。舌者心之官，舌柔而多竅，潤濕而無味。柔而多

---

1 聞：原目錄作“聽”。《説文解字·耳部》：“聞，知聞也。”然《韓非子·十過》云：“聞酒臭而還。”聞又有“嗅”義。本書正文以“耳爲聞之具”，故作“聞官”。
2 啖：原目錄作“味”。正文言“口”，實多談“舌”，故議“味”而兼及“言語”，涉“啖”者反少。

竅者,便於轉展吞嚥,又便於掉運,以極聲音之變。潤濕而無味者,便分別諸味也。至於啖具,必須多濕,無濕不滑,不可以啖。如病者口乾,不能加濕於物,而眾物皆失味矣。然非多竅,則不能為濕。濕而無味,惟無味,乃能分別萬味也。設舌自有一味,何緣辨萬味乎?如病者氣上升至腦,而濕下降於舌,口中液苦,則入口之物皆覺為苦,而不能辨真味矣。

又舌之力,舌中有二大筋,又多細筋,如木之綢纏周匝,故竅多而能知味之美惡。然總會于兩筋管,自舌通至腦中公覺之所,是為啖具。至於啖之力,則覺性中之一能,用此啖具於舌,以接物味者也。津生於舌本,與白液不同也。又舌底下兩旁有二穴,左為金津,右為玉液也。

舌之本,乃一堅剛之骨,在於喉。舌中有渾細之肉九條,舌體管路似分為二,實則合於一體也。如耳、目管路皆有二也。舌有二略大之血絡,亦有二脉絡,亦有二筋。一筋稍勁,以運動舌本;一筋則柔,以分別物味。故味之管路,其性乾燥,因可受濕,其必以筋之柔者,因筋之體性,更乾燥於舌肉。柔筋遍於舌體,故得物之味也,至舌之尖,更見柔筋之德力也。

人之聲音,非擊氣則不發。使無舌為言語之具,雖有聲則不成言語,故肺之呼吸,并以動舌。舌或抵齒、或抵上齶,則言語遂明矣。

人之啞者,必喉中懸雍不成其全,如初生之子,不能言也。橫骨柔弱,致舌不轉,舌下之筋,不足應其用,猶馬之受銜者。然亦有癩者,致傷懸雍,亦竟不能語。至有言語不明者,或口吃者,皆緣舌下之筋,過促與過緩,故舌轉難。蓋言語之器交失其恰適之界,則言語不明,殆且不能言語也。

凡看書默誦與口誦者,默誦止緣目一路而入,口誦則緣目、耳、口三路而納,是故默誦易忘,口誦易記。然口誦而心不靜,則又難入。就其大概而論,口誦則便於記文字,默誦則便記事理也。

身之觸官論

身為觸之官。觸覺之用,遍體有之。設體之無觸,不知冷熱痛癢,便為痿痹不仁,雖蹈水火,而不知冷熱而死者矣。其觸之緣,在一身之皮膚;觸之具,在肉軀內有無算之筋絡。然觸覺之原,則有一絡,生自腦中,帶動覺至細之德,佈遍周身,而為觸之能,使知覺諸情。故覺者,賴此無算細筋所通之皮肉。若無皮肉,則亦不能觸覺,如爪甲毛髮也。然身中原有燥濕寒熱滑澀等情，而外之燥濕寒暑滑澀，與之相觸，其有合否？因覺其有違順，倘於相觸之時，身有本熱二三分，外熱亦二三分，則亦不覺其熱。惟夫外來之熱有過不及於吾身之熱者，而後能辨其熱否也。燥濕滑澀亦復如是。大抵人之血氣愈清美者，其觸覺愈精細，其才能亦愈秀穎。蓋才能雖根靈性，亦賴肉軀爲作用之器。器精者，作用自精也。若論其他覺能，則獨檀之精，禽獸反有愈於人者。鷹之視，能於空中最高處，下視水底之魚，不爽毫末。獵犬之鼻，能於曠野，嗅狐兔經過之氣，而追迹焉。人之目視、鼻嗅，豈能及之耶！獨四體觸覺，人得最精。雖四末之處，稍有毫末之刺，風雪之着，無不觸覺冷熱痛癢也。

知覺內職[1] 總論

人身外備五官，隨邁[2]而覺，美惡俱受，無所揀擇。又內備四司，取五官所進而區別安置之。一曰：總知，亦曰公司，亦曰公覺；二曰受相，三曰分別，亦曰明悟司；四曰涉記，亦曰思記含。外官者，感物象而受之於內。如一城之有五門，然內四職者，亦曰四司，收五官所入而觀察焉，以定其取舍，如諸司列署有分職然。合此五官四司，共成一覺性，共覺性之所含也。

總知職

總知之論有三：一能、一所、一識也。總知乃覺性之一，能在腦爲五官之根源，緣細細筋管，傳覺氣於五官，又由此細管，復納五官所受之物象而總知之。如滄海爲江河之所自出，而又爲江河之所還注。又如幾何一規之中點，從此發線，以至於邊界，而又爲諸線所輻輳之樞也，故此職稱爲總知也。

總知處所，在於腦中。蓋自額以至於腦後，次第分爲四穴，有如四藏，而總知最前近額，密邇五官，以便接受諸官之象。此藏之體，爲濕爲嫩，略如骨髓，而物象從印焉。故額廣闊者，其額腦亦廣闊，其覺常捷，狹隘者其覺常鈍。凡耳目鼻俱有兩筋通於總知，有所見聞，卽從此接送也。

總知之識有二，一則取五官畸零所得者而總合之，較別之。如目止能覺乳

1　職：原目錄作“司”。
2　邁：《説文》：“邁，遇也。”

之白，不知其白中有甘；口能覺乳之甘，不知甘中有白。鼻、耳、體亦然，故必有總其知者焉。二則兼五官之所爲而盡知之。凡五官各覺其界，設無總知一職，則五官各守其職，不相爲用，而不成其爲一體矣。

受相職

總知之後則有受相之職，其論亦有三：一能、一所、一識也。受相者，主於收入總知頻寄之物象，而保守之，使不至於泯滅，故號爲物象之府庫。而物象至此，亦名曰物影，亦曰見象。其所在腦中之第二穴，比總知之職，稍乾稍凝。蓋總知濕嫩，物來易印，然而難於不脫受相體，稍乾凝便於守其所寄，故其職在於存守五官之象也。蓋五官與總知縱能納萬物之象，若無受相，則安置無地，暨後顏色聲音等類，隨物俱泯，難於想憶，一切不爲我有，不爲我用矣，故職稱受相也。

分別職

分別之職，權衡物情，亦覺性之一能也。五官受像，初寄第二藏中，到此則能剖其相合相悖之情，其所在於腦中第三穴，頭頂之下，即百會穴内也。受相之後，涉記之前，分別居中，前後相顧。顧前者，察五官與總覺所受之相而區別之，定其合我本體，不合我本體也。亦或另造一種之鏡，如以多物，合或一物。顧後者，以此界之涉記，似便於隨取而復得也。此第三穴，乃四穴中之極熱者。緣五臟常有火升於上，提挈此識，以思想種種之事，無所停息，如走馬燈然。受火氣之騰衝，其旋轉無時得已也。人當病熱之時，此職更爲顯著。病中不拘何象，一動其端，即展轉纏擾而不得停。緣夫熱焰所發，成象如是。此職所專，在取五官所進，象象所韜而配合之、分屬之、判定之，自造一合悖妍媸，友讎戕益之象，爲五官與總知、受相所不能定者。比如鼠之見貓，目受貓象，入於總知、受相之職，到此始加分別。自然覺一不合之情，生一讎害之相，就欲急走避之。此讎害相，必不屬於五官，及總受之職，何者？目僅見色，耳僅聞聲，總知者，僅得其聲與色，而未知其合我與否。受相暫寄其相，亦無別能，必須有此分別之職，定其合性與否，此固五官二職之所不能也。禽獸亦有此職，能覺本情合與不合，以定趨避，與人不異。惟是彼種分別，非關義理，乃屬嗜欲，不過保其肉軀云爾。至於人類，則能推論其理，分剖孰害孰利，其趨避必由思想而成。故禽獸謂自然之分別，如鼠見貓、羊見虎，生而知避也。又如蠶之繭、蜘蛛之網等類，自然而能。而人類則推論其理，分剖籌想而分別焉。但此分別之職，在人未屬明悟，僅可謂明悟之役，亦未必是靈明所用，以指使其區別者也。詳見後。

涉記職

涉記者，又覺性之一能，取分別職所造象而置於其內。此內職之第四職也。蓋總知有受相之職，以寄其象，分別亦有涉記之職，以蓄其象。此四端者，一氣所感，一念所周，無所等待，然有次第焉。總知之象，穀種也；受相，田畝也；分別，治其田而收五穀也。涉記，置穀於倉廩間也。此第四職之本所在腦中之第四穴，故人以腦後廣大爲貴，取便記蓄之義。第四穴之體，比第三穴更爲乾凝。乾凝者，多所存蓄。此職原主久存諸象，以便分別者，不時逢源之取也。故涉記能記已往，有本等能覆記者，又有內存之象，爲所以能覆記者。此記乃內分別之職所造，非從外五官進也。蓋五官納象總知之所，不過目前見在之迹，如黑白、甜苦等類。而涉記之象，則爲分別所鍊過之象，更細且神，不惟目前，卽千百年以上，皆可涉記。西聖云：涉記乃浩大之淵，不知何等，乃有無涯容受，亦深奧、亦顯明，難以言語揣摹。常應常用，物物事事，各因其門而入，各因其類而排，又非事物自進，而事物自備其中，取之無窮而用不竭也。夫如所論，則涉記疑其與記含無異矣。但記含之能，備在性體，不係肉軀，惟人則然，禽獸不得而有之。人至死後，肉身已離，五官之具已脫，尚能存記生平之事。則此記含之能，備在靈體，不關肉軀也。茲未敢論靈性之記，且論覺性之記，備在肉軀者，蓋記含之蘧廬也。涉記、記含，學者視無差別，今論判爲覺與靈之分屬，大有懸殊。屬覺者依肉身，自有留去；屬靈者，不依肉身，永無消滅也。

問：人於物像，有涉之不能記者，有涉記頗易，旋卽失忘者，有不易涉記，而既記卽能不忘者，不識何故？曰：此關人腦有乾濕不等也。過濕不能受象。濕而嫩，雖受亦易脫。惟乾濕調勻，則難脫。若過於乾，則又受印不上矣。嬰兒過濕，老人過乾，所以皆不能記。惟少年者，乾濕得宜，故易記而不忘。其餘乾濕相勝，則記忘以差等耳。如印象於石、於銅，刻之愈難，去之愈不易。故易成者，易散者也；難成者，難散者也。

人之年老易忘，若遡論少時所聞所見，便娓娓不置，且至重複不自覺，而新事則過耳遂絕，何歟？若少時嫩髓所印，其印固結而難去，所以常提而不忘。迨其既乾而始印之，則難受也，豈不旋聽而旋忘乎？忘而再舉，是以重複。

均是人也，或善記，或善忘，均一人也。或遇此事易記，或遇彼事易忘，何哉？曰：此當論印象之淺深。印深者記深，印淺者記淺。如讀書者，十遍百遍，豈不可當穎慧者之一覽？此所謂印之又印，受印既深，一時不能磨漫者也。反是，未有不忘者也。論此知覺之記，禽獸亦有，不獨人類。屢見禽獸赴其所居之穴，認其所生之子，及向來五官所歷之象，使無涉記一識，何以能然？

前言涉記之藏，在腦後第四穴，乃聖師心傳也。人或未信試，觀人有遺忘，不知不覺，忽以手搔其腦後，卽探得之。或將首一側，或俯首沉思。及其偶記一事，或對人共語，覺其有當，不覺便爲首肯，此皆證也。誰謂心之所動，不關腦乎？然涉物象而存記者，有如印書，印時勻淨，到底易明；印得模糊，到底難明。欲求善記，非可忽略當之矣。但人所爲涉焉而能久記者，必其所覺之物，向已了然，故臨期不待索而自至。若初覺之時，不反諸而自覺其覺，鮮不漫遺忘者也。

記心法

或問：涉記爲人心寶藏，無窮事理之象，皆所收存，非此則與草木同一冥頑矣。不知有何術以養之長乎？抑有損而耗此記含者乎？曰：損記性者三，助記性者亦三。傷、疾、食，皆損涉記之具，或損涉記之象，或損涉記之用者也。常見有飄瓦傷頭腦，因而并損所記之象。譬如繪物於壁，壁既壞而景奚存？又有因疾大熱大寒，或值大驚、大忿、大憂，隨而紛亂其象，竟至遺忘，甚有自己名字，亦不復憶者。如饕食、迷酒之人，濁氣上蒸，以塞涉記之竅，而昏明達之光，他如生果、鹽味，食之過多，雖不大亂記性，亦各有損。

神於記含之三者：一爲藥物，二爲飲食之節，三爲涉記之法也。藥物外助，亦裨內靈，是故香物搏丸，常握於手，用以開涉記之孔者；有用鸕鶿諸鳥之膽，按兩額邊太陽穴道，一月一收，使之內透者；有頻服膏劑之類，或用瑪細則靈香之類，卽□□□□[1]也。空心同薑口嚼，以能除腦中之濕痰，而清助涉記者。

至於飲食，澹泊中節，使氣血清明，亦裨涉記也。

涉記之法不一，各有訣焉。大概先在心中，備一宏大之宇[2]，或爲曾所熟遊，或爲暫所假設。其中殿廡樓臺、堂館亭榭、園林池沼、峭壁浮屠，無所不備，無珍不錯。種種隨意造作，或生成丘陵泉澗，務在至巧、至大、至顯，次序不亂，光明照耀，不致黯沕難省；排當勻稱，不迫不離，各自成一形，不相疑似，以妨差錯。及有定所不移，以防顛倒。此造象之法，不在乎多，而在乎熟，轉念之間，卽憶誰首誰次，本位毫釐不差。又或每排五象，卽間一金掌。或諸異象，以麟次之，節節分明。至於出入之序，從左爲始，勿使左右兼顧，令心爲之恍惚也。

有此所造諸象，熟想在心，無不非是。遇有欲記之事與事，此法最佳。且如吾所欲記，事有實迹，字有形象者，如成湯因旱祈天故事，則想有一王者，剪髮斷爪，身縷白茅，以當犧牲，露禱於天，置我所列人類帝五之中。或記無形之事，如德慝七情等類，則爲特造一象，擬其形容。如作謙字想，則有傴僂循牆可象；作傲字想，則有睅睖驕倨可象；作憂字想，則有攢眉側席可象。或不用人象，用獸象者，如良善象鴿，兇暴象虎，污穢象豕，好色象狐，懈惰象驢，嫉妒象狗，驕傲象孔雀之類。

若記文字，則其字各有意義，如天地椅案等字，皆以本字寓義爲像，而各以其物代焉。其像或孤用，或素托所排，用人位之像皆可，但要相稱。假如依次而排至第十位，合用雀字，而此位原是孩提之位，卽想此孩捉雀而嬉。若此雀字所在之位，原系庖人，卽想庖人烹雀作膳。若此雀字所在之位，係一兵人，卽當想其射獲此雀，引類而推，要亦不甚相遠也。

或有反用其義以記之，如以白記黑，以飽記飢，以火記水者。

或連用其義，以雪記冬，以扇記夏，以炮記戰者。

或用增字爲義，如以星記生，以鼎記目，以撒記散。

或用減字爲義，如以魚記魯，以豕記家，以皿記盂者。

1　□□□□：此處原刻本卽缺四字，無法臆補。

2　宇：底本及原刻本均作“字”。詳下文，當作形近之“宇”，故改。

或用拆字爲義，如以一大記天，以二木記林，以四馬記駡者。

或取同音之字，如以筝記損，以雀記爵，以錢記前者。

前記法皆大略爾。聰慧之人自能出其至巧，大概以易記提難記，以有形通無形，二語盡之矣。

習此記字之法，卽一時欲記數百字，不拘文理貫串，不拘鄉國聲音，但其字一經目，卽以前法安排，如進自己構造宮室之中，以尋相知相習之人物，右入左出，俱稱所宜，而又明顯有次，不致惑亂。安設已定，覆誦之時，卽如再遊此地睹其人物，一一見前。循所托字，頃刻成誦。順誦從右而左，逆誦從左而右也。若欲就中拈出一段，不拘從某處起，於人物象中，憶是誰當本位，人物具在，其字耀然自呈。

或有不求記字，但欲記事，如數千言長篇文字，難以盡托物像，則當摘其議論大旨，多則五六十條，少則二三十條，每一條爲托一象，具一像，提起一事，段落繩井，亦不病其煩多。況旣分有段落，就從每段，另起一題，用前寄象之法，多至五六十條，其所記者，亦五六十像而止。誦時續短作長，未始不成一片也。

以上記心法，皆西海博學之士所傳，巧用之法，亦是鍊人靈才之法云爾。

記心辯

腦有四穴，明列總知、受相、分別、涉記之名。但心爲靈君，萬念皆生於此，諸子百家，從未言及腦爲涉記者。卽今所云記心，不云記腦，明是所記惟心也。若以爲心記，又爲腦記，則一身之中，無乃政出多門乎？

曰：心爲靈君，固也。第所謂心有血肉之心，有知覺之心。血肉居中，知覺遍體，中央方寸，特其位耳。其遍於百體者，猶大君之無不管攝也。大抵有形之物，非有形之具不足以覺之，如目爲視具，耳爲聽具，鼻爲嗅具，口爲嘗具，身爲觸具，豈記存獨無具耶？若以心爲其具，不但心失其尊，而貯萬物象無器具之地，將何所受納也？若謂心之靈妙，正不在記，纔見圓明，則又何以實有此歷歷常記之覺，是知心必有記，而心非卽爲記之具也。若謂腦特記具，畢記心記，非腦記也，因而欲盡廢其腦之職乎？則目爲視具，亦心視，非目視也，豈可亦廢目之職，可乎？不可乎？蓋人之一身，五臟藏於身內，止爲生長之具。五官居於身上，爲知覺之具。耳、目、口、鼻聚於首，最顯最高，便與物接。耳、目、口、鼻之所導入，最近於腦，必以腦先受其象，而覺之、而寄之、而剖之、而存之也。故云心之記，正記於腦耳。常有記誦過多，思慮過度，而頭岑岑痛者，其故爲何？較前所云，搔首垂頭者，不更明哉！《黃庭內景》亦言，腦爲泥丸宮，元神居焉。是必有本，何惑之有？

記與忘，相反者也。記則聞命，忘亦有説乎？曰：惟其相反，知所以記，便知所以忘矣。又幼年多便於記，壯老艱記多忘，何也？曰：幼年交涉未雜，物誘未開，其心淨矣。易於受存物象。壯則世緣外泊，情想中惛，至於老年漸歸消耗，如何不易忘耶？且幼時腦髓猶嫩，比孩提之未凝者則已凝，比之老大之堅燥則未燥，故幼年易記於壯老耳。

寤寐論

寤者，乃覺性解釋外官，使能各適其用者也。寐則反是，即覺性之斂束五官，令其寧靜休養，聚其既疲之力者也。云覺性者，蓋無覺者，并無寤寐，而有覺者，無不有寤寐也。斂束外官者，但有一官能適其用，即謂之寤也。寐則五官皆似束縛，不能適其用也。止言五官，不言四職者，蓋內四職之用，不必斂束。當其寐中，內職作用不停，所夢是也。謂令寧靜休養者，若五官因病有阻，或一官有缺不得其用，此是聾瞽暗瘘，不謂之寐。寐則自然靜謐，可用不用，故曰安養也。

有忽然成寐者，有飲食後欲寐者，何也？曰：寐乃飲食粗濕之氣，自脾胃騰達腦中，衝塞筋脉，阻其知覺之氣，不得通於五官，故五官不能適用，漸成寐也。蓋飲食在脾胃中如釜炊粟，火沸氣揚，上升至釜蓋而止。以沸氣之熱，觸釜蓋之冷，窒而成水。人之飲食，既因內火消耗，自然發其熱氣，蒸達於腦。腦原屬寒、屬濕，熱氣到此，盤旋周匝，遂閉塞其孔竅，而知覺無所通，五官無所運，安得不成寐乎？既知五官覺氣原出於腦，五官所進，又納於腦之公覺，則腦中脉絡一塞，自爾外無由入，內無由出，寐之所以不覺其來也。人乃一小天地，如太陽照地，地上濕氣騰空，至於冷域，自地而上二百六十里有奇，爲氣域。氣域而上至於月輪天，爲元火之界，界中不容一物。氣域分而爲三際：近地爲和際，中爲冷際，近火爲熱際。種種變化，悉在氣域中。遂成雲霧，以遮太陽之光。身內之火，鬱積于下，勃然如烟，至頭作幔，則上之通衢，壅塞截斷，亦使五官之覺不行也。

知飲食後人多欲睡者，則知當晚缺食，終夜不成寐。飲食助睡，概可知也。

或聞樂則睡，或勞倦則睡，或愁悶則睡，或幽暗而靜則睡，不但不多飲食，且有枵腹欲睡，不但飲食成寐，且有飲食後反不成寐者，何哉？曰：聞樂而睡，聲音節度之和，最與人心相合。耳目受之，不營別事，馴至諸用俱息，宜其睡矣。勞倦，愁悶，幽靜，皆能懈人五官之用。故精神自外收斂於內，以便復聚而養之。至於腹枵，則虛火所聚，亦能蒸其濕痰，上升於腦。故多飲食者令人睡，而不飲食者，亦令人睡也。至於飲食之後，太飽不睡，正如爇薪，本以生火，然積薪過多，火不上透，終歸火滅，此將生病。食後難睡，職此之繇也。

寐者，昧也。若寐而可知，不謂寐矣。寤者，悟也。若寤而不可知，又豈得為寤乎？

一於寤者，其精勞，必有寐以養之；一於寐者，其氣濁，必有寤以清之。是寤、寐之所以各得其理也。

寐為身體之慰，為氣力之補，為無恙之驗，為作用之逸，為勞苦之醫。蓋用之以侍[1]則晝夜調攝。晝生萬色，顯萬象，令人寤而觀之。夜則萬象之色，休歸玄默，令人靜而息焉。寢息與醒，而飲食已化，氣脈已成，精血已活[2]，五官已爽，可以應接萬緣，建立諸用也。若貪寐過多，或不以時，不惟無益，而且有損，使身體懈散，神氣疲鈍，頭目昏重，記心閉澀，如癡如醉，奪人學問之志、道德之力也。又過度之寤，終夜不寢，則竭其精力，槁其內液，易於癯瘦，阻食飲之化，逆氣血之生源，虧五官之用。甚至多寤成癲，而至於死者。故節宣之法烏可廢哉！

夢　論

夢者，寐中之見聞也。五官之用，雖止不行，然覺氣之在四職者，運而不息，卽總知、受相、分別、涉記之四職也。一至寐時，脾中火氣上蒸，內象忽然轉動，如走馬燈紙輪旋轉，悉因火動。寐中觸動其所涉記，如聞見一番，與晝所歷，若無少異，其實虛幻無據。緣人義理不為主張，便至認假作真，從無作

1　侍：此據康熙刻本。江戶抄本作“時”，皆通。

2　活：此字至下頁（止於“……外納而生者也”），底本原缺，據原刻本補校。

有。既在夢中，不能自識其爲夢矣。曰水之定也，照之則清，鬚眉不亂。有或撓之，則照者隨波恍惚，蕩漾破碎，無復定形。面或半面，身或半身，可爲四目，可爲兩頭。又如浮雲，隨風變態，見象無已，聚散無蹤。寐時濁氣上騰，搖動內象，千奇百怪，世所絕無，而無一不爲夢中之所有。斷續不一，散漫無章，夢中物物皆有，醒則皆虛也。

　　夢有由自生者，有由外來者。自生者，從內四液血氣藏府而生；外來者，從外五官所納而生。蓋四行之液，火、氣、水、土四行之液也。遍注一身，而其蒸焰之衝，或根其所稟、所養、所感者，各徵於夢焉。水液勝，則夢江海、雲霧等。火液勝，則夢爭鬥烈火等。土液勝，則夢丘墓幽暗等。氣液勝，則夢飛遊歡笑等。藏府之夢，詳在十二經脉之中。醫之于病人，亦因夢之休旺，以證病之盈虛，此內藏而生者也。五官之感，雖歷年以久，而托記尚存，故人之所夢，亦由之。五官所感，大抵一官爲主，四官從附；一事有觸，餘事牽焉。如夢色，而聲、臭亦併隨之。如夢悦色，而氣脉亦與之俱動。蓋記存習熟而同類者，自挾以俱來也。且其習之所沿，喜惡愛憎，各於其黨。如士則科名之夢居多，農則庚廩[1]之夢居多，工則斧斤之夢，商則出納之夢，此從外納而生者也。

　　夢有正夢、邪夢、異術者。正夢者，蓋修德之人，充當帝心聖神提佑，欲其歸正，間亦示之以夢，命之以事，勵德進修，詔以未來，使之證據，默爲啓照也。然千百年僅有一二項，千百衆中僅有一二人。即大德之人，生平不過一二次也。邪夢者，乃邪魔誘人，不能動之於晝，則必動之於夜。多方迷惑，撓其向善之心也。且有異術，能令人腦中內象，湊成一段可忻可樂之狀，致成邪夢，人隨亦爲夜可夢，即晝亦可爲，不覺陷於魔境，蹈無窮之罪惡，而魔意始快。又或將未來可晤之人，可遭之事，預兆於夢。及其果驗，人遂癡心自信，謂我能未來，先燭空想。高心漸增驕慢，迷入魔界，被其邪箭中心，邪藥入腹，不能拔，不能吐也。是爲邪夢，顧邪魔爲害，不能害無隙可乘之人，惟人先萌邪念，自造一魔景，魔得其便，愛以愛應，憂以憂應，乘其性情，逞其所欲，害人於心。然而究竟一着，正神是成人之美，邪魔是成人之惡也。但夢境雖非實事，然亦可以助人之實修，可以陷人於罪業也。大凡人之心清者，其夢

1　庚廩：庚 yǔ，《説文解字》："庚，水槽倉也。一曰倉無屋者。"又廩 lǐn，《廣雅•釋宫》："廩，倉也。"此處泛指糧倉。

多清；心濁者，其夢多濁。至聖無夢，至愚亦無夢也。

且天道寒暑，與人相通也。故精血不足，即易感受。是以將雨夢水、將晴夢火也。

極醉者無夢，是酒性濁熱，其氣上騰，至急至漲。夫急漲則腦內迅轉，即一象看不出矣。豈惟大醉，即大飽者，亦常無夢也。

夢中魘者，或由四液重濁，或心中敗血彌漫，或手壓於胸，皆可致魘也。

或謂魂出爲夢，非也。人之生死，魂合於身則生，離身則死。人之夢有最長久者，倘其魂出，則宜周身脉理俱停，暖氣俱絕，如死人然矣。何其呼吸如常，又何一靈方涉水登山，游於千里萬里，而一喚即歸醒之理豈有乎？即道家出神往返，釋氏入定神遊，俱屬虛幻妄誕之談。此不但俚俗迷而不覺，即文人亦沉溺不知。但我儒學宜格物明理，豈可不辯而明之哉？余痛通世之沉溺旁門，有《闢妄》一書，嗣刻問世，以救狂瀾之萬一也。

嘘　吸　論

嘘吸之具有四：一爲心，一爲肺，一爲膈[1]，一爲氣管也。肺之體輕嫩潤，如浮血所結之沫，便於氣之滲也。自喉之中，下通於肺，肺中有一筋脉，合而到心之右孔，氣海自此心孔通出，以養其肺。而又有一血脉，通貫其肺，合于心之左孔，肺體皆通嘘吸之氣焉。膈者，一層細膜，在心肺之下，與脊脅腹周回相着，以蔽膈下之濁氣，使不上熏也。膈膜之上，氣海居焉。膈肺開，則外氣自氣管吸進，以涼其心。其所入之氣，旋爲心所蒸熱，則旋閉而出之，如海潮之長落然。緣人心元火極熱，熱甚則津竭，必得清涼之氣調和，故一呼一吸，消息無停。閉則爲嘘，開則爲吸。閉處即虛之始，開處即實之端，無停機也。

肺居心之上，左右包心。肺體虛通，爲藏氣之府。藏多而後可以出音聲，供血脉，足給其用。不然，旋出旋入，僅取辦於喉間，肺無餘氣，不能一氣成章，而字字皆斷續矣。設使氣遇烟、遇塵、遇惡臭、遇巒瘴，若非夙多存氣於中，則未免頻仰所吸之氣，而併吸其毒以受害也。若使閉而不吸，則心悶而死

---

1 膈：原作"鬲"，通"膈"。本書凡例通假字一般不改，但此字例外，改之以利現代讀者。

矣。當其穢惡之氣來，心能從其浮肺之體，漸漸受氣，而復迴納於肺，如城被敵圍，内糧足以自瞻[1]，不必借餉於外也。

人之生命之根，在於元濕、元火。而元火之用，多在於心。元火所以至於滅者，其故有二：一爲酷寒，一爲酷熱。如遇嚴冬，或大雪，或過飲冷水，其元火爲大寒所撲滅，命斯斃矣。若元火太旺，亦能焦枯元濕，命亦殂矣。或喉被繩急絞，全無涼氣進入；或在暖炕，呼吸皆帶熱而進；或在窄小不通氣之所，隨噓隨吸，所吸卽其所呼，不能換其涼氣，則内火益增其旺，酷癀五藏，因歸殄滅。譬如火閉甕中，不通涼氣，其火卽滅矣。

但涼氣有進有出，不惟調存元火。或身内有邪穢不潔之氣，賴此噓時，亦帶而出。試觀心痛，或閉悶時，頗覺難忍，長吁吐氣，痛覺少寬。

至於水族，皆有噓吸也。有噓吸則有眠睡，如小口之瓶貯水畜魚，開口則魚久活，閉密其口則氣不通，而魚悶死。如不賴噓吸，何緣悶死？此皆驗噓吸之概也。

噓吸之始，先呼乎？先吸乎？曰：人心先開而後收，開以納[2]血，收以流通其血也。肺以先吸以納氣，而後還出之也。凡人物臨終，噓氣爲盡，生死相對。生者以吸始，死者以噓終，其理甚明也。

1　瞻：通“贍”，卽供給、贍養。

2　納：此下數十字原刻殘本缺，江户抄本有。

卷 之 三

雲間浩然子惠源王宏翰著

男　　聖發王兆武參

經脉營衛呼吸考

浩然曰：人稟天地、陰陽、四元行以資生，而生生不息者，皆上帝賦畀元神，稟元質以生育，正所謂天命之性也。蓋身具有營衛表里臟腑之異，其清陽在上，濁陰在下，經有十二，絡有十五，骨節三百六十五，毛竅八萬零四千，此皆應合天地之數也。血爲營，氣爲衛。營者[1]，水穀之精氣，行於脉中者也。衛者，水穀之悍氣，行於脉外者也。世謂營爲血者非也，乃營氣化而爲血耳。夫脉得氣血之先，由心煉生活甚熱，至純之血，貼於血脉之下，運行周身，而寸口爲之總會，故足以知臟腑而決死生。人一呼脉行三寸，一吸脉行三寸。呼出心與肺，吸入腎與肝。肺主呼吸，天道也；腎司闔闢，地道也。呼吸定息，合行六寸，一日一夜，凡一萬三千五百息。脉行五十度周於身，合行八百一十丈。漏水下百刻，營衛行陽二十五度，行陰亦二十五度。每二刻，則周身一度也。

《痹論篇》曰：營者，水穀之精氣，和調於五臟，灑陳於六腑，乃能入於脉也。而衛者，水穀之悍氣，其氣慓疾滑利，不能入於脉也，故循皮膚分肉之間，熏於肓膜，散於胸腹，逆其氣則病，從其氣則愈。

東宿[2]曰：營氣者，爲言營運穀氣，入於經隧，達於臟腑，晝夜營周不休，始於手太陰而終於手太陰，以應刻數焉，故曰營出中焦也。又曰：營是營于中，衛氣者，爲言護衛周身、溫分肉、肥腠理，不使外邪侵犯也，始於足太陽五十度，而終於足太陽，故曰衛出下焦也。又曰，衛是衛於外。

《經》[3]云：凡人兩手足各有三陰脉、三陽脉，以合爲十二經脉也。凡者，舉衆也；合者，集也；經者，徑也；脉，血脉也。《説文》曰：血理之分，表[4]行體者。《釋名》曰：脉，幕也。幕絡一體也。蓋人稟天真之氣，運行營衛於周身，出入臟腑，循環無已者，脉也。又行營血之脉道也。故《靈樞經》曰：經脉者，行血氣，通陰陽，以營於身也。《素問·脉要精微論》云：脉者，血之府。啓玄子注曰：府，聚也。言血之多少皆聚於經脉之中，正謂此也。手足各

1　者：原刻殘本此字殘缺，有後人補寫“氣”字。抄本作“者”，與下文“衛者”對文，故依抄本。

2　東宿：明·孫一奎之號。此下之文出孫氏《醫旨緒餘》（1584年刊）。

3　經：查以下原字，未見於《素問》《靈樞》《難經》，可見於明《普濟方》卷四“鍼灸門·平人氣象論經隧周環”，云出《黃帝内經》。

4　表：《説文解字》作“衺”（xié），義同“邪”，與“斜”通。

有三陰脉者：太陰、少陰、厥陰是也。手足各有三陽脉者，太陽、少陽、陽明是也。總以會集手足三陰、三陽之脉，以合爲十二經脉也。手之三陰從臟走至手，手之三陽從手走至頭。足之三陽從頭走至足，足之三陰從足走至腹。絡脉傳注，周流不息，故經脉者，行血氣，通陰陽，以營於身者也。《靈樞•經•脉度篇》曰：手之六陰、手之六陽，蓋從其左右言之也。《難經》三十二難曰：手三陽之脉，從手至頭，長五尺，五六合三丈；手三陰之脉，從手至胸中，長三尺五寸，三六一丈八尺，五六三尺，合二丈一尺；足三陽之脉從頭至足，長八尺，六八四丈八尺。足三陰之脉從足至胸，長六尺五寸，六六三丈六尺，五六三尺，合三丈九尺。人兩足蹻脉從足至目，長七尺五寸，二七一丈四尺，二五一尺，合一丈五尺。督脉、任脉，各長四尺五寸，二四八尺，二五一尺，合九尺。凡脉合一十六丈二尺也。絡脉傳注周流不息者，《脉度篇》曰：此氣之大經隧也。經脉爲里支而橫者爲絡，絡之別者爲孫絡。《習醫直格》[1]曰：絡者，正經脉道傍小絡，如支孫絡者之類，皆運行氣血之脉道，各宗於本經焉。傳者，轉也，轉而相傳也。注者，灌注也。周者，周遍也。流者，水行也。息者，止也。如手太陰之脉傳于手陽明之經，轉相傳注至足厥陰，復傳于手太陰，如水之行流灌注經絡，周遍一身，運行不止，如環無端，終而復始。故曰：經脉者，行血氣，通陰陽，以營於身者也。其始從中焦注手太陰、陽明，陽明注足陽明、太陰。上陽明者，手陽明，大腸經也。下陽明者，足陽明，胃經也。太陰者，足太陰脾之經也。《靈樞•經脉篇》曰：大腸，手陽明之脉，起於大指、次指之端，終於面上，挾鼻孔，自此交入足陽明胃之經。足陽明之脉起於鼻，終於別跗上，入大指間，出其端，自此交入足太陰脾經。所謂陽明注足陽明、太陰者，此也。太陰注手少陰、太陽，《經脉篇》曰：脾足太陰之脉起於大指之端，終於大包，注心中，自此交入手少陰心經也。手少陰之脉起於心中，終於小指之内，出其端，自此交入手太陰小腸經，所謂太陰注手少陰、太陽者此也。太陽注足太陽、少陰，《經脉篇》曰：小腸，手太陽之脉，起於小指之端，終於目内眥，自此交入足太陽膀胱經；足太陽之脉起於目内眥，終於足小指外側，自此交入足少陰腎經，所謂太陽注足太陽、少陰者，此也。少陰注手心主少陽，《經脉篇》曰：腎足少陰之脉，起於足心之中，終於注胸中，自此交入手厥陰心包絡。手厥陰之脉起於胸中，終於小指、次指，出其端，自此交入手少陽三焦經。所謂少陰注手心、注少陽者，此也。少陽注足少陽、厥陰，《經脉篇》曰：三焦手少陽之脉，起於小指、次指之端，終於注目銳眥，自此交入足少陽膽經。足少陽之脉起於目銳眥，終於足小指、次指之端，自此交入足厥陰肝經。所謂少陽注足少陽、厥陰者，此也。厥陰復還注手太陰。《經脉篇》曰：肝足厥陰

1《習醫直格》：即金•劉完素《傷寒直格》，又名《習醫要用直格》，或簡稱《習醫直格》。

之脉，起於足大指聚毛之際，終於別貫膈，復[1]注于手太陰肺經。所謂厥陰復還注手太陰者，此也。

其氣常以平旦爲紀，以漏水下百刻，氣者，營氣也。常者，久也、遠也。平旦者，寅時也。紀者，綱也、會也。言營氣，常以寅時爲綱紀，復會於手太陰，自中焦爲始而行也。漏水者，用銅壺盛水，下有小竅，其漏水轉轉施壺，遞相傳注，而至於在下大壺之中。以十二時漏水所下者，爲百刻之法也。晝夜行流，與天地同度，終而復始也。日出爲晝，日落爲夜。天度者，周天三百六十五度四分度之一也。每日日行一度。周天二十八宿也。人之營氣，一呼脉行三寸，一吸脉行三寸，呼吸定息，脉行六寸。十息氣行六尺，日行二分二百七十息，氣行十六丈二尺。氣交通於中，一周於身，漏水下二刻，日行二十五分五百四十息。氣行再周於身，水下四刻，日行四十分二千七百息。氣行十周於身，漏水下二十刻，日行五宿二十分，一萬三千五百息。氣行五十營於身，漏水下百刻，日行二十八宿，漏水皆盡，脉復還矣，計八百一十丈也。所謂始於手太陰，終於足厥陰，終而復始，至寅時，復自手太陰，起於中焦爲始而行也。

馬玄臺《難經正義》曰：自夫飲食入胃，其精微之氣積於胸中，謂之宗氣。宗氣會於上焦，卽八會之氣，會於膻中也。惟此宗氣，主呼吸而行脉道。營氣者，乃陰精之氣也，卽宗氣之所統，猶太極之分而爲陰也。此氣行於晝二十五度，行於夜二十五度，始於手太陰，五十度而復會於手太陰。而行晝、行夜，十二經之陰陽皆歷焉。衛氣者，陽精之氣也，亦宗氣之所統，猶太極之分而爲陽也。晝行於陽二十五度，夜行於陰二十五度，始於足太陽，五十度復會於足太陽。

引《歲露篇》曰[2]：衛氣一日一夜，常大會於風府。風府者，足太陽督脉、陽維之會，所謂太陽主外者此也。

玄臺曰：蓋營氣行陽行陰主晝夜言，衛氣行陰行陽主陽經陰經言。營氣之行於晝者，陽經中有陰經；行於夜者，陰經中有陽經。故行陰行陽主晝夜言也。衛氣則晝必止行於陽，行三陽經也。夜必止行於陰。行三陰經也。是陰陽不指晝夜言也。又《五十營》等篇，言氣脉流行，自手太陰而始，至足厥陰而終，循環不已。其氣常以平旦爲紀，漏水下百刻，計一萬三千五百息，脉行

1　復：原作“腹”，據《靈樞•經脉》“肝足厥陰之脉……其支者，復從肝別，貫膈，上注肺”改。

2　引《歲露篇》曰：此下之文見《醫旨緒餘》上卷“宗氣營氣衛氣說”所引。

八百一十丈，推之則二刻行一度，爲一周身也。晝夜共行五十度，則每經各行五十次矣，并未嘗言肺止行寅時，太陽止行卯時。又不思各經長短不同，難以分時注釋。如果十二經分配十二時，則一呼止行一經，何以能八刻之一千八十息，脉行六十四丈八尺，而四度周於身也？又何以能十二時之一萬三千五百息，脉行八百一十丈，而五十度周於身也。所謂一時止行一經者，實理勢之所必無也。

《靈樞・五味篇》曰：穀始入於胃，其精微者，先出於胃之兩焦，以溉五藏，別出兩行營衛之道。其大氣之搏而不行者，積於胸中，命曰氣海。即宗氣也。出於肺，循咽喉，故呼則出，吸則入。天地之精氣，其天數常出三入一，故穀不入半日則氣衰，一日則氣少矣。

《靈樞・客邪篇》曰：五穀入於胃也，其糟粕、津液、宗氣分爲三隧，故宗氣積於胸中，出於喉嚨，以貫心脉而行呼吸。此指後天穀氣而言。

浩然曰：呼吸者，即先天太極之動靜，人一身之真氣也。人一離母腹時，便有此呼吸，不待穀氣而有也。雖然，使無宗氣積而養之，則日餒而瘁，呼吸何賴以行？謂呼吸資宗氣而行，非謂呼吸屬宗氣也。真氣言體，穀氣言用也。

髭鬚眉髮毫毛考

頭上曰髮，屬足少陰、陽明。耳前曰鬢，屬手足少陽。目上曰眉，屬手足陽明。唇上曰髭，屬手陽明。頷下曰鬚，屬足少陰、陽明。兩頰曰髯，屬足少陽。其經氣血盛，則美而長；氣多血少，則美而短；氣少血多，則少而惡；氣血俱少則其處不生；氣血俱熱，則黃而赤；氣血俱衰，則白而落。

《類苑》云：髮屬心，稟火氣而上生。鬚屬腎，稟水氣而下生。眉屬肝，稟木氣而側生。故男子腎氣外行而有鬚，女子、宦人則無鬚而眉、髮不異也。

葉士傑曰：精之榮以鬚，氣之榮以眉，血之榮以髮。

髮者腎之華。王啓玄曰：腎主髓，腦者髓之海，髮者腦之華，腦減則髮素。

滑伯仁曰：水出高原，故腎華在髮，髮者血之餘，血者水之類也。

《靈樞・陰陽篇》曰：足陽明之上，血氣盛，則髯美長。血少氣多，則髯短。故氣少血多，則髯少；血氣皆少，則無髯，兩吻音刎多畫。

足陽明之下，血氣盛，則下毛美長至胸。血多氣少，則下毛美短至臍。行則善高舉足。足指少肉，足善寒。血少氣多，則肉而善瘃。音竹，凍膚皸瘃。血氣皆少，則無毛；有則稀枯悴，善痿厥、足痹。

足少陽之上，氣血多，則通髯美長，血多氣少，則通髯美短。血少氣多，則少髯。血氣皆少，則無鬚。感於寒濕，則善痹、骨痛、爪枯也。

足少陽之下，血氣盛，則脛毛美長，外踝肥。血多氣少，則脛毛美短，外踝皮堅而厚。血少氣多，則胻毛少，外踝皮薄而軟。血氣皆少，則無毛，外踝瘦無肉。

足太陽之上，血氣盛，則美眉，眉有毫毛。血多氣少，則惡眉，面多少理。血少氣多，則面多肉，血氣和則美色。

足太陽之下，血氣盛，則跟肉滿，踵堅。氣少血多，則瘦跟空。血氣皆少，則善轉筋、踵下痛。

手陽明之上，血氣盛。則髭美。血少氣多，則髭惡。血氣皆少，則無髭。

手陽明之下，血氣盛，則腋下毛美，手魚肉以溫。氣血皆少，則手瘦以手寒。

手少陽之上，血氣盛，則眉美以長，耳色美。血氣皆少，則耳焦惡色。

手少陽之下，血氣盛，則手捲多肉以溫。血氣皆少，則寒以瘦。氣少血多，則瘦以多脉。

手太陽之上，血氣盛，則面多鬚，面多肉以平。血氣皆少，則面瘦惡色。

手太陽之下，血氣盛，則掌[1]肉充滿。血氣皆少，則掌瘦以寒。

又曰：美眉者，足太陽之脉氣血多，惡眉者血氣少。其肥而澤者，血氣有餘；肥而不澤者，氣有餘，血不足；瘦而無澤者，氣血俱不足。審察其形氣有餘不足而調之，可以知逆順矣。

《五音篇[2]》，黃帝曰：婦人無鬚者，無血氣乎？岐伯曰：衝脉、任脉，皆起

1　掌：原誤作"堂"，據《靈樞》改。

2　五音篇：即《靈樞・五音五味》篇。

於胞[1]中，上循背里，爲經絡之海。其浮而外者，循腹右上行，會於咽喉，別而絡唇口。血氣盛，則充膚[2]熱肉。血獨盛，則澹滲皮膚，生毫毛。今婦人之生，有餘於氣，不足於血，以其數脫血也。衝、任之脉，不榮口唇，故鬚不生焉。

黃帝曰：士人有傷於陰，陰氣絶而不起。陰不用，然其鬚不去，其何故也？宦者獨去，何也？願聞其故。岐伯曰：宦者去其宗筋，傷其衝脉，血瀉不復，皮膚内結，唇口不榮，故鬚不生。黃帝曰：其有天宦者，未嘗被傷，不脫於血，然其鬚不生，其故何也？岐伯曰：此天之所不足也。其任衝不盛，宗筋不成，有氣無血，唇口不榮，故鬚不生。

浩然曰：人之髮有生而卷者，其論有三：一繇生髮之質，原屬火性，濕勝則直，燥勝則卷縮。試觀以髮投火，焦然縮卷，此理可知。二繇生髮之質，或爲柔脆，不能直突，必曲屈宛轉而出，以成其卷。三或繇頭皮乾厚，出孔緊狹，難得徑出故耳。

又髮之生，繇血氣之渣滓爲質。當其少壯，元火強盛，則煉爲黑色。至老元火之熱力已減，不能煉熟其渣滓，而此質歸於朽敗，遂成白色矣。有一夕而白者，此必忽罹大怖大勞，損其心膽而然。或壯年而鬚白者，繇所處寒薄，或勞心，或稟嗇也。

又大驚大怒而髮上指者，因元火歸内，則寒據肌膚。膚寒則斂縮而毛孔緊促，故髮上指也。

又驗小兒壽夭，亦視毛髮。兒髮受母血而實，故名血餘也。母血充實，兒髮則黑而光潤。母血虛弱，或胎漏敗墮，或縱欲多淫，兒髮則黃槁焦枯，或生疳瘕之患，俱關不壽之兆也。

又大病之後，服藥失宜，或調理不節，或心胸鬱悶，心火不能上煉，血少不榮，而鬚髮之質有虧變爲枯白矣。

又按《類苑》言，鬚屬腎。《陰陽篇》手足陽明脉盛，則髭鬚美。《五音篇》衝任之脉不榮於唇口，則鬚不生，此前聖之發已明。但心主血，腎主精，精壯血足，則心腎相濟，而鬚華滋潤。心若謀慮過度，心血耗衰，則髭鬚頓白。而

---

1 胞：原誤作“胸”，據《靈樞•五音五味》改。

2 膚：原誤作“慮”，據《靈樞》改。

鬚之統心，又不可不明也。然髮宜多梳而不落，齒宜數叩而津生，鬚宜養心實精而玄澤，此攝生之理不可不知。至於髭鬚祖傳之説，亦由各經氣血多少之所致也。

仰人骨度部位圖

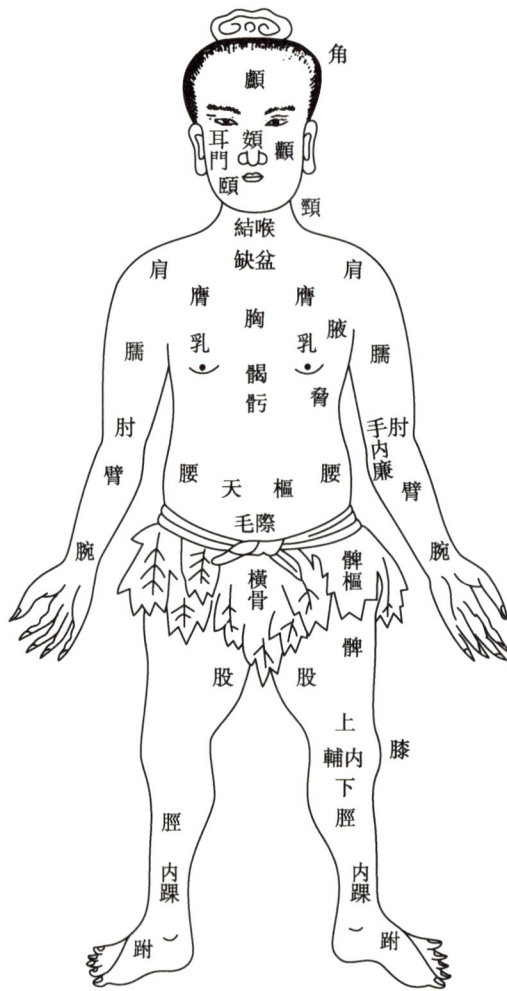

圖4　仰人骨度部位圖

伏人骨度部位圖

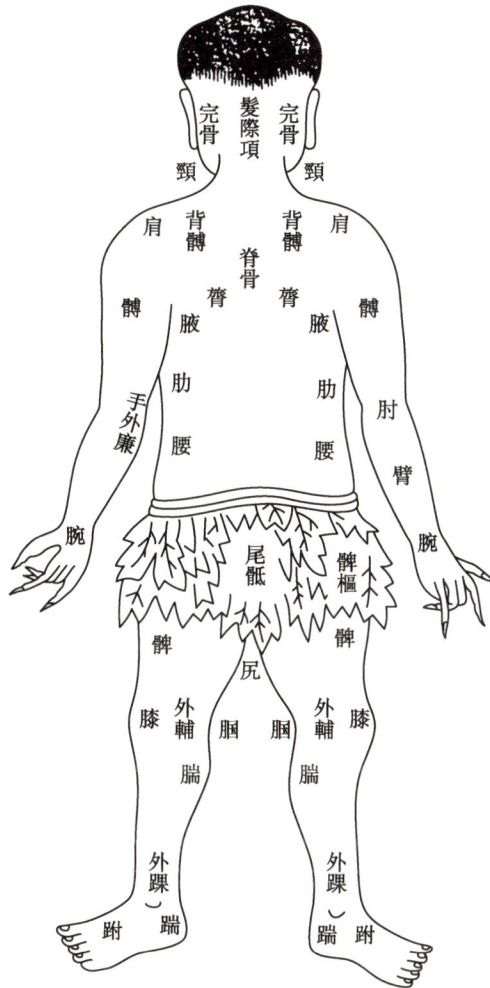

圖5　伏人骨度部位圖

周身骨肉數界論

　　湯道未[1]《主制書》曰：首骨自額連於腦，其數八，上頜之骨十有二，下則渾骨一焉。齒三十有二，脊三十有四。胸之上有刀骨焉，分爲三。肋之骨二十

1　湯道未：卽天主教耶穌會傳教士湯若望（Johann Adam Schall von Bell, 1592—1666），字道未。撰《主制羣徵》等書多種。

有四，起於膂；上十四環至胸，直接刀骨，所以獲存心肺也；下十較短，不合其前，所以寬脾胃之居焉。指之骨：大指二，餘各三。手與足各二十有奇。諸骨安排，各有本向。所向異，故其數與勢亦不得不異。或縱入如釘，或斜迎如鋸，或合笋如匱，或環抱如攢。種種不一，總期體之固、動之順而已。論肉其數六百界有奇。其形長短、寬狹、厚薄、圓匾、角渾異，其勢各上下相并，或順或斜，或橫異。此皆各有本用，以順本身多異之動也。

周身骨節長短大小考

《靈樞·骨度篇》曰：人長七尺五寸，頭之大骨，圍二尺六寸，胸圍四尺五寸，腰圍四尺二寸，髮所覆者，顛至項，一尺二寸。髮以下至頤，長一尺，君子終折。

結喉以下，至缺盆中，長四寸。缺盆以下至𩩲骬，長九寸。過則肺大，不滿則肺小。𩩲骬以下至天樞，長八寸。過則胃大，不及則胃小。天樞以下至橫骨，長六寸半。過則迴腸廣長，不滿則狹短。橫骨長六寸半。橫骨上廉以下，至內輔之上廉，長一尺八。內輔之上廉以下至下廉，長三寸半。內輔下廉下至內踝，長一尺三寸。內踝以下至地，長三寸。膝膕以下至跗屬，長一尺六寸。跗屬以下至地，長三寸。故骨圍大則太過，小則不及。

○角頭角也以下至柱骨，長一尺。行腋中不見者，長四寸。腋以下至季脅，長一尺二寸。季脅以下至髀樞，長六寸。髀樞以下至膝中，長一尺九寸。膝以下至外踝，長一尺六寸。外踝以下至京骨，長三寸。京骨以下至地，長二寸。

○耳後當完骨者，廣九寸。耳前當耳門者，廣一尺三寸。兩顴之間，相去七寸。兩乳之間，廣九寸半。兩髀之間，廣六寸半。

足長一尺二寸，廣四寸半。○肩至肘，長一尺七寸。肘至腕，長一尺二寸半。腕至中指本節，長四寸。本節至其末，長四寸半。○項髮以下至背骨，長二寸半。膂骨以下至尾骶，二十一節，長三尺。上節長一寸四分分之一。奇分在下，故上七節至於膂骨，九寸八分分之七。此眾人骨之度也。所以立經脈之長短也。是故視經脈之在於身也，其見浮而堅，其見明而大者，多血；細而沉者，多氣也。

周身骨節三百六十五考論

人身骨節總有三百六十五，以一百六十五字都關次之首。自鈴骨之上爲頭，左右前後，至轅骨以四十九字，共關七十二骨。巔中爲都顱骨者一，有勢，微有髓及有液。次顱爲髏骨者一。有勢，微有髓。髏前爲頂威骨者一。微有髓。女人無此骨。髏後爲腦骨者一。有勢，微有髓。腦左爲枕骨者一。有勢，無液。枕就之中附下爲天蓋骨者一。下爲肺系之本。蓋骨之後爲天柱骨者一。下屬脊竅，有髓。蓋前爲言骨者一。言上復合於髏骨，有勢無髓。言下爲舌本骨者，左右共二。有勢，無髓。髏前爲囟骨者一。無勢，無液。囟下爲伏委骨者一。俚人訛爲伏犀骨是也。無勢髓。伏委之下爲俊骨者一。附下，即眉宇之分也。無勢髓。眉上左爲天賢骨者一。無勢髓，下同。眉上右爲天貴骨者一。眉上直目睛也。左睛之上爲智宮骨者一。無勢髓，右睛之上爲命門骨者一。兩睛之下，中爲鼻。鼻之前爲梁骨者一。無勢髓。梁之左爲顴骨者一，有勢無髓，下同。梁之左爲糾骨者一。顴、糾之後即耳之分。梁之端爲嵩柱骨者一。無勢髓。左耳爲司正骨者一。無勢髓。右耳爲納邪骨者一。同上。正邪之後爲完骨者，左右共二。無勢無髓。正邪之上附內爲嚏骨者一。無勢少液。嚏後之上爲通骨，左右前後共四。有勢少液。嚏上爲㗫骨者一。無勢多液。其㗫後連屬爲頷也。左頷爲乘骨者一，有勢多液。右頷爲車骨者一。同上。乘、車之後爲轅骨者，左右共二。有勢有液。乘、車上下出齒牙三十六事。無勢髓，庸下就一則不滿其數。

○復次鈴骨之下爲膻中，左右前後至“蒢”以四十字，關九十七骨。轅骨之下，左右爲鈴骨者二。多液。鈴中爲會厭骨者一。無勢髓。鈴中之下爲咽骨者，左、中及右共三。無髓。咽下爲喉骨者，左、中及右共三。同上。喉下爲嚨骨者，環次共十事。同上。嚨下之內，爲肺系骨者，累累然共十二。無勢髓。肺系之後爲谷骨者一。無髓。谷下爲偏道骨者，左右共二。同上。嚨外次下爲順骨者共八。少液。順骨之端爲順隱骨者共八。同上。順下之左爲洞骨者一。女人無此。順下之右爲掤骨者一。女人無此。洞、掤之下中央爲髑骱骨者一。無髓。俚人呼爲鳩尾。髑骱直下爲天樞骨者一。無髓。

○鈴下之左右爲缺盆骨者二。有勢多液。左缺盆前之下爲下厭骨者一。無髓。右缺盆前之下爲分膳骨者一。同上。厭、膳之後，附下爲倉骨者一。同上。倉之下左右爲髎骨者共八。有勢無液。髎下之左爲胸骨者一。男子此骨大者好勇。髎下之右蕩骨者一。女子此骨大，則大夫。胸之下爲烏骨者一。男子此骨滿者，髮早白。蕩之下爲臆骨者一。此骨高，多訛妄。

○鈴中之後爲脊窊骨者共二十二。上接天柱，有髓。脊窊次下爲大動骨者一。上通天柱，共成二十四椎。大動之端爲歸下骨者一。道家謂之尾閭。歸下之後爲篹骨者一。此骨能限精液。歸下之前葆骨者一。此骨薄者，多處貧下。

○復次缺盆之下左右至“襯”以二十五字，關六十骨。此下止分兩手臂至十指之端衆骨。支其缺盆之後，爲偏甲骨者，左右共二。有勢多液。偏甲之端爲甲隱骨者，左右共二。此骨長則至賢。前支缺盆爲飛動骨者，左右共二。此骨[1]病痹緩。次飛動之左，爲龍臑骨者一。有勢無髓、無液。次飛動之右爲虎衝骨者一。同上。龍臑之下爲龍木骨者一，虎衝之下爲虎端骨者一。俱有勢、有髓。本端之下爲腕也。龍本上内爲進賢骨者一。男子此骨隆爲名臣。虎端上内爲及爵骨者一。女人此骨高爲命婦。腕前左右爲上力骨者共八。有勢多液。次上力爲駐骨者，左右共十。同上。次駐骨爲搦骨者，左右共十。同上。次搦爲助勢骨者，左右共十。左助外爲爪，右助外爲甲。爪甲之下各有襯骨，左右共十。無勢無液。

○復次髑骺之下，左右前後，至初步以五十一字，關一百三十六骨。此下至兩乳下，分左右，自兩足心衆骨所會處也。髑骺之下，爲心蔽骨者一。無髓。髑骺之左爲脅骨者，上下共十二。居小腸之分也。左脅之端，各有脅隱骨者，分次亦十二。無髓。脅骨之下，爲季脅骨者共二。多液。季脅之端，爲季隱骨者共二。無髓。髑骺之右，爲肋骨者共十二。處太陽之分也。肋骨之下爲胅肋骨者共二。各無隱骨，唯獸有之。右肋之端，爲肋隱骨者共十二。無髓。葆骨之前爲大橫骨者一。有勢少髓。橫骨之前，爲白環骨者共二。有勢有液。白環之前，爲内輔骨者左右共二。有勢有液。内輔之後，爲骸關骨者，左右共二。同上。骸關之下爲捷骨者，左右共二。同上。捷骨之下，爲髀樞骨者，左右共二。有勢多髓。髀樞下端爲膝蓋骨者，左右共二。無勢多液。膝蓋左右各有俠升骨者共二。有勢多液。髀樞之下，爲骱骨者，左右共二。有勢多髓。骱骨之外，爲外輔骨者，左右共二。有勢多液。骱骨之下，爲立骨者，左右共二。同上。立骨左右，各有内外踝骨者共四。有勢少液。踝骨之前，各有下力骨者，左右共十。有勢多液。踝骨之後，各有京骨者，左右共二。有勢少液。下力之前，各有釋歆之前，各有起僕骨者共十。有勢。起僕之前各有平助骨者，左右共十。有勢。平助之前，

---

1 骨：此字下爲墨丁，不明是否原缺字。

各有襯甲骨者，左右共十。無勢少液。釋欹兩傍，各有核骨者，左右共二。有勢多液。起僕之下，各有初步骨者，左右共二。有勢，無髓，有液。女人則無此骨。

○凡此三百六十五骨也。天地相乘，惟人至靈。其女人則無頂威，左洞右捌及初步等五骨，止有三百六十骨。又男子、女人一百九十骨，或隱、或襯、或無髓勢。餘二百五十六骨，并有髓液，以蔵諸筋，以會諸脉，谿谷相需，而成身形，謂之四大。此骨度之常也。

内 景 全 圖

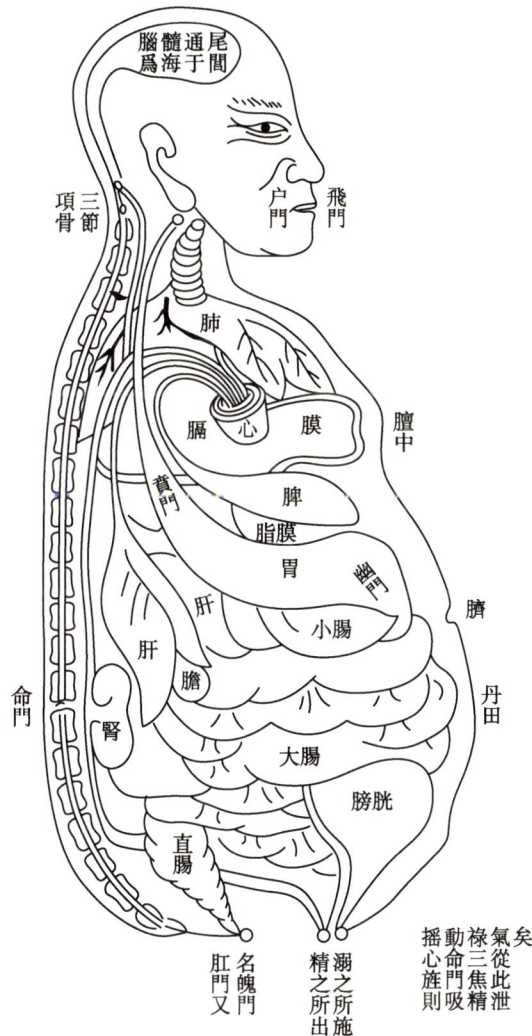

圖6　内景全圖

浩然按：《刺禁篇》云七節中[1]有小心者，蓋謂人之脊骨有二十一節。小心在上七節。自大椎骨，從上數至下之七節是也。但心之一系，從肺之兩大葉間穿向後，附脊處，正當上七節之間，此卽所謂小心也。然兩腎中間有命門穴者，在下七節，自尾骶骨，從下數至上之七節是也。觀此內景，自卽了然矣。

臟腑位次考

夫天主陽，食以人五氣；地主陰，食以人五味，稟陰陽之氣結成臟腑。臟者，心、肝、脾、肺、腎也。六腑者，大小腸、膽、胃、膀胱、三焦也。六腑傳化物而不滿，五臟藏精氣而不瀉。

且夫咽喉二竅，同出一脘[2]，異途施化。喉在前，主出。咽在後，主入。

喉接肺管，爲諸臟之華蓋，六葉兩耳，有二十四空，分佈諸臟。清濁之氣，主藏魄。

心在肺下，其體本垂，如未開之蓮，中有七孔、三毛，以導引天真之氣，主藏神。心之下是包絡，卽膻中也。象如仰盂，心卽居於其中，九重端拱，寂然不動。此是下膈。

膈下有脾在胃上，形如馬蹄，主藏意。

脾下有肝，左三葉、右四葉，各有支絡脉於中，以宣發陽和之氣，主藏魂。

膽在肝之短葉間，有精汁三合。

腎居脊骨，自下而上七節之兩傍，命門居兩腎之中，主藏精。精舍志。

咽接胃脘，胃主飲食。胃下爲腹，小腸左廻十六曲，大腸右廻十六曲，主傳溲便。

臍下爲膀胱，主藏溺。

三焦者，指一身而言，上焦如霧，中焦如漚，下焦如瀆。

凡陰在內，凡陽在外。五臟爲陰，六腑爲陽。臟者藏諸神精而不泄，腑者

1　中：《素問•刺禁論篇》原作“之旁”。
2　脘：原作“腕”，不通，據文義改。

聚也,所以化水穀而行津液者也。身之有經絡,直行者爲經,旁支者爲絡。五臟六腑,雖各異途,然其運行經絡,與一身之動靜,惟一真元也。若能存神修養,悟此真元之理,其道成矣,不止於爲醫也。

内景正面圖

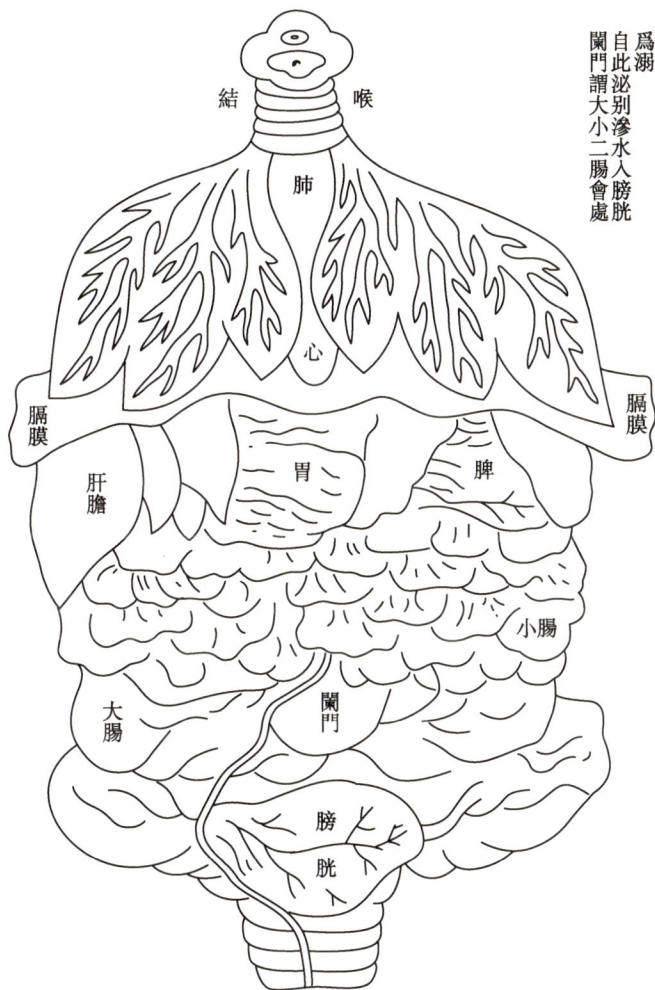

圖 7　内景正面圖

内景背面圖

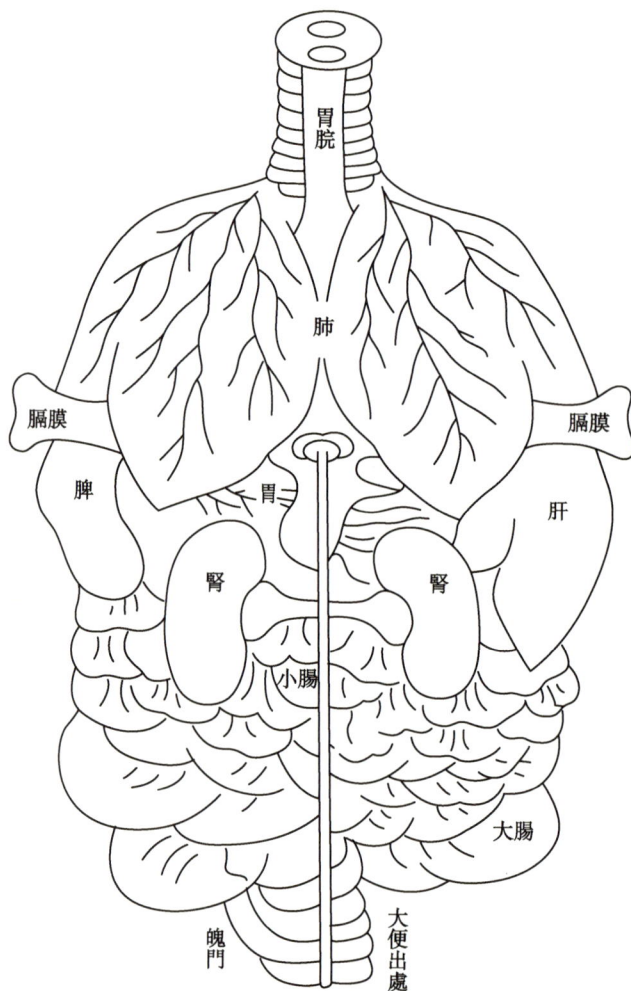

圖 8　内景背面圖

鼻口通咽喉考

　　天食人以五氣，五氣入鼻，藏於心肺。地食人以五味，五味入口，藏於腸胃。五臟六腑，皆以受氣。故天氣通於肺，肺開竅於鼻；地氣通於嗌，脾開竅於口。故鼻爲天門，口爲地戶。肺主鼻，鼻者肺之竅。脾主口，口者脾之竅。口廣二寸半。口之上下爲唇，唇爲飛門。口唇者，音聲之扇也。唇至齒長九分。齒爲户門。腎主骨，齒者腎之餘也。其上齦屬胃，止而不動。下屬大腸，動而不休，有户之義焉。舌者，音聲之機也。心主舌，舌者心之官。舌重十兩，長七寸，廣二寸五分。其舌本又兼脾、胃、腎、肝四經。足太陰之正，貫舌中。足少陰之正，直者繫舌本。肝者，筋之合也。筋者，聚於陰器，而脉絡於舌本。又脾胃主四肢，其脉連舌本，而絡於唇口。舌本者，在頷下，結喉上。舌下在舌底根當中。隱竅曰廉泉，則任脉之所通。《玄珠》曰“腎之津液所朝”也。又兩傍二穴，左名金津，在舌底根左邊紫脉中。右名玉液。在舌底根右邊紫脉中。其喉上如小舌而下垂者，曰懸雍，乃音聲之關也。頑顙者，頑，咽顙也。分氣之泄也。橫骨者，神氣所使，主發舌者也。膽經云，循喉嚨之後，上入頑顙，故人之鼻洞涕出不收者，頑顙不開，分氣不泄也。齒以後至會厭，深三寸五分，大容五合，會厭爲之吸門，其大如錢，爲音聲之户。薄則易於起發，音出快而便利；厚則起發遲，音出慢而重言也。人卒然無音者，寒氣客於厭，則厭不能發，發不能下，至其開闔不致，故無音也。曰會厭者，謂其當喉嗌會處合也。厭，猶掩也，謂其於嚥物時合掩喉嚨，不使食物誤入。不掩其喉必錯。必舌抵上顎，則會厭能掩其喉矣。

錢豫齋曰：會厭綴於舌本之下，正應乎氣管之上。氣管即喉嚨也，居於前，主持呼吸，爲聲音之門户，故名吸門，共十二節。上三節微小，下九節微大。第四節乃結喉也。結喉可容得上三節於內，如進飲食，則結喉即起套於上三節之外，直抵於會厭之下而掩之，令水穀不得而漏入焉。一或誤投之，即發嗆而不已矣。

咽喉分臟腑考

人有咽喉二竅。前爲喉，通於五臟，主呼吸之氣，出入之門，爲手足三陰。後爲咽，主納水穀，通於六腑，爲手足三陽。蓋諸藏屬陰爲里，諸府屬陽爲表。以臟者藏也。所以藏精神、血氣、魂魄者也。腑者，府也，所以化水穀而行津液者也。《靈樞》云：咽喉者，水穀之道也。喉嚨者，氣之所以上下者也。

錢豫齋曰：口內通於腹中者，只有二竅，前曰喉，是肺管也。肺下連心，自心而發也。心又一系，循脊而下，貫於腎；一系透膈而下，貫於肝；一系亦透膈而下，通於脾。此五藏藏精而不輸泄者也。後曰咽，是食管也，卽胃脘也。下卽賁門。亦透膈而下是胃，胃下有幽門，卽接小腸。小腸下是闌門，闌門接大腸，大腸及直腸，直腸透肛門，穢從此出。闌門之傍有膀胱，達於前陰而出溺。如此推之，喉之下皆藏也，惟腎亦有系通於前陰而泄精。若然，則身中出入之竅祇有二路，前則通於臟，後則通於腑，餘無相通者。

　　愚按：臟腑雖不相通，其神未常不合也。如口本一而有二竅者，喉嚨與咽嗌也。喉之通臟也，咽之通腑也。其形象雖然兩判，而神氣未常有間也。以形之實確言則似兩，以氣之貫通言，初無二也。前陰亦一而有兩竅者，廷孔與溺孔也。溺孔在前，廷孔在後，一道而兩用，在出之戶也。若論其内，則判然兩途也。然子戶卽胞門也，亦卽膀胱之根蒂處也。廷孔者，卽出精之道，循尾閭上通兩腎之間，男子以藏精，女子以繫胞，故曰腎間動氣，人之生命也。腎間者，兩腎之間，卽命門真元之所也。此五藏六府之本、十二經脉之根、呼吸之門、三焦之原。又曰：三焦者，原氣之別使也。華元化曰：下焦者，人氣之系，亦又屬膀胱之宗始。王叔和曰：腎以膀胱合，爲府，合於下焦，名曰三焦。蓋言原始之地，卽出精之路，以氣化而言也。一氣相通，故曰合於下焦，不可以藏府爲截然不相干也。

藏府氣血多少歌

　　多氣[1]多血君須記，手經大腸足經胃。多氣少血有六經，三焦膽腎心脾肺。多血少氣心胞絡，膀胱小腸肝[2]所異。

1　多氣：此下原爲小字，不利誦讀，今改大字。
2　肝：江戶抄本作“府”，原刻殘本作“肝”。若作“府”，則五臟少“肝”，故從原刻本改。

三焦圖説考[1]

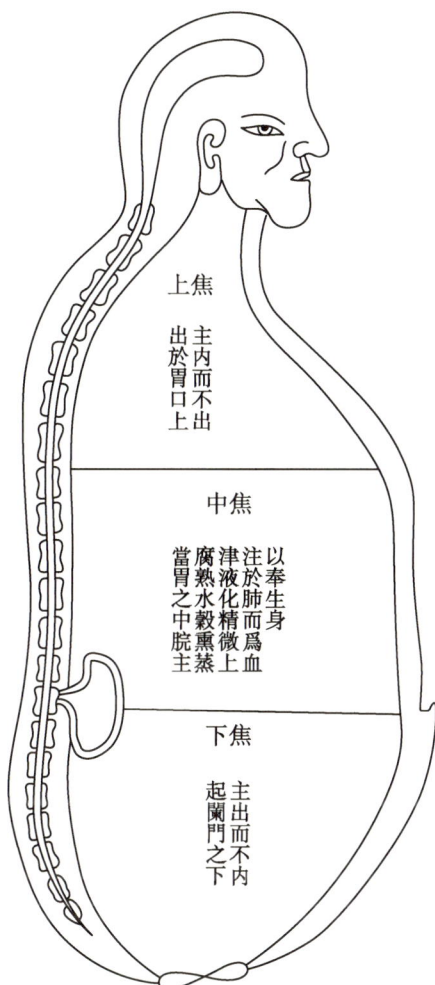

圖9　三焦圖

　　三焦有名無形，其腧在脊之第十三椎下，募在臍下丹田，一名石門，屬手少陽經，是經常少血多氣。

　　三焦者，人之三元之神氣，總領藏府、營衛經絡、內外左右上下之氣，灌溉周身百節，和內調外，營左養右，導上宣下，莫大於此。故曰三焦通，則內外上下皆通。

　　《內經》曰：三焦者，決瀆之官，水道出焉。又曰：少陰屬腎，腎上連肺，故

1　三焦圖説考：若按圖名，僅作"三焦圖"。此據原目錄補，與實相符，故補。此下諸臟腑皆同。

將兩藏、三焦者中瀆之府也，水道出焉，屬膀胱，是孤之府也。

又曰：上焦如霧，中焦如漚，下焦如瀆，而爲決瀆之官，水道出焉。又云：上焦出於胃上口，并咽以上，貫膈而布胸中，走腋，循太陰之分而行，還至陽明，上至舌下。故曰上焦如霧。中焦亦并於胃中，出上焦之後，此所受氣，泌別糟粕，成津液，化其精微，上注於肺，脈乃化而爲血，以奉生身，故得獨行於經隧，命曰營氣。故曰中焦如漚，而營出中焦也。下焦者，別廻腸，注於膀胱而滲入焉。故水穀者，常并居於胃中，而俱下於大腸，而成下焦，滲而俱下，濟泌別汁，循下焦而滲入膀胱焉。故曰下焦如瀆，而衛出下焦也。仲景曰：下焦不和，清溲重下，大便數難，臍腹築痛。故曰三焦者，寄於胸膈也。《決氣篇》曰：上焦開發，宣五穀味，熏膚充身澤毛，若霧露之溉，是謂氣也。

扁鵲曰：膲原也，爲水谷之道路，氣之所終始也。上焦者在心下，下膈在胃上口，主內而不出，其治在膻中，在玉堂下一寸六分，直兩乳間陷者是也。中焦在胃中脘，不上不下，主腐熟水穀。下焦者，在臍下，當膀胱上際，主分清濁，出而不納，以傳導也。故上焦主出陽氣，溫於皮膚分肉之間，若霧露之溉焉。中焦主變化，水穀之味，出血以榮五藏六府及身體也。下焦主通利，溲便以時傳下，故曰出而不納。凡藏府俱五者，手心主非藏，三焦非府也。以藏府俱六者，合手心主及三焦也。又云：藏惟有五，府獨有六者，何也？所以府有六者，謂三焦也。有元氣之所別焉，主持諸氣，有名而無形。其經屬手少陽，此外府也，故言府有六焉。

按扁鵲曰：氣會三焦，外一筋，直兩乳內，即膻中，爲氣者也。故少陽三焦與手厥陰心主爲表里，皆有名無形。蓋衛氣出於上焦，榮氣出於中焦，而臍下腎間動氣則人之生命也。故曰：三焦者，原氣之別使，主通三氣，經歷五藏六府。華元化曰：三焦者，人之三原之氣也。總領五藏六府、營衛經絡、內外左右上下之氣也。上者絡脉之系也，中者經脉之系也，下者人氣之系也。蓋其系上貫於心，下通於腎。心腎水火相感，而精氣溢泄，乃化血收精之系也。故三焦分布人體中，有上中下之異。方人心湛寂，欲念不起，則精氣散在三焦，榮華百體。及其欲念一起，心火熾然，翕撮三焦精氣，入命門之府，輸瀉而去，故號此府爲焦耳。

陳無擇云：三焦有形，脂膜如手大。

戴同父曰：《三因方》之好異也，云三焦有形如脂膜，附於腎脊骨。若果是，則《內經》《難經》言之矣，其經脉又何遍屬歷絡之云乎？

孫東宿曰：此言無稽，不必信也。惟人身稟賦有肥瘠，有長短，有男作女形，女作男形，藏府亦有厚薄之不一。人身内景，殆與豬相類。兩腎卽兩腰子，皆裹於脂膜之中。間或有偏長短者，不可以脂膜垂長者，便指爲藏府也。兩白脉自中出者，正腎之脉絡爾。膀胱中處腹下，亦非偏於左者，抑何相對？若是之偶耶？若脂膜左右長短不同，由人之肥瘠也。

按：王海藏云：手少陽三焦相火爲一府，右腎命門爲相火，心包主亦名相火。其脉同診，腎爲生氣之門，出而治臍下，分三歧，上衝夾臍過天樞，上至膻中兩乳間，元氣所繫焉。又足三焦太陽之别，并足太陽正路入[1]絡膀胱約下焉。三焦者，從頭至心，心至臍，臍至足，爲上中下三焦，其實真元一氣也。故曰有藏無府。《脉訣》言：“三焦無狀空有名，寄在胸中膈相應。”一云：其府在氣街中，上焦在胃上口，治在膻中；中焦在胃管，治在臍上；下焦在臍下，膀胱上口，治在臍下。故曰：三焦者，原氣之别使，乃真元一氣分爲三部。人之生命，十二經脉之根本也。

泰來曰：三焦總只一而已。言手三焦者，以其經屬手少陽，又其治在膻中，緣手經經乎上也。言足三焦者，以其經卽足太陽之别絡。又其治在氣衝，緣足經經乎下也。《靈》《素》下焦備六府之數，卽知手少陽三焦與下焦之三焦，總只一而已。

浩然曰：謂有形者，指其經依附各屬經絡而流貫者言也。蓋手少陽乃十二經中之一經，其動脉原有起止，亦有脉絡、經筋、俞穴，出入相應，以經絡乎上中下一身也，非謂無其經脉而虛作一氣看也。因有此經，故有此病。云無形者，指其府也。以其無特形，故稱外府。非若他藏有聲色臭味，府有出納受盛，心主與三焦，無聲色臭味、出納受盛，雖是爲表里，實非藏府比也。若獨指其經脉起止，俞穴主病等語，欲便謂是有形之府，何不思奇經中，如衝、任、督等脉皆有起止，亦皆主病，衝爲血海，任主胞胎，亦可指衝任等脉，作有形府例看否耶？有形之說，不辯而謬自明矣。

手少陽經脉絡筋穴圖説考[2]

手少陽之脉，起於小指次指之端，上出次指之間，循手表腕。《靈樞》《甲乙》皆云：上出兩指之間，臂骨盡處爲腕。此經起於小指次指之端關衝穴（在手小指次指端，去爪

1　入：原刻殘本作“人”。江戶抄本改作“入”，義長，從改。
2　手少陽經脉絡筋穴圖説考：此據原目錄補。

絲竹〔空〕
和髎
角孫
顱息
耳門
瘈脉
翳風
天牖
天髎
肩髎
臑會
缺盆
絡心包
交膻中下膈
消濼
清冷淵
天井
四瀆
遍屬三焦
三陽絡
會宗
支溝
外關
陽池
中渚
液門
關衝

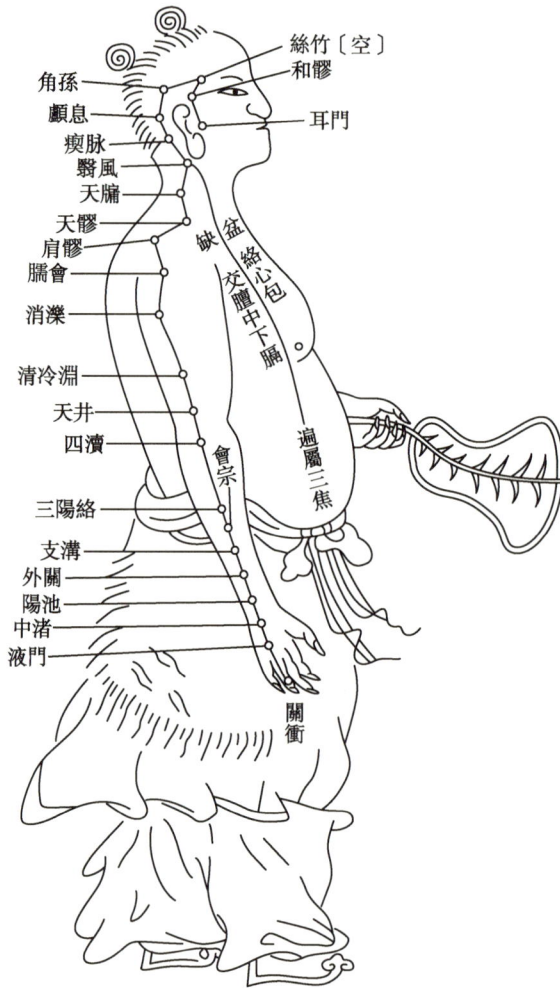

圖 10　手少陽經絡筋穴圖

甲角如韭葉），上出次指之間液門穴（在手小指次指間陷中）、中渚穴（在手小指次指本節後間陷中），循手表腕，表爲陽部，故手少陽循手表腕上陷中陽池穴（在手表腕上陷中也）。**出臂外兩骨之間，上貫肘**，肘，臂節也，臑盡處爲肘。此經自手表腕上陽池穴，出臂外兩骨間外關穴（在腕後二寸陷中），別走心主支溝穴（在腕後三寸，兩骨間陷中）、會宗穴（在腕後四寸空中有陷）、三陽絡穴（在臂上大交脉，支溝上一寸）、四瀆穴（在肘前五寸外廉陷中），上行貫穿肘至天井穴（在肘外大骨後肘上一寸，兩筋間陷中，屈肘得之。甄權云：曲肘後一寸。又手按膝頭取之，兩筋骨罅間也）。**循臑外上肩，交出足少陽之後**。《靈樞》《甲乙》皆云而交出足少陽之後臑，臂節也。臑爲肩肘之間膊上對腋，爲臑臂上兩角，爲肩解。此經自天井上行，循於臑外清冷淵穴（在肘上二寸，伸時舉臂取之）、消濼穴（在肩下臂外間腋斜肘分下行），行手太陽之里，手陽明之外，上肩，循臑會穴（在肩前廉，去肩頭三寸宛宛中）、肩髎穴（在肩端臑上陷中，舉臂取之）、天髎穴（在肩缺盆中上、毖骨之際陷中），交出足少陽之後，循秉風穴（在肩上小髃[1]後，舉手有空。手太陽、陽明，手足少陽之後）、肩井穴（在肩上陷中缺盆上，天骨前一寸半。取法：以手小指頭節按於巨骨上，取中指第二節橫紋是穴。手足少陽、陽維之會也）。入缺盆，交膻中。《靈樞》經云：布膻中。《要旨論》云：巨骨下爲缺盆，胸中乳間爲膻中。心包者，乃膻中之異名是命門相火用事之分也。此經自肩井穴下，行入於缺盆穴（在肩下橫骨陷中是）、陽明經穴之外，至兩乳間，交於膻中穴也。散絡心包，下膈，遍屬三膲。遍，周也。心下爲膈，心包膈三焦，見手厥陰經。此經自交膻中，散布繞絡於心包之分，而下循上焦，會於中焦中脘穴（胃之募也，在上脘下一寸。手太陽、少陽、足陽明所生，任脉之會），下行會於下焦石門穴（在臍下二寸，三焦之募，任脉氣所發）。此乃周遍會屬於三焦也。其支者，從膻中，上出缺盆，上項挾耳後，直上出耳上角，以屈下頰音劫至𩩲。音拙。○《靈樞經》云：上頭繫耳後，以屈下頰至𩩲。《黃帝鍼經》云：下頰至𩩲。《甲乙經》云：下頰，一本作額。《要旨論》云：支而橫者爲絡腦户，後爲項目，下爲𩩲，𩩲下爲腮。○此經已絡三焦，又從膻中支而出行，上出缺盆穴之外，上項，循大椎穴（在第一椎上陷中，手足三陽、督脉之會）、天牖穴（在頸大筋外，缺盆上，天容後，天柱前，腕骨下髮際），上夾耳後，循懸釐穴（在曲周上，顳顬下廉，手足少陽、陽明之交會）、頷厭穴（在曲周下，顳顬上廉，手足少陽、陽明之交會）、翳風穴（在耳後尖角陷中，按之引耳中痛）、瘈脉穴（在耳本雞足青絡脉之中是）、顱息穴（在耳後青絡脉間），直上出耳上角，至角孫穴（在耳廓[2]中間，開口有空），循陽白穴（在眉上一寸，直目瞳子，手足少陽、陽明之會）、睛明（在目內眥，手足太陽、少陽、陽明五脉之會），以屈下頰至𩩲顴髎穴（在面鳩骨下廉，兌骨端陷中，手少陽、太陽之會）。其支者，從耳後入耳中，卻出至目銳音兌眥。《靈樞經》云：入耳中，出走耳前，過客主人前，交頰，至目銳眥。《甲乙經》"銳"作"兌"。此經已至於𩩲，而又支而別行，從耳後翳風穴入耳中，循聽宮穴（在耳中珠子，大如赤小豆，手足太陽、少陽之會）、耳門穴（在耳前起骨肉，當耳前缺者陷中）、和髎穴（在耳前兌髮下橫動脉），卻出至目銳眥，循瞳子髎穴（在目外眥五分，手太陽、手足少陽之會）、至絲竹空穴（在眉後陷中之分也）。此經自目外眥交入足少陽膽經，故足少陽之脉起於目銳眥也。

是動則病耳聾渾渾、音魂，水流聲；又濁也。焞焞，音退，平聲。焞焞，盛貌。又音純，義同。嗌腫喉痹。

1　髃：原作"髃"，據《鍼灸甲乙經》卷三改。
2　廓：原作"廓"，據《鍼灸甲乙經》卷三改。

是主氣所生病者，乃氣分所生之病也。然又有後之諸病，或出本經，或由別經者。汗出，目銳眦[1]痛，頰痛，耳後肩臑肘臂外皆痛，小指次指不用。盛者，人迎大一倍於寸口。虛者，人迎反小於寸口也。

別絡[2]
手少陽之別，名曰外關，去腕二寸，外繞臂，注胸中，合心主。三焦與心包爲表里。病實則肘攣，虛則不收，取之所別也。取外關穴瀉之。

經筋
手少陽之筋，起於小指次指之端，關衝也，由液門、中渚。結於腕，陽池。上循臂，外關、支溝、會宗、三陽。結於肘，四瀆、天井。上繞臑外廉，臑會。上肩，肩髎、天髎。走頸，天牖。合手太陽。其支者，當曲頰，入繫舌本。其支者，上曲牙，循耳前，角孫、耳門、和髎。屬目外眦。絲竹空穴。上乘頷，結於角。

○其病當所過者，即支轉筋，舌卷，治在燔鍼劫刺，以知爲數，知病爲刺數。以痛爲輸，痛處爲俞穴。名曰季夏痹。病當發於六月，故名季夏痹。

凡各經筋之病，寒則反折，筋急；熱則筋弛縱，不收，陰痿不用。陽急則反折，陰急則俛不伸。焠刺者，刺寒急也。熱則筋縱不收，無用燔鍼。

○經穴歌
三焦名指外關衝，小次指間前液門。中渚音注次指本節後，陽池一名別陽表腕有穴存。腕後二寸外關絡，手少陽別絡也。支溝一名飛虎腕上三寸名。會宗三寸空中求，再詳一寸無令評。肘前五寸臂大脉，此是三陽絡穴形。四瀆骨外并三陽，天井肘上一寸側。肘前二寸清冷淵，消濼臂外肘分靈。臑會一名臑髎肩頭三寸中，肩髎青料肩端臑上行。天髎盆上毖骨際，天牖傍頸後天容。翳風耳後尖骨陷，瘈音記脉一名資脉耳後雞足臨。顱囟音盧信，一名顱息。耳後青脉絡，角孫耳廓開有空。絲竹一名月髎眉後陷中看，和窌耳前兌髮同。耳門耳珠當耳缺，此穴禁鍼分明停。

1　眦：原脱，據《靈樞•經脉》補。
2　別絡：本書列爲段落前小字。按卷四以後諸臟腑體例，"別絡""經筋"都應該單立標題，故改。下同。

卷 之 四

雲間浩然子惠源王宏翰著

男　　聖來王兆文參

聖發王兆武較

喉嚨通五臟論

喉應天氣，乃肺之系也。喉嚨下接肺兩葉之間，以氣行之，德在肺，而主嘘吸也。天食人以五氣，五氣入鼻，以通於五臟，而藏於心肺。故天氣通於肺，而肺上連會厭。會厭者，五臟、音聲之門户。肺主音，因氣而擊，故聲從氣出也。喉系堅空，連接肺管，爲氣息之路。呼吸出入，下通心肝之竅，以激諸脉之行氣之要道也。蓋喉嚨與咽并行，其實兩異。前爲喉，後爲咽。喉主呼吸之氣，出入之門，通於五臟，爲手足三陰也。但逐經一圖，恐不詳悉。凡一臟一腑之中，又繪左右側見細圖，庶觀者一目了然，真如内照也。

喉嚨重十二兩，廣二寸，長一尺二寸，節有九。

肺臟圖説考[1]

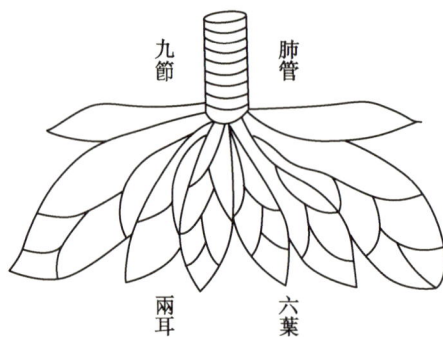

圖 11　肺臟圖

肺者，茷也。茷茷然而居乎其上，爲五臟之華蓋。

又曰：肺者，毂也，言其氣毂鬱也。

浩然曰：肺以四元行相屬，則肺爲氣行之德也。

肺重二觔三兩，六葉、兩耳，共八葉。象如懸磬。肺葉白瑩，虚如蜂窠，下無透竅。吸則滿，呼之則虚。肺之系者，上通喉嚨，其中與心系相通。蓋肺附著脊之第三椎，故其腧在焉。其募在胸傍中府穴，屬手太陰經。肺形似人肩

1　肺臟圖説考：原無，據原目錄補，與實際内容合。

二布，葉中有二十四空行列，分布諸臟清濁之氣。又應二十四氣也。故經曰：藏真高於肺，以行營衛陰陽也。

浩然曰：肺體輕虛嫩潤，如浮血所結之體，便於氣滲而藏焉。故氣行之德在肺，而主呼吸也。

《素問》曰：肺者相傅之官，治節出焉。肺者，氣之本，魄之處也。肺氣爲魄。其華在毛，其充在皮。肺藏氣，久臥傷氣。氣舍魄，并精出入謂之魄。肺喜樂，無極則傷魄。魄傷則狂。

《金匱真言篇》曰：西方白色，入通於肺，開竅於鼻。左孔庚，右孔辛。藏精於肺，故病於背。

鼻者，肺之官。故肺和則鼻能知香臭矣。肺病者，喘息鼻張。《黃廷圖説》云：鼻塞者，肺有風也。鼻癢者，肺有蟲也。肺惡寒，形寒飲冷則傷肺。

肺主聲，聲從氣擊而出，故五聲皆氣所發也。自入爲悲，卽哭也。氣行清，故聲悲。入肝爲呼，氣入水，故發爲呼。入心爲言、爲笑氣入火，故述爲言。如邪入心，則發譫語也。入脾爲歌，土得氣潤，故樂爲歌。入腎爲呻。氣水相濟，則聲爲呻吟。在志爲憂，憂傷肺，喜勝憂。火旺則氣燥，故勝憂。在變動爲喘咳。肺氣大過，則令喘咳氣逆。虛則鼻息不利，少氣。

浩然按：肺主聲，故欲成音聲，必先由肺。肺氣之管，激氣成聲，故肺能呼吸外氣。一以涼心，一以成聲。凡物無肺者，則不能呼吸也。雖有知覺，亦不能有聲音，水族是也。聲者，呼吸之激也。氣自肺而衝喉，有意以表內情也。人以能言之，具以顯其心中之意，與禽獸以能鳴之，具以暢其血氣之情。其爲聲有二：其一無節，爲吼、爲啼、爲嘶、爲吠，禽獸胥有之。其一有節，爲言語，則人獨有之。無節之聲，用氣與肺、與喉，足矣。至於有節之言，三者之外，又須外具，如舌、如唇、如牙、如齒。其齒至少，亦須有四。若無此具，如老者，其聲卽不能明亮。以其無齒牙調切故也。爲醫者，此理亦不可不格也。

孫思邈曰：肺榮華於髮，外主氣，內主胸，與乳相當。左乳庚，右乳辛。

浩然按：肺屬氣，開竅於鼻，故曰左孔庚，右孔辛。而思邈乃謂左乳庚、右乳辛。或者以爲“孔”“乳”二字有誤，不知兩乳之氣，通於兩鼻。故婦人患乳癖，左病，則以半夏末，塞其右鼻。蓋欲使左畔之氣行也；右病者反是。則乳與孔皆是，非若亥、豕之訛也。

肺藏魄，肝藏魂。魂乃陽之精，魄乃陰之精。陽動而陰靜，魂遊而魄守。陰陽相濟，魂魄相守。魂不遊而魄不守，陰陽俱喪。魄不收而魂枯，陽亦消亡。陰陽宜常相濟。故叔和云："魂將魄共連。"凡人之夢寐，皆由陰陽偏盛而成。肺熱則夢美女相依，或兵戈相競，虛則夢涉水田。

《靈樞》曰：肺氣盛，則夢恐懼哭泣飛揚。厥氣客於肺，虛不足也。則夢飛揚，見金鐵之奇物。

又曰：肺主皮毛，上榮於眉，開竅於鼻。白色小理者肺小，肺小則少飲，不病喘咳。粗理者肺大，肺大則多飲，善病胸痹，喉痹，逆氣。巨肩、反膺、巨骨[1]，膺前橫骨也。胸前曰膺。滑曰：胸兩傍高處曰膺。陷喉者，肺高。肺高，則上氣肩息咳。合腋張脅者肺下，肺下則居賁迫肺，善脅[2]下痛。好肩背厚者肺堅。肺堅，則不病咳上氣。肩背薄者肺脆。肺脆，則苦病消癉易傷。背膺厚者，肺端正。肺端正，則和利難傷。脅偏疏者肺偏傾。肺偏傾，則胸偏痛也。

又曰：五臟六腑者，肺為之蓋。巨肩陷咽，候見其外。

肺之積曰息賁，名言其或息而或賁起也。在右脅下，大如覆杯。以春甲乙日得之。何以言之？心病傳肺，肺當傳肝。肝以春適旺，旺者不受邪。肺復欲還心，心不肯受，故留結為積。久不已，令人洒淅寒熱，氣逆喘咳，發肺癰。

《四氣調神篇》曰：秋三月，此謂容平。天氣以急，地氣以明。早臥早起，與雞俱興。使志安寧，以緩秋刑。收斂神氣，使秋氣平，無外其志，使肺氣清。此秋氣之應，養收之道也。逆之則傷肺，冬為飧音孫泄，奉藏者少。秋令萬物已成，容狀平定也。天氣燥急，地氣燥明。早臥所以避寒露，早起平秋容，使志安寧，而不妄動，則秋刑緩用而不妄殺。斂神則秋氣平。志不外馳，則肺氣清。皆所以順秋金收斂之令，以應夫秋氣，而盡養收之道也。否則逆秋傷肺，失其養收之令也。肺為陽明燥金，脾惡濕喜燥。肺氣既傷，則不能生冬時腎水，而腎水又衰，不能攝生，豈不少氣以迎腎臟欲藏之氣哉？奉之為言迎也。逆秋氣，則太陰不收，肺氣焦滿。肺屬手太陰經。若逆秋令，失養收之道，則肺氣不清，而病枯焦脹滿，復有何氣以迎腎水？欲藏之氣，而無飧泄之病哉。

《藏氣法時篇》曰：肺主秋，手太陰、陽明主治。肺與大腸合，故治同。其日庚

1　巨骨：以"巨骨"釋"巨肩"，似不妥。巨骨指"膺前橫骨"（鎖骨），非"肩"也。
2　脅：原作"肋"，據《靈樞•本藏》改。

辛。肺辛金，大腸庚金。肺苦氣上逆，最苦氣逆者，有餘也。急食苦以泄之。苦性宣泄，如黃芩之類。肺色白，宜食苦，麥、羊肉、杏、薤，皆苦。肺苦氣逆，故食苦，而取其宣泄。

○病在肺，愈於冬。冬水尅火，金不受刑。冬不愈，甚於夏。火旺尅金。夏不死，持於長夏。長夏屬土，金得母資。起於秋。金病起於金候也。禁寒飲食、寒衣。肺惡寒，故禁。

○肺病者，愈在壬癸。壬癸日水旺，火衰不尅。壬癸不愈，加於丙丁。火旺利金。丙丁不死，持於戊己。戊己日母土氣旺，子金得資。起於庚辛。金病復於金日。

○肺病者，下哺慧，申酉時金旺，故得爽。日中甚，巳午時大旺也。夜半靜。亥子時水盛也。肺欲收，急食酸以收之。酸能收斂。用酸補之，肺性欲收，而酸能收斂，故補。如白芍藥之類。辛瀉之。肺苦泄，辛性泄，故能瀉，如桑白皮之類。

《宣明篇》曰：辛透氣，氣病無多食辛，多食之令人洞心，味過於辛，筋肺沮弛，精神乃殃。

《藏氣篇》曰：肺病者，喘咳逆氣，肩背痛，汗出，尻陰、股、膝、髀、腨、胻、足，皆痛。肺主喘息，病則喘咳逆氣。肩近於背，而背爲胸中之府，故肩背痛。肺主皮毛，邪盛，則心液外泄，故汗出。足少陰之脉，從足下，上循内廉，上股内後廉，貫脊屬腎，絡膀胱。肺病，則腎子受邪，故尻陰股膝，髀腨胻足皆痛，此邪氣有餘之證。虛則少氣不能報息，耳聾，嗌乾。氣虛，故不能報入息。耳聾嗌乾者，蓋手太陰之絡[1]會於耳中，故虛則爲聾。足少陰之脉，其直者，從腎上貫肝膈，入肺中，循喉嚨，俠舌本。今肺虛，則子腎不足以上潤於嗌，故嗌乾也。取其經，太陰、足太陽之外，厥陰内血者。取手太陰之經穴經渠。足太陽之外、足厥陰之内，即足少陰之脉也。亦取其經穴復溜，以出其血焉可也。《三部九候論》曰：必先度其形之肥瘦，以調其氣之虛實。實則瀉之，虛則補之，必先去其血脉，而後調其虛實，無問其病，以平爲期。則皆於出血之後，又當用補瀉以調之耳。餘節俱效此。

肺色白，白欲如鵝羽，不欲如鹽。白如豕膏者生，白如枯骨者死。

肺受氣於腎，傳之於肝，氣舍於脾，至心而死。受氣者，受病氣也。始之生我，而終之尅我者也。凡五臟之病，以子病方盛，反乘其母，故母受病氣於所生也，即肺受病於腎，自此而病氣漸盛，轉輾相尅，傳之於其所勝，乃我之所尅也。肺傳肝，病氣從茲而益盛。已舍於脾，至心乃尅我者，故死。舍者居也。各藏仿此。

1　絡：原刻殘本作“絲”，似爲手寫補入，今從江戶抄本，以“絡”爲正。

諸氣膹鬱，皆屬於肺。

肺咳之狀，咳而喘息有音，甚則唾血。肺咳不已，則大腸受之。大腸咳狀，咳而遺失。凡咳皆聚於胃、關於肺，使人多涕唾而面腫氣逆也。治藏者治其俞，治府者治其合。浮腫者治其經。後各藏咳，宜詳此。

診脉

肺脉浮澀而短。肺合皮毛，脉循皮毛而行。持脉之法：下指如三菽重，輕輕按至皮毛而得者，爲浮。稍稍加力，脉道不利爲澀。不及本位爲短。此肺脉之平也。亦曰毛。肺部不見毛而見洪大，此心火刑之也，是爲賊邪。見弦急，此肝木侮之也，是爲微邪。見沉細，此腎水乘之也，是爲實邪。見緩大，此脾救[1]之也，是爲虛邪。

○肺司秋令，萬物之所以收成也。其脉氣來輕虛以浮，來急去散曰浮。又曰毛。反此者死，太過，則氣來中央堅，兩旁虛，如循雞羽，病在外也。不及，則氣來毛微，病在中也。太過則令人逆氣而背痛，慍慍然不舒。不及，則令人喘，呼吸少氣而咳，上氣見血，下聞病音。肺中有聲。秋以胃氣爲本，秋胃微毛曰平，毛多胃少曰病。但毛無胃曰死。毛而有弦曰春病，弦甚曰今病。

○平肺脉來，厭厭聶聶，如循榆莢。病肺脉來，不上不下，如循雞羽。死肺脉來，如物之浮，如風吹毛。乃無根脉也。真肺脉來，大而虛，如以毛羽中人膚，色赤白不澤，毛折乃死。肺至懸絕，十二日死。懸，與陽和之脉，相去懸異也。絕，絕陰無陽也。脉來懸絕急，謂之真藏脉也。真藏見則必敗，敗必死矣。十二日死者，金火生成之餘也。《平人氣象篇》曰：肺見丙丁死。馬玄臺曰：肺屬金，自庚辛而數之，至八日爲丙丁，又至丙丁爲十八日，當死。今日十二日，自庚辛而數之，乃庚辛見庚辛也。

○肺脉搏堅而長，當病吐血，奕而散，當病灌汗，至令不復散發也。搏堅而長，乃肺氣火盛，故唾血。奕而散，乃汗出之際，寒水灌洗，至使不復發散。一發散之，而病可已矣。暑月多病此。

肺病身當有熱，咳嗽，短氣，唾出膿血，其脉當短澀。今反浮大，其色當白而反赤者，是火刑金，爲大逆，十死不治。

1　救：原作“捄”，同“救”。《漢語大辭典》：“顏師古注：‘捄，古救字。’”今改，下同徑改。

凡浮而澀短,是皆肺脉也。

《難經》曰:假令得肺脉,病脉也。其外證,面白善嚏,悲愁不樂,欲哭。其內證,臍右有動氣,其治在右,故動在右。按之牢堅硬也若[1]痛,共爲喘咳,洒淅寒熱。有是者肺也,無是者非也。有肺之脉,有肺之證,如是,則肺之病也,否則非肺藏病矣。

肺下左側圖説考[2]

肺已下左側可見脾胃之所居。

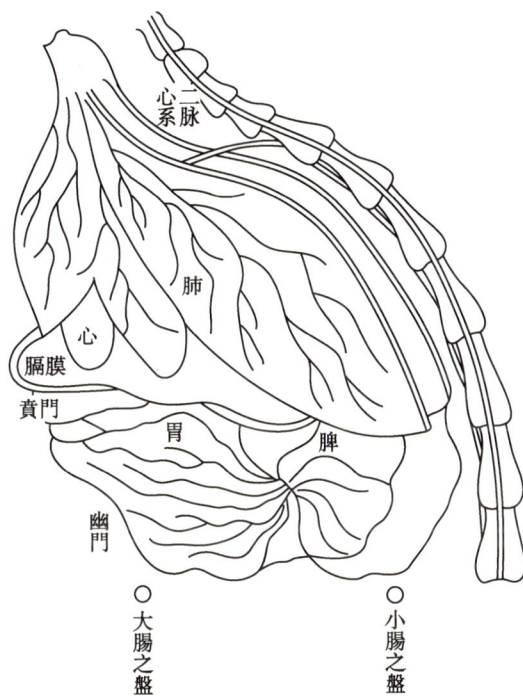

圖 12　肺下左側圖

肺已下左側,可見脾胃之所居,以明水穀之傳受。

脾居胃上,而與胃膜相連,結疊於小腸之上,故胃之上口曰賁門,通引水穀之氣於肺,播於諸脉。胃之下口曰幽門,傳道水穀之穢於小腸。小腸之下至於闌門,然後滓穢之物入於大腸。水液之流,滲入膀胱,清濁從斯而分矣。

---

1 若:原作“苦”,據《難經·十六難》改。若,及也。
2 肺下左側圖説考:原文無,據原目錄補。

肺下右側圖説考[1]

肺已下右側可見心系，系於脊髓，下通於腎。

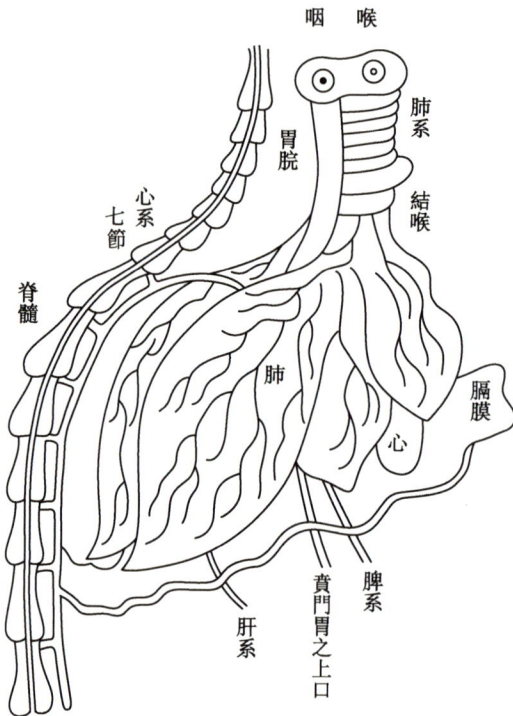

咽喉　胃脘　肺系　結喉　心系　七節　脊髓　肺　膈膜　心　脾系　賁門胃之上口　肝系

圖 13　肺下右側圖

肺右下見心系，系於脊髓，下通於腎。

心之系有二：一則上與肺相通，一則自心入於肺兩大葉之間，曲折向後，并脊膂細絡相連，貫通脊髓，而腎系相通。

《刺禁篇》曰：七節中有小心。

啓玄子曰：小心，真心神靈之宮室也。按《太素》：小心作志心。

楊上善曰：脊有三七二十一節，腎在下七節之傍。腎神曰志。五臟之靈，皆名爲神。神之所以任，得名爲志者，心之神也。

浩然按：後人即以命門爲小心，認小心爲少火，認少火爲相火。如此顛倒，皆由上善以志心爲腎神，故倒數下七節爲小心。所以紛紛不一者，皆由此一誤也。心之一系，其從肺兩大葉，穿向後附脊處，正當七節之間矣。故曰"七節之傍中有小心"也。正與膻中平對，故啓玄子曰：小心者，真心神靈之宮

---

1 肺下右側圖説考：原文無，據原目錄補。

室也。觀前繪之圖，不辨而自明矣。

手太陰經脉絡筋腧穴圖説

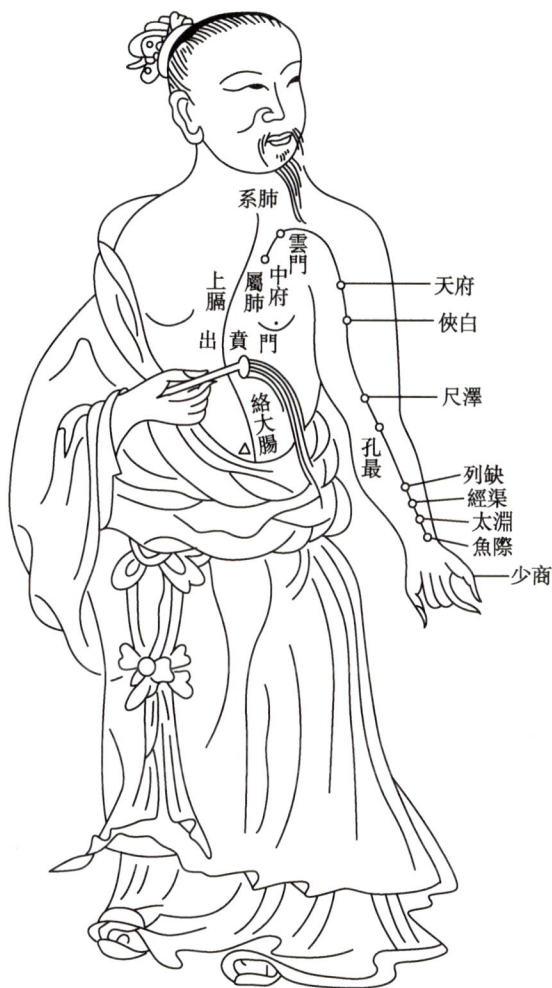

圖 14　手太陰經脉絡筋腧穴圖

經脉

手太陰之脉，起於中膲。起者，興也，發也。於者，以此加彼之辭。○《甲乙經》"膲"作"焦"，三焦經也。焦，陽火也。《三十一難》曰：中焦者，在胃中脘，在臍上四寸，不上不下。○此經受足厥陰之交，言脉自中脘穴外興起，循任脉之外，足少陰經脉之里，以次發而下行，絡於大腸也。下絡大腸，絡，繞也，經絡也。大腸者，當臍大小腸會爲闌門，臍上一寸，水分穴是也。○言自中焦而下，以絡繞大腸而行也。**還循胃口**，還者，返也，退也。循者，相次而行也。胃口者，《難經》云，上焦在心下，下膈在胃上口。又云：胃上口，上脘穴也。在臍上五寸。胃下口，在臍上二寸。○言自大腸而反行於本經之外，以退而上行，循於胃口也。**上膈**，膈者，内外二景圖曰：心下有膈膜，與脊脅周廻相著，遮蔽濁氣，不上熏於心肺、《總錄·骨度統論》云：肺系後近下爲膈道者，左右骨共二。○言自胃口而上行循於膈上也。**屬肺**，屬者，付也，會也。○言自膈上行，循足少陰之里，而付於肺部。營氣，有所會於本藏也。**從肺系橫出腋**音亦**下**，從者，自也，就也。《内外二景圖》曰：喉爲肺系。《總錄·骨度統論》云：喉嚨以下爲肺系。骨者，累累然，共十二。又云：頭天蓋骨下爲肺系之本。橫者，斜出自内之外也。腋，肘腋也，肩之里也。又肩下曰腋，《要旨論》并《通形氣篇》曰：脅上際爲腋。《骨度篇》曰：頭角以下至柱骨長一尺，行腋中不見者長四寸，腋以下至季脅長一尺二寸。○言自肺臟，順肺系而行至腋相對，橫行循中府穴（一名膺中俞，在云門下一寸，乳上三肋間，動脉應手陷中，在胸中行，兩傍相去六寸，仰而取之）、雲門穴（在巨骨下，挾氣户，傍各二寸，陷中，動脉應手，舉臂取之），而出以行於腋下也。**下循臑**音如内，臑者，從肩至肘，通名曰臑；自肘至腕，通名曰臂。内者，里也。○言自腋而下，循臑里天府穴（在腋下三寸，臑内廉動脉應手，以鼻尖點到取之）、俠白穴（在天府下去肘五寸，動脉中而行也）。**行少陰心主之前**，行者，往也。○手少陰自心中，循臑臂至小指之内出其端。手心主，自胸循臑臂，至中指出其端。手太陰，自中焦循臑臂，至大指之内出其端。少陰在後，心主處中，而太陰行其前也。**下肘**音走中，肘，臂節也。臑臂曲折處即曲池也。言入肘中，循尺澤穴（在肘中約紋上動脉中。又云，在臂屈伸橫紋中，筋骨罅陷中，不可灸）。**循臂内，上骨下廉**，《要旨論》云：臂者，肘下爲臂。上骨者，謂臂之上骨也。廉者，連也。○自肘中，而下循臂内孔最穴（在腕上七寸，上骨以近骨邊宛宛中），至於列缺穴（在腕側上一寸五分。取法：以手交叉頭指末，筋骨罅中，而下，乃高骨之邊也）。**入寸口**，入者，自外而入内也。寸口者，手掌後爲高骨，骨傍動脉爲關，關前爲寸口。○自上骨下廉入於寸口，循經渠穴（在寸口陷中。取法：用食指交叉列缺爲准，次取食指爪甲角下是也）、太淵穴（在手掌後橫紋陷中而行也）。**上循魚際**，《經》云：上循魚際之者，自下而之上也。《要旨論》曰：掌骨前肥肉際爲魚際。○自寸口上行，循魚際穴（在手大指本節後内側散脉中）。**出大指之端**，出者，自内而之外也。端者，正也、首也。○自魚際直行出大指之端，循少商穴（在手大指端内側去爪甲角如韭葉）。**其支者**，其者，指示之辭。者字，爲解説之辭。支者，支而橫者爲絡。○自手太陰經，終出於大指之端，而復從脘後支而橫出，别走手陽明經，云手太陰之别，名曰列缺。起於腕上分肉間，别走陽明也。**從腕**音彎**後，直出次指内廉，出其端**。從者，自也。直者，正也。後者，前後也。《要旨論》云：臂骨盡處爲腕，卽臂掌中曲折處腕宛也，言可宛曲也。○自手太陰掌後腕上分肉間，從列缺穴支而橫出，直行於次指内廉，出其端也。手太陰自此交入手陽明，故手陽明大腸起於大指次指之端也。

○是動則病動穴驗病也。肺脹滿膨膨，而喘咳，缺盆中痛，缺盆在肩前臑内陷中也。甚則交兩手而瞀。音茂。眼黑也，昏也，言氣亂兩手相交而昏瞀也。是謂臂厥。厥甚也，不能運用也。

是主肺所生病者，是皆肺經所生之病，然又有後之諸病，或出本經，或由合經者。咳上氣喘喝[1]，乙介切，嘶聲也。煩心，煩，悶不寧也。胸滿，臑臂内前廉痛，厥，掌中熱。氣盛有餘則肩背痛，風寒一本無寒字汗出中風，小便數而欠，氣虛，則肩背痛寒，少氣不足以息，氣少不能接續也。溺色變，卒遺失無度。爲此諸病，盛則瀉之，虛則補之，熱則疾之。疾去其鍼。寒則留之，久留其鍼，陷下則灸之。以艾灸之。不盛不虛，以經取之。盛者，寸口氣口也大三倍於人迎。虛者，則寸口反小於人迎也。

別絡

手太陰之別，名曰列缺。不言絡而曰別者，以此穴由本經而別走鄰經也。起於腕上分肉間，并太陰之經，直入掌中，散入於魚際。并本經手太陰之經，入手陽明經，以直入掌中，而散入於魚際也。

○其病實則手銳掌熱，絡脉實也。虛則欠咳，小便遺數。取之去腕寸半，別走陽明也。卽列缺穴，別走手陽明者，乃肺與大腸爲表里也。

經筋

手太陰之筋，起於大指之上，少商穴也。循指上。行結於魚際後行寸口外側，上循臂，結肘，尺澤穴也。上臑内廉，入腋下，天府穴。出缺盆，結肩前髃，上結缺盆，下結胸里，散貫賁，合賁。賁者，膈也。胃氣之所出，胃出穀氣，以傳於肺。肺在膈上，故胃爲賁門。下抵季脅。

○其病當所過者，凡其病，當所經過者。支轉筋痛，甚成息賁，脅急，吐血。治在燔鍼劫刺，以知爲數。以知病爲刺數。以痛爲輸，以痛處爲俞穴。名曰仲冬痹

1　喝：《鍼灸甲乙經》卷二等同，然《靈樞·經脉》等作"渴"，義各不同。據該書之注。"喝"音yè，"嘶聲也"。此當沿襲《説文解字·口部》："喝，澉也。"《玉篇·口部》："喝，嘶聲也。"

也。此症當發於十一月之時，故曰仲冬痹。此詳言肺經之筋，其病爲仲冬痹。而刺之有法也。各經仿此。

經終死期

手太陰氣絶，則皮毛焦。肺主皮毛，太陰者肺也，行氣溫於皮毛也。故氣不榮則皮毛焦，皮毛焦則津液去皮節，津液去皮節則爪枯毛折。氣絶不榮，故毛焦、液去、爪枯也。毛折者，則毛先死。丙篤丁死，火勝金也。此言肺絶之證候、死期也。

太陰終者，腹脹閉，不得息，善噫，善嘔。嘔則逆，逆則面赤。不逆，則上下不通。不通，則面黑皮毛焦而終矣。足太陰之脉，入腹，屬脾絡胃，上膈。手太陰之脉，下絡大腸，還循胃口，上膈屬肺。脾主行氣於三陰。肺主治節而降下。脾肺病，則升降之氣不行。故腹脹閉不得息，爲噫、爲嘔。嘔則氣逆而上行，故面赤。不嘔則不逆，不逆則上不通，而下亦閉，故上下不通。不通則土氣實，腎水受邪，故面黑。足太陰之脉，支別者，從胃別上膈，注心中，故心氣外燔，則皮毛焦而終也。

五陰氣俱絶，則目系轉，轉則目運。目運者，爲志先死。志先死，則遠一日半死矣。五陰者，心、肝、脾、肺、腎，皆屬手足陰經也。不言心包絡者，心經統之耳。目爲五臟精華，故五臟絶，則目系轉而運化，乃志先已死，所以死在一日半也。

○經穴歌

太陰肺兮出中府，一名府中俞。雲門之下一寸許。雲門氣戶傍二寸，動脉應手舉臂取。天府腋下三寸求，俠白肘上五寸主。尺澤肘中約紋間，孔最腕上七寸取。列缺腕側寸有半，經渠寸口陷中里。一名大泉。太淵掌後橫紋頭，魚際節後散脉舉。少商大指内側尋，乳蛾鍼此疾咸愈。乳蛾者，腫於咽之兩傍，名雙乳蛾。腫於一邊者，名單乳蛾[1]。治以三稜鍼，刺少商穴，出血，立愈。若甚而不散，以小刀就蛾上刺血，用馬牙硝吹點。

五臟四元行相屬論[2]

肺爲氣行，心爲火行，肝爲木行，脾爲土行，腎爲水行。

1　單乳蛾：此下原抄本錯簡十九葉，今據清康熙原刻本乙正。

2　五臟四元行相屬論：此標題原刻本殘本即有，但原目錄無。據其内容，不當列於此。標題雖有“論”字，但内容僅羅列，無論説。疑乃誤刻，故不作爲二級標題，僅附見於此。

心臟圖説考[1]

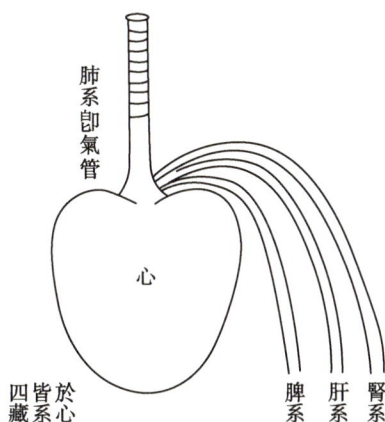

圖 15　心臟圖

心，纖也。靈識纖微，無物不貫於心也。

《元命包》云：心者，火之精。

成於五，故人心長五寸。

心重十二兩，盛精汁三合，象如未敷蓮花。居肺之下，隔膜之上。附脊之第五椎，故其腧在焉。其募在腹上巨闕，屬手少陰經。心中有七竅三毛，通天真之氣，神之宇也。故曰藏真通於心。心藏血脉之氣也。一曰：心形尖圓，其孔之多寡，毛之有無，迥不相同。心下無透竅，而有四系，以通四藏。四藏之氣，亦通於心。是經常少血多氣。在德爲禮，在卦象離火。音爲徵，數爲七。畜爲羊，穀爲黍。星應南岳熒惑。

《解蔽》云：心者，形之君也，而神明之主也。出令而無受令，自禁也，自使也，自奪也，自取也，自行也，自止也。故口可劫而使墨雲，形可劫而使曲中。心不可劫，而使易意。

《意林》云：心者，衆智之要，物皆求於心。

《白虎通》云：目爲心視，口爲心談，耳爲心聽，鼻爲心嗅。是謂支體主也。

邵康節曰：神者，人之主。將寐在脾，熟寐在腎。將寤在肝，熟寤在心。

1　心臟圖説考：原無，據原目錄補。

浩然按：心有七竅三毛，以應七星三台。心有血肉之心、神明之心。血肉卽覺性，生於形質之私；神明卽道心，生於義理之正。故此心至誠，則帝宰無所不應。此上智聰明之人也。中智五竅三毛，下智三竅一毛，常人二竅無毛。愚人一竅，下愚人一小竅。無竅則神無出入之門。但百體之中，心爲生命根本。心形上潤而圓，圓能多容且尊。下窄而銳，銳則翕聚真火。人物之胎，心最首生。而肺、肝、脾、腎之系，皆從心內發出，故謂生之本。其死也，心最後死。心爲百體之君，兼有四貴：一爲元火之府，一爲先生後死，一爲百肢運用所賴，一爲至精而不得受傷。且生氣之煉在心，覺氣之煉在腦。故生氣熱，乃能活動周身也。然元火爲生命之根，而靈神寓其中。心爲火府，故制煉在心，以受其熱也。覺氣宜溫，不宜大熱。腦分宜涼，故制煉在腦，以調其熱也。然心[1]。

《素問》曰：心者，君主之官，神明出焉。故主明則下安。以此養生則壽。主不明，則十二官危。使道閉塞而不通，形乃大傷。心者，生之本，神之處也。其華在面，其充在血脉。心藏脉，脉舍神。兩精相搏謂之神，所以任物謂之心。心怵惕思慮則傷神，神傷則恐自失。

《金匱真言篇》曰：南方赤色，入通於心，開竅於耳。左爲丙，右爲丁。藏精於心，故病在五藏。

《陰陽應象篇》曰：心主舌，舌爲心之苗，故主舌。其在天爲熱，在地爲火，在體爲脉，在竅爲舌，在味爲苦。

《甲乙經》曰：夫心者火也，腎者水也，水火相濟。心氣通於舌，舌非竅也，其通於竅者，寄在於耳。故心病者，舌卷顴赤。

舌者心之官，心氣通於舌。心和，則舌知五味矣。

心主血，久視傷血，勞傷心也。心惡熱，憂愁思慮則傷心。心主臭，應夏火能焦物，五臭皆心所主。自入爲焦臭，入肝爲臊臭，入脾爲香臭，入肺爲腥臭，入腎爲腐臭。如心經傷暑，則知其症當惡臭也。又在氣爲吞，在志爲喜。喜傷心，恐勝喜。水勝火也。心氣虛則悲憂，實則笑不休。

神者，氣血所賴，生之本也。謂有何有，謂無復存。主宰萬物，虛靈不昧者是也。然形神亦恒相因。《靈樞》曰：赤色小理者心小，心小則安，邪弗能

1　然心：此下無文，似原有脫文。

傷。易傷於憂。粗理者心大，心大則憂不能傷，易傷於邪，無髑骬者心高，髑骬音曷於，又音結於。○髑骬，卽鳩尾骨也。鳩尾，卽蔽心骨也。心高則滿於肺中，悅而善忘，難開以言。髑骬小短舉者，心下。心下則臟外，易傷於寒，易恐以言。髑骬長者心堅，心堅則藏安守固。髑骬弱小以薄者心脆，心脆則善病消癉熱中。髑骬直下不舉者，心端正。心端正則和利難傷，髑骬倚一方者，心偏傾。心偏傾，則操持不一，無守司也。

五臟六腑，心爲之主。缺盆爲之道，骷骨有餘，以候髑骬。

《淫邪發夢篇》曰：心氣盛，則夢善哭恐懼。厥氣客於心，則夢見丘山烟火。心實則夢可憂、可驚、可怪之事，虛則魂夢飛揚。氣逆於心，則夢丘山烟火。

心積曰伏梁，形似手臂而起於臍，上至心，以秋庚辛日得之。何以言之？腎病傳心，心當傳肺，肺秋旺，旺者不受邪。心欲還腎，腎不肯受，故留結爲積。久不愈，令人心煩而悶，或夜眠不安。

《四氣調神篇》曰：夏三月，此謂蕃秀。天地氣交，萬物華實。夜臥早起，無厭於日。使志無怒，使華英成秀，使氣得泄，若所愛在外。此夏氣之應，養長之道也。逆之則傷心，秋爲痎音皆瘧。奉收者少，冬至重病。夏令陽盛，萬物蕃秀，天地氣交，物得陰氣而斂華成實，正以陽化氣，陰成形也。其臥夜起早，緩陽氣也。陽日晝長，而無厭無怒，寬志意也。緩陽氣則物化，寬志意則氣泄。物化則華英成秀，氣泄則膚腠宣通，時令發揚，故所愛亦順陽而在外，以應夫夏氣而盡養長之道也。否則失養長之令，逆夏傷心。心屬火，暑亦屬火，心衰則暑傷。至秋令旺而清肅，火氣不得宣發，外與之爭。金勝則寒，火勝則熱。故夏傷於暑，秋必痎瘧也。豈不少氣以迎肺藏欲收之氣哉。然不特秋時爲病，冬至水勝，火爲水剋，故冬爲重病者有矣。逆夏氣，則太陽不長，心氣內洞。太陽者，手太陽小腸經也。心與小腸爲表里，若逆夏令失養長之道，則太陽不長，心氣內洞而虛，空而無氣。心不能自免於病矣，復有何氣以迎肺金欲收之氣，而無痎瘧之病哉？

《臟氣法時篇》曰：心主夏，手少陰、太陽主治。心與小腸合，故治同。其日丙丁。心丁火，小腸丙火也。心苦緩，心脉主洪，最苦在緩，緩則心虛。急食酸以收之。酸性收斂，如五味子之類。心色赤，宜食酸，小豆、犬肉、李、韭皆酸。心苦緩，故食酸，取其收斂也。

○病在心，愈於長夏。長夏六月也，夏爲土母，土長於中，以長而治，故云長夏。土旺剋水，心不受刑，故當愈。長夏不愈，甚於冬。冬水剋火也。冬不死，持於春，母木氣盛，心火有資。起於夏。火病又當起於火候。禁溫食、熱衣。熱則心躁，故當禁。
○心病者，愈在戊己戊己日土旺，水衰不能剋火也。戊己不愈，加於壬癸。火逢水
剋也。壬癸不死，持於甲乙，甲乙日木旺，母木救火。起於丙丁。火病復起於火日
也。○心病者，日中慧。巳午時火旺，故得爽。夜半甚，亥子時水來刑火，故甚。平旦
靜，寅卯時母木來資，故。心欲耎，急食鹹以耎之。鹹能耎堅，如芒硝之類。用鹹補
之，心性欲耎而鹹，能耎堅，故補，如炒鹽之類。甘瀉之。心苦緩，甘性緩，故能瀉，甘草
是也。

《宣明篇》曰：鹹走血，血病無多食鹹，多食之，令人渴，又脉凝泣而變色
也。味過於苦，脾氣不濡，胃氣乃厚。

《藏氣篇》曰：心病者，胸中痛，脅支滿，脅下痛，膺背肩甲間痛，兩臂
內痛。手少陰之脉，其直者，從心系，卻上肺，下出腋下，手厥陰之脉。其支者，循胸出
脅，下腋三寸，上抵腋下，下循臑內，行太陰、少陰之間。又手太陽之脉，循臂臑，上繞肩
胛，交肩上，故病如是。此邪氣有餘之證也。虛則胸腹大，脅下與腰相引而痛。手
厥陰之脉，從胸中出，屬心包絡，下膈，歷絡三焦，其支者循胸出脅，手少陰之脉，自心系
下膈，絡小腸，故胸脅腰痛也。取其經，少陰、太陽，取手少陰之經穴靈道，手太陽之
經穴陽谷，實瀉虛補，各得其宜。舌下血者，舌下即廉泉穴，鍼二分，曰出血，乃治有
餘之證。其變病，刺郄中血者。變者，又不止前症而已。郄，乃陰郄穴也。鍼三分，
出血。

心色赤，赤欲如帛裹朱，不欲如赭。赤如雞冠者生，赤如衃血者死。

心受氣於脾，傳之於肺。氣舍於肝，至腎而死。

諸痛癢瘡，皆屬於心火。

心咳之狀，咳則心痛，喉中介介如梗狀，甚則咽痹。心咳不已，則小腸受
之，小腸咳狀，咳而失氣。

診脉

心脉浮大而散。心合血脉，脉循血脉而行。持脉之法：下指如六菽重，略
略按至血脉而得者爲浮；略加力，脉道粗大爲軟，闊爲散，此心脉之平也。有
力爲洪，亦曰鉤。心部不見鉤，而見沉細，此腎水刑之也，是爲賊邪。見毛、
濇，此肺金侮之也，是爲微邪。見緩、大，此脾土乘之也，是爲實邪。見弦急，
此肝木救之也，是爲虛邪。

○心司夏令，萬物之所以盛長也。其脉氣來盛去衰，故曰鉤。反此者病。來盛去亦盛，此謂太過。病在外，來不盛去反盛，此謂不及。病在中，太過，則令人身熱而膚痛，爲侵淫；不及，則令人煩心。上見咳唾，下爲氣泄。夏以胃氣爲本。夏胃微鉤曰平，鉤多胃少曰病，但鉤無胃曰死，鉤而有石曰冬病。石甚曰今病。

○平心脉來，累累如連珠，如循琅玕。病心脉來，喘喘連屬，其中微曲。死心脉來，前曲後倨，如操帶鉤。真心脉至，堅而持，如循薏苡子累累然。色赤不澤，毛折乃死。心至懸絶，九日死。王啓玄曰：九日者，水火生成之餘也。《平人氣象篇》曰：心見壬癸死。○馬玄臺曰：心屬火，自丙丁而數之，至壬癸日，爲八日。今曰九日者，亦八日之盡，交九日矣。

○凡洪大而浮，皆鉤，皆心也。

○心脉搏堅而長，當病舌卷不能言。其軟而散者，當消環自已。搏堅且長，乃心剛邪盛，故病舌卷短不能言也。消，謂消散；環，謂環周爽而散，乃剛脉漸柔，當完一周日之時，而病自已矣。

○心脉急，病名心疝，少腹當有形也。心爲牡藏，小腸爲之使，故曰少腹當有形也。心與小腸爲表里，心爲陽中之少陽，乃牡藏也。小腸爲心之使，小腸在腹，故病則少腹有形耳。

心病煩悶，少氣，大熱。熱上盪心，嘔吐，咳逆，狂語，汗出如珠，身體厥冷。其脉當浮，今反沉濡而滑，其色當赤而反黑者，此水刑火，爲大逆，十死不治。

《難經》曰：假令得心脉，病脉也。其外證面赤、口乾、喜笑。其内證，臍上有動氣，按之牢若痛，其病煩心，心痛，掌中熱而啘。有聲無物也，心中熱，故發啘。有是者心也，無是者非也。得心脉，而證見心之病，是心病也，否則非心病也。

五臟系與心相通圖

鍾離曰：心腎相去人寸四分，乃天地定位之比也。

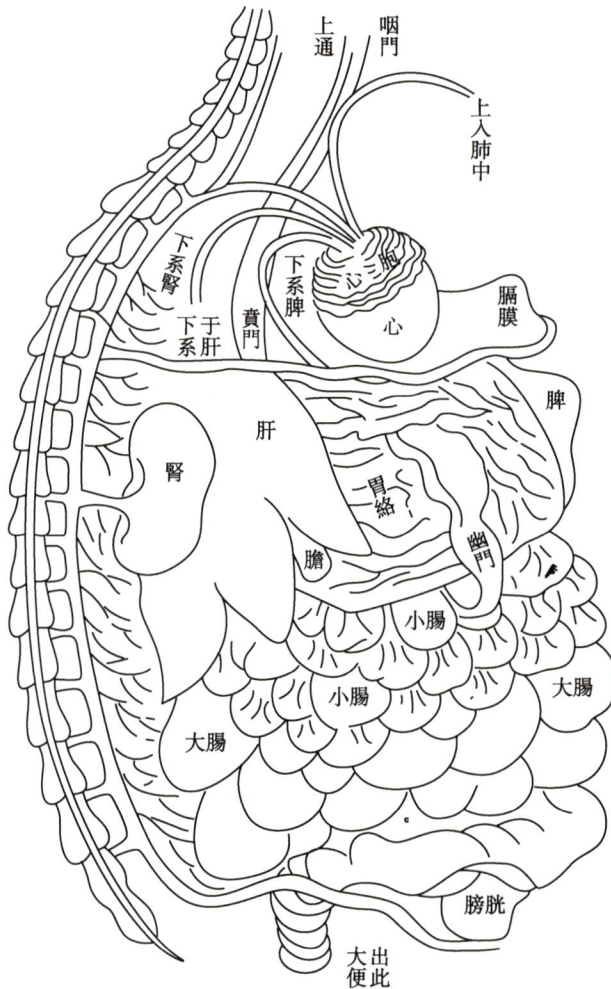

圖 16　五臟系與心相通圖

五臟系與心相通

心之系，與五臟之系相連，輸其血氣，滲貫骨髓。故五臟有病，先干於心。其系者，上系於肺；其別者，自肺兩葉之中，向後着脊下通至腎，自腎而之膀胱，與膀胱膜絡并行而之溲溺處也。

肺之系者，上通咽喉，其中與心系相通。

脾之系者，自膈正中，微近左脅，居胃上，并胃胞絡，及胃脘相連。貫膈與心肺相通、膈膜相綴也。

肝之系者，自膈下著右脅肋，上貫膈，入肺中，與膈膜相連也。

腎之系者，貼脊膂，脂膜中，兩腎相系，相通而下行。其上則與心系相通而爲一。所謂坎離相交，水火升降者，此也。

按：五藏皆起於心，而著於脊者，不辨而明。其左右中前後之位有不定者，何也？如心本前而居前，腎本後而居後，脾本中而居中，皆自然也。惟肺居最高之分，而位在左，其用在右者，何也？蓋肺爲氣行之德，主呼吸，致舌轉動，擊氣爲聲音，爲言語，及帶至耳，遂得聽聞，猶鐘擊之方響也，故診在右，爲氣口也。肝雖居於右，而其氣稟變化四液之德，有東方發育之仁，故其治在左，此又不可不知也。

手少陰經脉絡穴圖説考

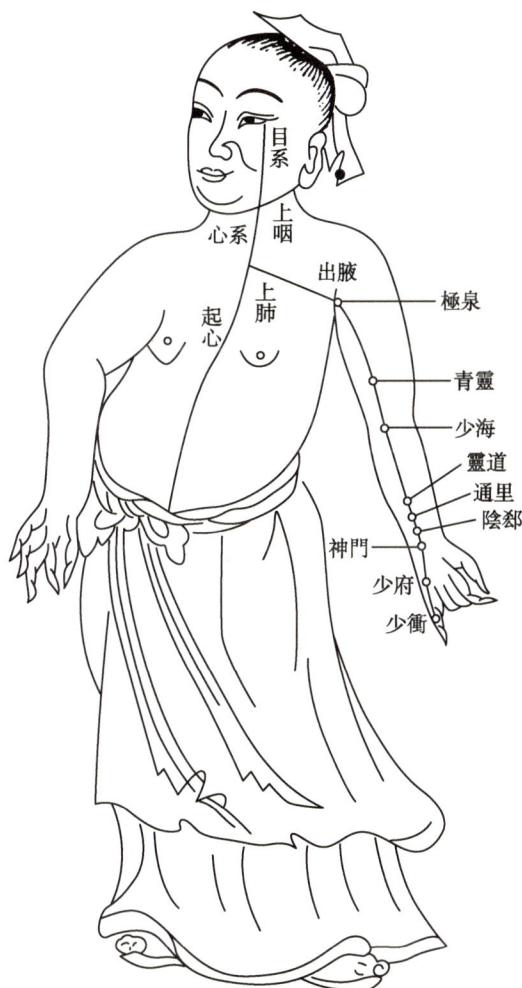

圖 17　手少陰經脉絡穴圖

經脉

手少陰之脉，起於心中。《二景圖》云：心在肺下，在膈上，附第五椎也。出屬心系，心系注在前。○言此經自心而起，循在脉之外，會於心系也。下膈絡小腸，《修明堂訣式》云：小腸系胃下口，謂之幽門（在臍上二寸）。大小腸會爲闌門（在臍上一寸，水分穴也）。○言自臍系下膈，循任脉之外，至臍上二寸，絡繞於小腸也。其支者，從心系，上挾咽，繫目系。《靈樞經》云：上挾咽，繫目系。《甲乙經》曰：上挾咽，繫目系。《二景圖》云：咽則嚥物，喉則通氣。喉在前，咽在後。咽應地氣，爲胃之系。喉應天氣，爲肺之系。《要旨論》云：目内連深處爲目系。○此經已絡小腸，從心系支而橫出，循任脉之外，上挾咽系，而行至於目系。其直者，復從心系，卻上肺，下出腋下。《靈樞經》：卻上肺，下出腋下。《甲乙經》曰：卻上肺，出腋下。○其直者，再從心系，支而直行，上循肺藏，橫出，循於腋下，至極泉穴（在臂内腋下筋間動脉）入胸。下循臑内後廉，行太陰心主之後，下肘内廉，循臂内後廉。此經自極泉穴，下循臑内後廉，行手太陰心主兩經之後，至青靈穴（在肘上三寸，伸肘舉臂取之）。自此穴下肘内廉少海穴（在肘内後廉後節。一云：在肘内大骨外，去肘端五分。《明堂》云：在肘内横紋頭，屈手取之，内廉後陷中），循臂内後廉靈道穴（在腕下一寸五分）、通里穴（在腕後一寸，別走手太陽）。抵掌後兑骨之端。《靈樞經》"兑"作"銳"。抵，排也。兑，《要旨論》曰：腕下踝爲兑骨。○此經自通里穴，排至陰郄穴（在掌後脉中，去腕五分），循兑骨之端神門穴（在掌後兑骨之端陷中）而行也。入掌内後廉，循小指之内，出其端。此經自神門穴，入掌内廉，至少府穴（在手小指本節後陷中），直勞宮，循小指内出其端，至少衝穴（在手小指内廉端，去爪甲如韭葉）而行也。陰經行其手内，陽經行其手外。少陰心經，自循小指之内出其端，交入手太陽小腸經也。故手太陽之脉，起於小指之端，循手外側也。滑伯仁曰：心爲君主之官，元尊於他藏，故其交經授受，不假支別云。

○是動則病動穴驗病嗌音亦，卽咽系也乾，脉上挾咽。心痛，渴而欲飲，是謂臂厥。

是主心所生病者，是皆心經所生之病，然又有後之諸病，或出本經，或由合經者。目黃脅痛，臑臂内後廉痛厥，掌中熱痛。盛者，寸口大再倍於人迎。虛者寸口反小於人迎也。

別絡

手少陰之別，名曰通里，去腕一寸，別而上行循經，本經也。入於心中，繫舌本，屬目系，其實絡脉實也。則支膈，虛則不能言。取之掌後一寸，別走太陽也。卽通里穴，別走手太陽也。

經筋

手少陰之筋，起於小指之内側，少衝穴。結於兌骨，神門穴。上結肘内廉，青靈穴也。上入腋，交手太陰，挾乳里，結於胸中，循臂下繫於臍。

○其病内急，心承伏梁，下爲肘網，其病當所過者。凡筋所經過者。支轉筋痛，治在燔鍼劫刺，以知爲數，以痛爲輸。其成伏梁，唾血膿者，死不治，名曰季冬痹也。此證當發十二月之時，故名之曰季冬痹。

手少陰氣絶，則脉不通。脉不通，則血不流。血不流，則髦色不澤。故其面黑如漆柴者，血先死。壬篤，癸死，水勝火也。此言心絶之證，候死期也。

少陰終者，面黑，齒長而垢，腹脹閉，上下不通而終矣。手少陰氣絶，則血不流。足少陰氣絶，則骨不軟。血漸枯則皮毛死，故面色如漆而不赤。骨不軟，則齦上宣，故齒長而積垢。手少陰之脉，下膈絡小腸。足少陰之脉，從腎上貫肝膈。腎脉行腹里，開竅於二陰，故腹脹而便閉，上下不通，心腎隔絶而終也。

○**經穴歌：**

少陰心部極泉中，腋下筋間脉入胸。青靈肘節上三寸，少海一名曲節肘内節後容。靈道掌後一寸半，通里心別絡也腕後一寸逢。陰郄音隙五分取動脉，神門一名兌衝掌後鋭骨同。少府節後勞宮直，小指内側取少衝。一名經始。

心包絡圖説考[1]

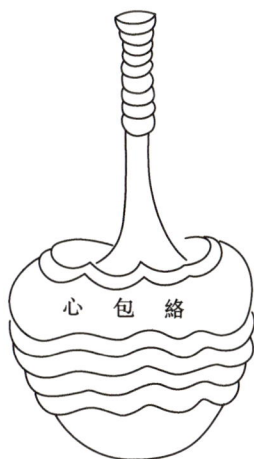

圖18　心包絡

---

1 心包絡圖説考：原無，據原目録補。

包絡者，以其包絡於心，不使濁氣熏蒸於心也。

又名手心主者，以其主行心之事也。手是手經也。

心包一名手心主，在心下、橫膈膜之上，豎斜隔膜之下，其與橫膜相粘，而黃脂漫裏者，心也。其脂漫之外，有細筋膜如絲，與心肺相連者，心包也。心包藏居隔上，經始胸中，正值膻中之所位，居相火，代君行事，實臣使也。

《內經》曰：膻中者，臣使之官，喜樂出焉。又曰：膻中者，心主之宮城也。王太僕曰：膻中在兩乳之間，爲氣之海也。心爲君主，以敷宣教令；膻中主氣，以氣佈陰陽。氣和志達，則喜樂蘊生，分佈陰陽，故官爲臣使也。

膻中者，爲氣之海，其腧上在於柱骨之上，下前在於人迎。氣海有餘，則氣滿，胸中悅急息，面赤，不足，則氣少，不足以言。

五穀入於胃，其宗氣之搏而不行者，積於胸中，名曰氣海。出於喉嚨，以貫心肺而行呼吸焉。故呼則出，吸則入。

天地之精氣，常出三而入一。故穀不入半日，則氣衰，一日則氣少矣。

《靈樞經》曰：手心主脈，起於胸中，出屬心包，下膈。《九墟》云：十二原以大陵爲心之原，卽心包穴也。明真心不受邪。故手心主代君火行令也。《類纂》曰：手厥陰心包之經，所謂一陰也，一名手心主。其經與手少陽三焦爲表裏，俱有名無形。或問：手厥陰經曰心主，又曰心包絡，何也？曰：君火以明，相火以位。手厥陰代君火行事，以用爲言，故曰手心主。以經而言，則曰心包絡。一經二名，卽相火也。

浩然按：心之下有包絡，卽膻中也。包絡乃護心之脂膜，其象如仰盂，心卽居於其中。九重端拱，寂然不動。凡肺、脾、肝、腎，各有一系繫於包絡之內，以通於心。此間有宗氣橫於胸中，出於喉嚨，以貫心肺，而行呼吸，卽如霧者是也。若外邪干犯，則犯包絡。心不能犯，犯心卽死矣。

有手心主與三焦爲表裏，無命門、三焦爲表裏之説[1]。

孫東宿曰：諸家所以紛紛不決者，蓋有惑於《金匱真言篇》王注引正理論，謂三焦有名無形，上合手心主，下合右腎，遂有命門、三焦表裏之説。夫人身臟腑，一陰一陽，自有定偶，豈有一經兩配之理哉！但所謂上合手心主者，正言其爲表裏。下合右腎者，則以三焦爲原氣之別使而言之爾。知此則知命門

---

[1] 表裏之説：此下原抄本錯簡，將此頁與“肝臟圖説考”相連。今據康熙初刻本乙正。

與腎通，三焦無兩配，而諸家之説不辯而自明矣。

氣海膈膜圖

其膜貫膈，連藏府，通脊髓。

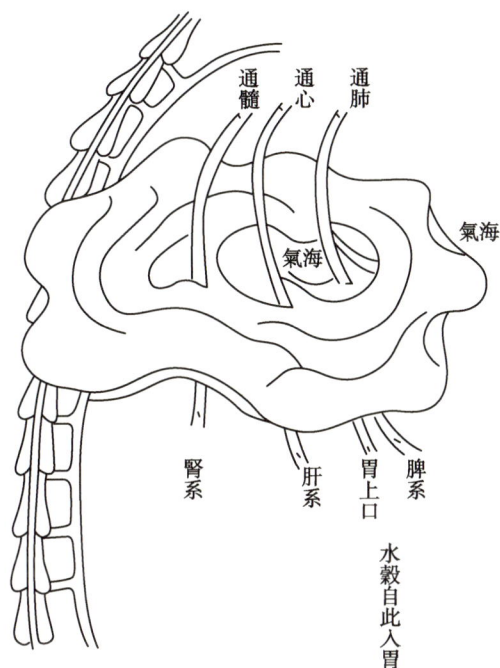

圖19　氣海膈膜圖

膈膜

膈膜在心肺之下，前齊鳩尾，後齊十一椎，周圍著脊脅腹，如幕不漏，以遮蔽濁氣，使不上熏於心肺也。

《素問》曰：膈肓之上，中[1]有父母。又曰：太陽爲父，太陰爲母。楊上善曰：心下膈上爲肓。心爲陽父也，肺爲陰母也。肺主於氣，心主於血。夫營衛於身，故爲父母。

又曰：心移熱於肺，傳爲膈消，心肺兩間，中有斜膈膜，膈膜下際，内連於横膈膜。故心熱入肺，久久傳化，内爲膈熱，消渴多飲也。

《二景圖》曰：膈肓之上，中有父母。膜肓之上，氣海居焉。氣者生之本，乃命之主。氣海爲人父母。

1　中：原脱。據《素問•刺禁論篇》補。

手厥陰經絡穴脉圖説考

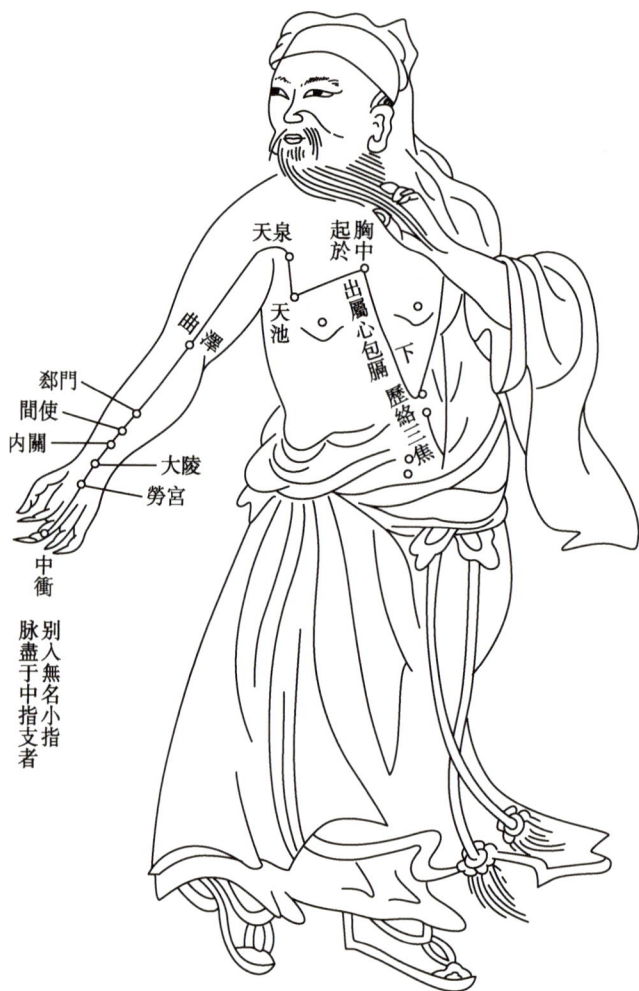

天泉
起
於
胸中
出屬心包膈
天池
下
曲澤
歷絡三焦
郄門
間使
內關
大陵
勞宮
中衝
别入無名小指
脉盡于中指支者

圖20　手厥陰經絡穴脉圖

經脉

手厥陰之脉，起於胸中。《要旨論》云：鳩尾骨上爲蔽骨，一名臆。臆上爲歧骨，歧骨上爲胸中，兩乳間爲膻中。○此經起自胸中，而受腎經之交也。出屬心包。心包見前。此經自胸中出而會於心者也。下膈歷絡三焦，歷，經也。行膈，見肺經也。《難經》曰：上焦在心下，下膈在胃上口，其治在膻中，直兩乳間陷中，中焦者在胃中脘，在臍上四寸，不上不下，其治在臍傍；下焦者在臍下，當膀胱上口，其治在臍下一寸。○此經自心包下膈，經行絡繞上焦胃上口上脘穴（在臍上五寸），中焦中脘穴，及下焦臍下一寸而行也。其支者，循胸出脅，下腋三寸。《甲乙經》"腋"作"掖"。《要旨論》云：蔽骨上為胸，脅上際為腋，脅骨為肋。○此經已絡三焦，而又自心包之上，支而橫出，循胸出脅，下腋三寸至天池穴（側腋部，在腋下乳後一寸，腋下三寸，着脅撅肋間）而行也。上抵腋下，下循臑內，行太陰、少陰之間。《靈樞經》云：上抵腋下，循臑內，"臑"見肺經。○此經自天池上行，至於腋下。下循臑內，至天泉穴（在曲腋下二寸，舉臂取之），行手太陰、手少陰兩經之中間也。入肘中，下臂，行兩筋之間，入掌中，循中指出其端。"肘""臂"見肺經。○此經自天泉穴入於肘中，循曲澤穴（在肘內廉下陷中，屈肘得之）。下臂行兩筋之間，循郄門穴（在掌後，去腕五寸）、間使穴（在掌後三寸，兩筋間陷中）、內關穴（在掌後去腕二寸）、大陵穴（在掌後兩筋間陷中）。入掌中，循勞宮穴（在掌中央橫紋動脉中，屈無名指着處是），循中指至中衝穴（在手中指之端，去爪甲角如韭葉陷中）。其支者，別掌中，循小指次指出其端。此經已循中指出其端，而又自勞宮穴，支而別行，循小指次指出其端。手厥陰自此交入手少陽，故手少陽之脉，起於小指次指之端，循手表腕，以其陰行於里，而陽行於表也。

○是動則病手心熱，臂肘攣音鸞急，腋腫，甚則胸脅支滿，心中憺憺音澹，水搖動貌。大動，面赤，目黃，喜笑不休。

是主脉所生病者，乃心主脉，故脉生此病。煩心，心痛，掌中熱。為此諸病，盛則瀉之，虛則補之，熱則疾之，寒則留之，陷下則灸之，不盛不虛，以經取之。盛者，寸口大一倍於人迎；虛者，寸口反小於人迎也。

別絡

手心主之別名曰內關，去腕二寸，出於兩筋之間。循經本經也以上繫於心包絡。心系實，絡脉邪氣實也。則心痛，虛則頭強，取之兩筋間也。取即內關穴也。

經筋

手心主之筋，起於中指，中衝穴。與太陰之筋并行，皆結於肘內廉。曲澤穴。上臂陰結腋下，天泉、天池穴。下散前後挾脅。其支者，入腋，散胸中，結於臂。

其病當所過者，支轉筋，前及胸痛，息賁。治在燔鍼劫刺，以知為數，以痛為輸，名曰孟冬痹也。此證當發於十月之時，故名曰孟冬痹。

○經穴歌

厥陰心包何處得，乳後一寸天池一名天會。索。天泉一名天溫。腋下二寸求，曲澤肘內尋動脉。郄門去腕五寸通，間使腕後三寸逢。內關心主別絡也。
離腕只二寸，大陵掌後兩筋中。勞宫一名五里，一名掌中。掌心屈指取，中指之
末取中衝。

脾臟圖説考[1]

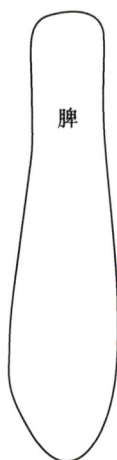

脾

圖 21　脾臟圖

　　脾胃屬土，俱從田字。胃居正中，田字亦中。脾處於右，田亦偏右。

　　脾重二斤三兩，扁廣三寸，長五寸，有散膏半斤。主裹血，溫五臟，其形
似馬蹄。內包胃脘，象土形也。一曰形似刀鐮。與胃同膜而附其上之左。聞
聲則動，動則磨胃而消穀。附着於脊之第十一椎，故其腧在焉。其募在腹傍
章門。屬太陰經，是經常多氣少血。脾爲孤藏，位處中宫。以其上有心肺，
下有肝腎，主養四臟。其經絡之氣交歸于中，以營運真靈之氣。故《經》曰：
藏真濡于脾，脾藏肌肉之氣也。在卦象坤土。星應中岳鎮星。在德爲信。
音爲宫。

　　《素問》曰：脾胃者，倉廩之官，五味出焉。脾者，倉廩之本，營之居也。
其華在唇四白，四白者，口唇四際之白色也。其充在肌。脾藏營，營舍意。《難
經》曰：脾藏意與志。心有所憶，謂之意。意有所存，謂之志。因志存變謂之

1　脾臟圖説考：原無。據原目錄補。

思。因思遠慕謂之慮，因慮而處物謂之智。脾愁憂不解則傷意，意傷則悶亂、四肢不舉。

《金匱真言篇》曰：中央黃色，入通於脾，開竅於口，藏精於脾，故病在舌本。

口脣者，脾之官。口爲戊，舌爲己。脾和則口能別五穀味矣。脾病者脣黃、脾主肉，久坐傷肉。脾惡濕，濕傷脾。

脾主味，應季夏，味自土生，行五味以養五臟者，脾所主也。自入爲甘，入肝爲酸，入心爲苦，入肺爲辛。如飲食勞倦，致脾邪入心，則知味苦也。入腎爲鹹。在氣爲噫，在液爲涎。脾氣虛則四肢不用，五臟不安；實則腹脹，涇溲不利。

脾者，主爲衛使之迎糧，視脣舌好惡，以知吉凶。脾裹血，主藏營，上通於口而知五味。其華在脣。黃色小理者脾小，脾小則藏安，難傷於邪。粗理者脾大，脾大則苦湊䏚音抄，季肋下也。而痛，不能疾行。揭脣者，脾高，脾高則䏚引季脅[1]而痛。脣下縱者，脾下，脾下則下加於大腸。下加於大腸，則臟苦受邪。脣堅者，脾堅，脾堅則臟安難傷。脣大而不堅者，脾脆，脾脆則善病消癉易傷。脣上下好者，脾端正，脾端正則和利難傷。脣偏舉者，脾偏傾，脾偏傾則善脹善滿也。

《淫邪發夢篇》曰：脾氣盛，則夢歌樂，身體重不舉。厥氣客於脾，夢見丘陵大澤，壞屋風雨。

凡脾虛則夢飲食，虛則夢取，實則夢與。得其時則夢築垣蓋屋。

脾積名曰痞氣，在胃脘大如覆杯。以冬壬癸日得之。何以知之？肝病傳脾，脾當傳腎，腎以冬時適旺，旺者不受邪。脾復欲還肝，肝不肯受，故留結爲積。久則四肢不收，發爲黃疸，或爲消中，飲食不爲肌膚。

張雞峰曰：脾胃主四肢，其脉連舌本，而絡於脣口。胃爲水穀之海，脾氣磨而消之，由是水穀之精化爲營衛，以養四肢。若起居失節，飲食不時，則致脾胃之氣不足，而營衛之養不周，風邪乘虛干之，則四肢與[2]脣俱痹，語言謇澀，久久不治，爲痿疾。

《素問》曰：脾病而四肢不用。四肢皆稟氣於胃，而不得至經，必因於脾，乃得稟也。胃氣不能自至於四支之各經，必因脾氣之所運也。今脾病不能爲胃行其津

1 脅：原脱。據《靈樞》改。
2 與：原作"於"，據《雞峰普濟方》卷一"手足沉重狀若風者"改。

液，四支不得稟受也。水穀氣，日以衰，脉道不利，筋骨肌肉皆無氣以生，故不用也。

《藏氣法時篇》曰：脾主長夏，足太陰、陽明主治。脾與胃合，故治同。其曰戊己，脾己土，胃戊土。脾苦濕，脾苦在濕，濕則脾病也。急食苦以燥之。苦性燥，如白术之類。脾色黃，宜食鹹，大豆、豕肉、栗、藿，皆鹹。腎爲胃關，脾與腎合，當假鹹之柔，夬以利其關。關利而胃氣乃行，胃行而穀氣方化。故脾與各藏不同，宜食味之鹹者，乃調利機關之義也。

○病在脾，愈於秋。秋令金旺，木不剋土。秋不愈，甚於春。春木剋土。春不死，持於夏。夏火生土也。起於長夏，二病復於土月。禁溫食、飽食，濕地、濡衣。溫食，大飽，濕土、濕衣，皆脾土所惡。○脾病者，愈在庚辛。金旺木衰，土不受刑，故愈。庚辛不愈，加於甲乙。土逢木日。甲乙不死，持於丙丁。丙丁日火旺，土得母救。起於戊己。土病復於土日。○脾病者，日昳音絰，日昃也。慧，乃未時，土旺，故爽。日出甚，寅卯時，木旺土衰。下晡靜。申酉時，金旺木退。脾欲緩，急食甘以緩之。甘性緩，如甘草之類。用苦瀉之，甘補之。脾苦在濕，惟苦性堅燥，此苦之所以爲瀉。脾欲喜緩，甘性和緩，故甘之所以爲補也。

○《宣明篇》曰：甘走肉，肉病無多食甘。多食之，令人悅心。味過於甘，心氣喘滿，色黑，腎氣不衡。

《藏氣篇》曰：脾病者，身重，善饑，肉痿。脾象土而主肌肉，病則身重善饑，肉痿而無力也。足不收，行善瘈，脚下痛。足太陰之脉，起於足大指之端，循指內側，上內踝前廉，上腨內，足陽明之脉，自下髀，抵伏兔，下膝臏中。下循股外廉，下足跗，入中指間。足少陰之脉，起於足小指之下，斜趨足心，上腨內，出膕內廉，故病如是。此則邪氣有餘之證也。虛則腹滿、腸鳴、飧泄，食不化。足太陰之脉，從股內前廉，入腹，屬脾絡胃。足陽明之脉，入缺盆，下膈，屬胃絡脾。其支者，起胃口，下循股里，故病如是。《口問篇》曰：中氣不足，腸爲之苦鳴。取其經，太陰、陽明、少陰血者。取足太陰之經穴商丘，足陽明之經穴解谿，足少陰之經穴復溜。出血者，治前有餘之證，而虛者則補之，又非可以出血治也。

脾色黃，黃欲如羅裹雄黃，不欲如黃土。黃如蟹腹者生，黃如枳實者死。

脾受氣於肺，傳之於腎。氣舍於心，至肝而死。

諸濕腫滿，皆屬於脾。

脾咳之狀，咳則右胠下痛，陰陰引肩背，甚則不可以動，動則咳劇。脾咳不已，則胃受之。胃咳之狀，咳而嘔，嘔甚則長蟲出。

診脉

脾脉緩而大，脾合肌肉，脉循肌肉而行。持脉之法，下指如九菽重，略重按至肌肉，如微風輕颭柳梢爲緩，次稍加力，脉道敦厚爲大，此脾脉之平也。是爲賊邪[1]。見沉細，此腎水侮之也，是爲微邪。見毛澀，此肺金乘之也，是爲實邪。見洪大，此心火救之也，是爲虛邪。

○脾謂孤臟，以貫四傍，盛於長夏。其來如水之流，此謂太過，病在外。如鳥之啄，此謂不及，病在中。太過，則令人四肢不舉；不及，則令人九竅不通，名曰重強。長夏以胃氣爲本，胃而微軟弱曰平，弱多胃少曰病，但代無胃曰死，弱而有石曰冬病，石甚曰今病。

○平脾脉來，和柔相雜，如雞踐地。病脾脉來，實而盈數，如雞舉足。死脾脉來，銳堅，如鳥之啄，如鳥之距，如屋之漏，如水之流。真脾脉來，弱而乍疏乍數，色黃青不澤，毛折乃死。脾至懸絕，四日死。王啓玄曰：四日者，木生數之餘也。《平人氣象篇》曰：脾見甲乙死。馬玄臺曰：脾屬土，自戊己日而數之，至甲乙日爲八日。今曰四日者，除戊己至甲日也，當死。

○凡奭緩，皆脾也。

○脾脉搏堅而長，其色黃，當病少氣；奭而散，色不澤，病足胻腫，若水狀也。

趺陽脉浮而澀，浮卽胃氣微，澀卽脾氣衰。微衰相搏，卽呼吸不得，此爲脾家失度。

趺陽脉滑而緊，滑卽胃氣實，緊卽脾氣傷，得食而不消者，此脾不治也。能食而腹不滿，此爲胃氣有餘。腹滿而不能食，心下如饑，此爲胃氣不行，心氣虛也。得食而滿者，此爲脾家不治。

脾病其色黃，體青，失溲，直視，脣反張[2]，爪甲青，飲食吐逆，體重節痛，四肢不舉。其脉當浮大而緩，其色當黃，今反青，此木刑土，爲大逆，十死不治。

《難經》曰：假令得脾脉，病脉。其外證，色黃，善噫，善思、善味；其内證，當臍下有動氣，按之牢若痛。其病腹脹滿，食不消，體重，節痛，怠墮，嗜臥，

1　是爲賊邪：據上下文，及諸臟"診脉"項體例，此句之前當有脫文。
2　張：原作"依"，據《脉經》卷六"脾足太陰經病證"改。

四肢不收。有是者脾也，無是者非也。

脾胃包系圖

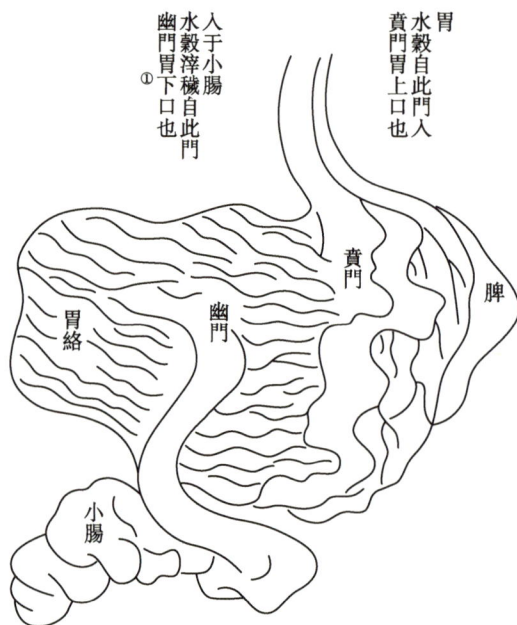

入于小腸
水穀滓穢自此門
幽門胃胃下口也①

胃
水穀自此門入
賁門胃胃上口也

賁門

幽門

胃絡

脾

小腸

圖22　脾胃包系圖
①下：原作"上"，據正文改。

脾胃包絡

《素問》曰：脾之藏，其府胃也。脾與胃膜相連，而脾處胃之上。又曰：胃之大絡，名曰虛里，貫膈絡肺，出於左乳之下。其動應於脉，宗氣也。故胃爲之市，水穀所歸，五味所入，如市之雜也。胃者，太倉也。胃之五竅者，閭里門户也。咽、胃、大腸、小腸、膀胱，謂之五竅。脾之有大絡，其系自膈下正中，微着左脅於胃之上，與胃包絡，相附左脅下，胃之上也。其胃之包，在脾之上，與胃相并結絡，周圍漫脂遍布。上下有二系，上者貫膈入肺中，與肺系相并，而在肺系之後。其上卽咽門也。咽下胃脘也，胃脘下，卽胃上口也，其處謂之賁門者也。水穀自此而入胃，以胃出穀氣傳之於肺。肺在膈上，因曰賁門。其門膈膜相貼之間，亦漫脂相包也。若胃中水穀腐熟，則自幽門而傳入於小腸。故太倉之下口爲幽門，其位幽隱，因曰幽門。

足太陰經脉絡穴圖説考

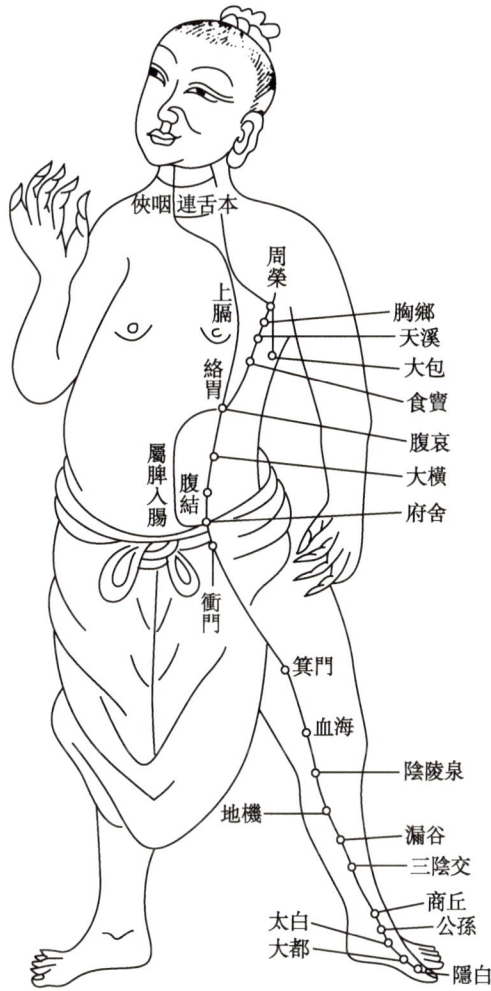

圖 23　足太陰經脉絡穴圖

經脉

足太陰之脉，起於大指之端，循指內側白肉際，過覈骨後，上內踝音蛙。足跗後兩傍圓骨，內曰內踝，外曰外踝。又名螺螄骨也。前廉。《靈樞經》：過腕骨後。《甲乙經》：過核骨後。《要指論》曰：跗內下爲覈骨，一作核骨。○此經受足陽明之交也，起自隱白穴（在足大指內側端、去爪甲角如韭葉，宛宛中），循大都穴（在足大指本節後陷中）、太白穴（在足內側，核骨下陷中。一云：太指內側）、公孫穴（在足大指本節後一寸），別走陽明商丘穴（在足内踝下微前陷中）、三陰交穴（在内踝上三寸，骨下陷中）。上腨音豕[1]内，循骱何庚切，音行。骨後，交出厥陰之前，上循膝股内前廉。《靈樞經》腨作踹，骱作脛。腨，腓腸也，俗名膀肚也。踹音煅，踹者，足跟也。股，髀也。○此經自三陰交上腨内，循骱骨後漏谷穴（在内踝上六寸，骨下陷中），上行二寸，交出足厥陰經之前。循地機穴（在膝下五寸。又云：膝内側轉骨下陷，伸足取之），上行至陰陵泉穴（在膝下内側輔骨下陷中，伸足取之）、上循膝股内前廉血海穴（在膝臏上，内廉白肉際二寸）、箕門穴（在魚腹上，越筋間陰股内動脉中。一云：上起筋間。），上行入於腹之内也。入腹，屬脾絡胃。脾胃見胃經。○此經自箕門穴入腹，循衝門穴（上去大橫五寸，府舍下，横骨兩端約文動脉）、府舍穴（在腹結下三寸）、會中極穴（在關元下一寸，足三陰任脉之會）、關元穴（在臍下三寸。足三陰、任脉之會），循腹結穴（在大橫下一寸三分）、大橫穴（在腹哀下三寸五分，直臍傍）、會下脘穴（在建里下一寸，臍上二寸。足太陰、任脉之會）。卻循腹哀穴（在日月下一寸五分）、日月穴（在期門下五分，足太陰、少陽、陽維之會）、期門穴（在不容傍一寸五分，直乳下第二肋端。一取法：在乳下二寸。一云：婦人屈乳頭向下，盡處骨間。男子及乳小者，以一指爲率[2]。肥人乳下二寸，瘦人一寸五分得穴。足太陰、厥陰、陰維之會），循脾藏至中脘之分，下繞至下脘穴，所以屬脾絡胃也。上膈挾咽，連舌本，散舌下。喉在前，咽在後。喉爲肺系，咽爲胃系。牙齒間爲舌，舌根爲舌本。○此經自腹哀穴，上膈循食竇穴（在天谿下一寸六分，舉臂取之）、天谿穴（在胸鄉下一寸六分陷中，仰而取之）、胸鄉穴（在周榮一寸六分陷中，仰而取之）、周榮穴（在中府下一寸六分陷中，仰而取之）、大包穴（在淵腋下三寸）。脾之大絡佈胸脅中，出九肋間，會中府穴（在雲門下一寸，乳上三肋間，動脉應手。手足太陰之會），上行，循人迎穴（在結喉傍一寸五分之里），挾咽，連於舌本，散舌下也。其支別者，復從胃別上膈，注心中。此經自腹哀穴，支而別行，再從胃部中脘之外，上膈注於膻中穴里之穴。足太陰自此交入手少陰心經，故少陰之脉，起於心中也。

○是動則病舌本強，不和柔也。食則嘔，胃脘痛，腹脹，善噫。烏解切，音隘。噯也，轉氣也。得後與氣，言下氣也。則快然如衰，身體皆重。

是主脾所生病者，是皆脾經所生之病，然又有後之諸病，或出本經，或由合經者。舌本痛，體不能搖動，食不下，煩心，心下急痛，溏大便稀薄。瘕音嘉，腹中結病也。泄，泄同。水閉，言水不宣通也。黃疸，不能臥，強立，股膝内腫，厥，甚也，不能運

1　豕：《中華字海》云該字同“豕”，則其發音（shǐ）與“腨”（shuàn）相差太大。存疑。
2　率：原作“卒”，據文義乃“率”之形誤。

用也。足大指不用。言不能運用也。爲此諸病，盛則瀉之，虛則補之，熱則去之，寒則留之，陷下則灸之。不盛不虛，以經取之。盛者，寸口大三倍於人迎。虛者，寸口反小於人迎也。

別絡

足太陰之別絡，名曰公孫。去本節之後一寸，別走陽明。胃經也，以脾與胃爲表里也。其別者，入絡腸胃。厥氣上逆，則霍亂。實邪氣有餘爲實。則腸中切痛，虛則鼓脹，取之所別也。以上絡脉之病，取此公孫絡穴而治之也。

脾之大絡，名曰大包，出淵腋下三寸，布胸脅。實則身盡痛，虛則百節盡皆縱。此脉若羅絡之血者，皆取之脾之大絡脉也。

經筋

足太陰之筋，起於大指之端內側。隱白穴。上結於內踝。商丘穴也。其直者，絡於膝內輔骨。地機、陰陵泉穴。上循陰股，結於髀，聚於陰器。上腹結於臍，循腹里，大橫、腹里等穴。結於肋，散於胸中，其內者，着於脊。

○其病足大指支內踝痛，轉筋痛，膝內輔骨痛，陰股引髀而痛，陰器扭[1]痛，下引臍。兩脅痛，引膺中脊內痛。治在燔鍼劫刺，以知爲數，以知刺爲刺數。以痛爲輸，以痛處爲俞穴。名曰孟秋痹也。此證發於七月之時，故名之曰孟秋痹。

足太陰氣絶者，則脉不榮肌肉。唇舌者，肌肉之本也，脉不榮則肌肉軟，肌肉軟則舌萎，人中滿。人中滿則唇反。唇先反，肉先死。甲篤乙死，木勝土也。

○經脉歌

拇指內側隱白端，大都節後陷中起。太白核骨下陷中，公孫脾別絡也。節後一寸至。商丘有穴屬經金，踝下微前陷中是，內踝三寸三陰交，漏谷一名太陰絡六寸有次第。膝下五寸爲地機，一名脾舍，陰陵內側膝輔際。血海一名百蟲窠，一名血郄。分明膝臍上，內廉肉際二寸地。箕門血海上六寸，筋間動脉須詳味。衝門一名慈宮。五寸大橫下，三寸三分尋府舍。腹結一名腸窟。橫下寸三分，大橫夾臍四寸半。腹哀寸半去日月，直與食竇相連亞。食竇天谿及胸鄉，

1　扭：原作"紐"，與"扭"通假。爲便今人理解，改用本字。

周營各一寸六是。大包脾之大絡也。淵腋下三寸，出九肋間當記此。

肝臟圖説考[1]

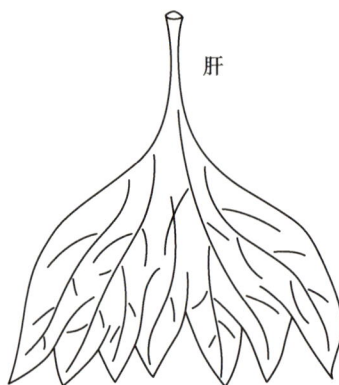

圖 24　肝臟圖

肝者，幹也，屬木，象木枝幹也。爲將軍之官。謀慮出焉。

浩然曰：肝以四元行之相，屬則肝爲水行之德。

肝之爲藏，其治在左，其藏在右。以象較之，在右脅下，右腎之前，并胃與小腸之右外。

肝重四觔四兩，左三葉，右四葉，凡七葉。肝居膈下，其系上着於脊之第九椎，故其腧在焉。其募在乳下期門，屬足厥陰經。是經常多血少氣。一曰肝有二布葉，一小葉，如木甲拆之象，各有支絡血脉於中，以宣發陽和之氣。故《經》曰藏真散於肝。肝藏筋膜之氣也。在德爲仁，在卦象震。音爲角，數爲八。星應東岳歲星。畜爲雞、犬，穀爲麥。

《素問》曰：肝者，將軍之官，謀慮出焉。肝者，罷極之本，魂之居也。其華在爪，其充在筋。肝藏血，血舍魂，隨神往來謂之魂。肝氣悲哀動中則傷魂，魂傷則狂妄，其精不守，令人陰縮而筋攣，兩脅肋骨不舉。

○肝主筋，久行傷筋，恚怒氣逆則傷肝。肝惡風，風傷肝。

《金匱篇》曰：東方青色，入通於肝，開竅於目，藏精於肝。其病發驚駭。

○目者，肝之官。左目甲，右目乙。肝和則能辨五色矣。肝主色，應春，物皆

1　肝臟圖説考：原無。據原目錄補。

有色，五色皆肝變化也。自入爲青，入心爲赤，如中風爲肝邪入心，其色則赤也。入脾爲黃，入肺爲白，入腎爲黑。肝病者，目眦青。在氣爲語。肝氣虛則恐，實則怒。

《難經》曰：肝得水而沉，木得水而浮。肺得水而浮，金得水而沉。其意何也？肝非純木，乙與庚合，而吸其微陰之氣。其意樂金，故令肝得水而沉也。肺非純金，辛與丙合而就火。其意樂火，故令肺得水而浮也。肺熟而復沉，肝熟而復浮者，何也？故辛當歸庚，乙當歸甲也。

肝者，主爲將使之候，外欲堅固，視目小大。

筋脉皆肝所主，如青色小理者肝小，肝小則藏安，無脅下之病。粗理者肝大，肝大則逼胃迫咽，迫咽則苦膈中，且脅下痛。廣胸反骹者肝高，肝高則上支賁切，脅悗爲息賁，合脅兔骹者肝下，肝下則逼胃，脅下空。脅下空則易受邪。胸脅好者肝堅，肝堅則藏安難傷。脅骨弱者肝脆，肝脆則善病消癉易傷。膺腹好相得者，肝端正，肝端正則和利難傷。脅骨偏舉者肝偏傾，肝偏傾則脅痛也。

《淫邪發夢篇》曰：肝氣盛則夢怒，厥氣客於肝，則夢山林樹木。

王叔和曰：實夢山林樹，虛看細草芒。潔古曰：甲剛爲木，故實夢山林樹。乙柔爲草，故虛看細草芒。

肝積名曰肥氣，在左脅下，如覆杯，有頭足如龜鱉狀，以季夏戊己日得之。何以言之？肺病傳肝，肝當傳脾，脾季夏適旺，季夏令土。旺者不肯受邪。肝欲還肺，肺不肯受，故留結爲積。久不愈，令人咳逆痎瘧，連歲月不已。

《四氣調神篇》曰：春三月，此爲發陳。天地俱生，萬物以榮。夜臥蚤起，廣步於庭。披髮緩形，以使志生。生而弗殺，予而勿奪，賞而勿罰，此春氣之應，養生之道也。逆之則傷肝。夏爲寒，變奉長者少。春令陽氣發生，敷陳姿容，天地俱生，萬物榮茂。人臥宜夜，其起宜早。散髮步庭，舒志緩形，欲同春陽升發也。而勿殺、勿奪、勿罰者，以應夫春氣，而盡養生之道也。逆則失養生之令，而傷肝木。肝木受傷，則不能生心火，是夏火無以受氣。水來侮火，至夏生寒變之病，豈不少氣以迎心藏欲長之氣哉！逆春氣，則少陽不生，肝氣內變。少陽者，足少陽膽經也。肝與膽爲表里。若逆春令，失養生之道，故少陽不生。肝氣內鬱而變，不能自免於病矣，復有何氣以迎心經欲長之氣，而無寒變之病哉？

《藏氣篇》曰：肝主春，足厥陰、少陽主治。肝與膽爲表里，故治同。其曰甲乙。肝乙木，膽甲木。肝苦急，肝脉主弦，最苦在急，急則肝病也。急食甘以緩之，甘味性緩，如甘草之類。肝色青，宜食粳米、牛肉、棗、葵，皆甘。肝性苦急，故食甘物，取其寬緩也。

病在肝，愈於夏，夏令火旺，金不剋木，故愈。夏不愈，甚於秋。秋金剋木，故甚。秋不死，持於冬。母水氣盛，肝木有資。起於春。肝氣之病，至春自得其位而復起也。禁當風。風氣通於肝木，故禁而勿犯。○肝病者，愈在丙丁。丙丁日，火旺刑金，故當愈。丙丁不愈，加於庚辛。庚辛日金旺，肝木受剋。庚辛不死，持於壬癸。木逢水母。起於甲乙。木病復起於木日也。○肝病者，平旦慧。平旦時應寅卯，時旺木亦旺，故慧爽。下晡甚，申酉時金旺刑木，故甚。夜半靜。亥子時，水旺生木，故靜。肝欲散，急食辛以散之，辛性散，如細辛之類。用辛補之。肝性欲散而辛能散，此補之所以用辛，如川芎之類也。酸瀉之。肝喜散而酸能收，此瀉之所以用酸，如芍藥之類。

《宣明篇》曰：酸走筋，筋病無多食酸，多食之，令人癃。○味過於酸，肝氣以津，脾氣乃絕。

《藏氣篇》曰：肝病者，兩脅下痛引少腹，令人善怒。足厥陰之脉自足循股上，環陰器，抵少腹，上貫肝膈，布脅肋，故兩脅痛引小腹也。其氣實則善怒。《本神篇》曰：肝氣實則怒，此皆有餘之證也。虛則目䀪䀪無所見，耳無所聞，善怒，如人將捕之。足厥陰之脉，自脅肋循喉嚨，上入頑顙。連目系。足陽明之脉，其支者，從耳後，入耳中，出走目前，至目銳眦後，故虛則耳目無所見聞，恐懼如人將捕之意。乃肝藏魂，魂不安，故病如是。取其經，厥陰與少陽。取足厥陰之經穴中封，足少陽之經穴陽輔，虛補實瀉，各合其宜也。氣逆則頭痛，耳聾不聰，頰腫，取血者。足厥陰之脉，自目系，上出額與督脉，會於顛，故頭痛。足少陽之脉，支別者，從耳中，出走耳前。又支別者，抵於頑頰，加頰車。又足厥陰之脉，支別者，從目系，下頰里，故耳聾不聰，而頰又腫也。此則氣逆於上，故見之於頭耳頰者。如此，亦是有餘之證，取其上文兩經，中封、陽輔穴，以出其血也。

肝色青，青欲如蒼璧之澤，不欲如藍。青如翠羽者生，青如草滋者死。

肝受氣於心，傳之於脾，氣舍於腎，至肺而死。

諸風掉眩，皆屬於肝。

肝咳之狀，咳則兩脅下痛，甚則不可以轉，轉則兩胠下滿。肝咳不已，則膽受之，膽咳之狀，咳吐膽汁。

診脉

肝脉弦而長，肝合筋，脉循筋而行。持脉之法，下指如十二菽之重，重按至筋，而脉道如箏弦，相似爲弦，迢迢端直爲長，此肝脉之平也。肝脉不見弦，而見短濇，此肺金刑之也，是爲賊邪。見緩大，此脾土侮之也，是爲微邪。見洪大，此心火乘之也，是爲實邪。見沉細，此腎水救之也，是爲虛邪。

○肝司春令，萬物之所以始生也。其脉氣來，軟弱輕虛而滑，端直以長，故曰弦。反此者病。其氣來實而強，此謂太過，病在外，氣來不實而微，此謂不及，病在中。太過則令人善怒，忽忽眩冒而顛疾。不及則令人胸痛引背，下則兩脅胠滿。春以胃氣爲本。胃而微弦曰平，弦多胃少曰病，但弦無胃曰死。弦而有毛曰秋病，毛甚曰今病。

○平肝脉來，軟弱迢迢，如揭長竿末梢。病肝脉來，盈實而滑，如循長竿。死肝脉來，急益勁，如新張弓弦。真肝脉至，中外急，如循刀刃，責責然，如按琴瑟弦。色青白不澤，毛折乃死。肝至懸絶，十八日死。王啓玄曰：十八日者，金木成數之餘也。《平人氣象篇》曰：肝見庚辛日死。馬玄臺曰：肝屬木，自甲乙日而數之，至庚辛日爲一八，又至庚辛日爲十，共十八日當死。假如甲子日，至辛巳日，爲十八日也。

○凡脉弦，皆肝也。

○肝脉搏堅而長，色不青，當病墜若搏，因血在脅下，令人喘逆，軟而散。色澤者，當病溢飲。溢飲者，渴暴多飲，而溢入肌皮腸胃之外也。搏堅而長，其色不青，當病或墜、或搏，因血積於脅下，令人喘逆不止也。軟而散，其色澤者，當病溢飲。蓋面色浮澤，是爲中濕。血虛中濕，水液不消，故病溢飲。溢飲者，當渴之時，暴多飲水，而水不內陷，故易入肌皮腸胃之外也。

肝病胸滿脅脹，善恚怒叫呼，身體有熱而復惡寒，四肢不舉，面目白，身體滑，其脉當弦長而急。今反短濇，其色當青而反白者，是金刑木，爲大逆，十死不治。

《難經》曰：假令得肝脉，病脉也。其外證善潔，肝臟清淨，故潔。面青善怒。其內證臍左有動氣，其治在左，故動在左。按之牢若痛。其病四肢滿閉，淋溲便難，轉筋。有是者肝也，無是者非也。

足厥陰經絡穴圖說考

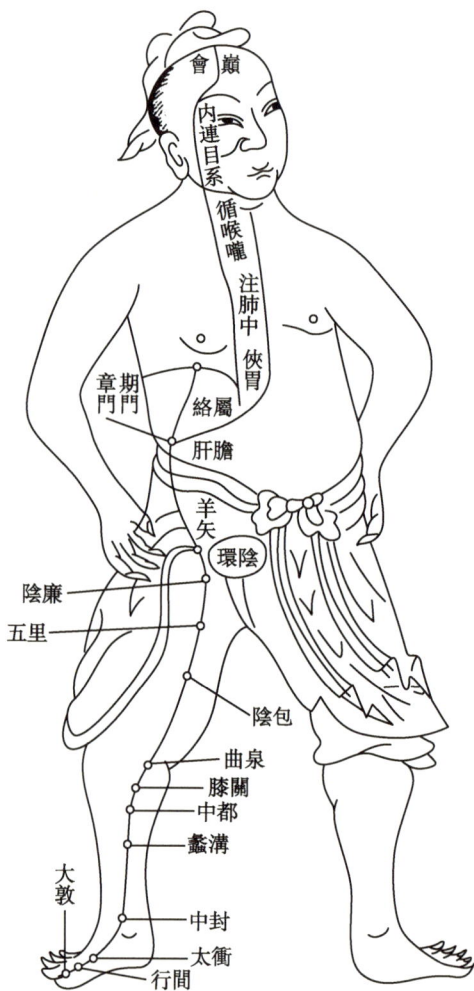

圖 25　足厥陰經絡穴圖

經脉

足厥陰之脉，起於大指聚毛之上。《靈樞經》《甲乙經》皆云起於大指叢毛之際上。《要旨論》云：足大指爪甲後爲三毛，三毛後橫紋爲聚毛。○此經受膽經之交，起於大指聚毛紋上大敦穴（在足大指端，去爪甲如韭葉，及三毛中之分），循足跗音附上廉，《要旨論》云：歧骨上爲跗。○此經自大敦穴，循行間穴（在足大指次指歧骨間、動脉應手），循足跗上廉，至太衝穴（在足大指本節後二寸，一云寸半，動脉陷中）分也。去內踝一寸，《骨度統論》云：胻骨下爲立骨，左右各有內外踝骨，循中封穴（在足內踝前一寸陷中，仰足取之，陷中是。取法：内踝骨尖上横過一寸半。一云：仰而取，伸足乃得）。上踝八寸，交出太陰之後，上腘内廉。《要旨論》云：腓腸之上，膝後曲處為腘。○此經自中封穴，上踝循三陰交（在内踝上三寸，骨下陷中，足太陰、少陰、厥陰之交會），循蠡溝穴（在内踝上五寸），別走少陽中都穴（在内踝上七寸䯒骨中），與少陰相直，自此交出太陰之後，上膝關穴（在犢鼻下二寸陷中）、循曲泉穴（在膝内輔骨下，大筋上，小筋下陷中，屈膝得之，在膝屈横紋頭之分也。腘，音國）。

循股入陰毛中，環陰器抵小腹。《靈樞》《甲乙》皆云“循陰股，入毛中”。《鍼經》云“過陰器”。《習醫直格》云：臍上為腹，臍下為小腹。○此經自曲泉穴，上行循陰包穴（在膝上四寸，股内廉兩筋間）、五里穴（在氣衝下三寸，陰股中動脉）、陰廉穴（在羊矢下，去氣衝二寸，動脉中），循衝門穴（上去大横五寸，横骨兩端約紋中動脉），去大横臍旁三寸五分，府舍穴（在衝門上、大横下四寸三分），循陰毛中，環繞陰器，抵小腹，上循曲骨穴（在横骨之上，毛際陷中，動脉應手。任脉、足厥陰之會）、中極穴（在關元下一寸。足三陰任脉之會）、關元穴（在臍下三寸，足三[1]陰、任脉之會）分也。挾胃，屬肝，絡膽。胃膽見本經。○此經自關元穴，循章門穴（在大横外，直臍季肋端，側臥，屈上足，伸下足，舉臂取之），至期門穴（直兩乳第二肋端，肝之募也）、日月穴（在期門下五分，膽之募也），所以會於肝募期門，而繞於膽募日月穴也。上貫膈，布脅肋，膈見肺經。髑骬之左為脅骨者，上下共十二。脅骨之下為季脅骨，共二，髑骬之右為肋骨者，上下共十二。肋骨之下為季脅骨者，共二。《要旨論》云：脅骨為肋。○此經自期門之分，上行貫穿胸膈，循食竇穴（在雲門下七寸四分，在任脉兩旁各六寸之外）、淵腋穴（在腋下三寸）、陰包穴（在淵腋下三寸之里），佈於脅肋也。循喉嚨之後，上入頑苦浪切顙。《靈樞經》云：上頑顙，喉嚨，見本經。頑，咽顙也。頑顙者，分氣之泄也。連目系。《要旨論》云：目内連深處，為目系。上出額，與督脉會於巔。巔，山頂也。腦上為巔，髮際前為額。《骨度統論》云：巔中為都顱骨者一，蓋巔是頂也。《要旨論》云：囟前為髮際，髮際前為額顱。○此經自陰包穴之里，上行循雲門穴（在巨骨下，挾氣户旁各二寸，動脉應手）、淵腋之間，上行循人迎穴（在頸大筋動脉應手，挾結喉旁一寸五分之外），上[2]行循喉嚨之後，上入頑顙，循大迎穴（在曲頜前一寸六分，骨陷中動脉）、地倉穴（在口吻旁四分）、四白穴（在目下一寸）、陽白穴（在眉上一寸），直目瞳子之外，連目系，上出額，循臨泣穴（在目上），直入髮際之里，與督脉相會於頭頂之巔，如山巔之最上也。百會穴（在頂中央。取法：用線從耳孔中，牽過頂上，復用一線從頸窩中，直牽過至鼻尖，其上中十字是穴。一法：取兩耳尖，

1　三：此字原為墨丁，據《黃帝明堂經》補。
2　上：原作“土”，不通，據《靈樞·經脉》“胃足陽明之脉”循行之徑改。

量記，當中是）。其支者，從目系，下頰里，環唇內。此經自百會穴支而下行任脉之外，本經之里，從目系下頰里，環周於口唇之內也。其支者，復從肝，別貫膈，上注肺。《甲乙經》云：上注肺中。○此經已環唇內，而又復從期門穴，支而別行，貫穿膈，上循於食竇穴之外，本經之里，注於肺中。下行於中焦之分，任脉中脘之外也，自此交入於肺經。故手太陰肺經之脉起於中焦也。

○是動則病腰痛，不可以俛即俯字，又勉同。仰，丈夫癩音頹疝，婦人少腹腫，甚則嗌乾，面塵脫色。膽病面塵，肝爲之里，主病同。

是肝所生病者，是皆肝經所生之病，然又有後之諸病。或出本經，或由合經者。胸滿嘔逆，飧音孫泄，一本作洞泄。狐疝，言狐者，疝氣變化隱見往來不可測，若狐也。遺溺，不禁也。閉癃。不通也。爲此諸病，盛者瀉之，虛則補之，熱則疾之，寒則留之，陷下則灸之。不盛不虛，以經取之。盛者寸口大一倍於人迎，虛者寸口反小於人迎也。

別絡

足厥陰之別絡名曰蠡溝，去內踝五寸，別走少陽。足少陽膽經也。其別者，經脛上睾。陰丸，俗名陰子。結於莖。莖，垂也。其病氣逆，則睾腫卒疝。實則挺長，睾爲挺長。虛則暴癢。取之所別也。皆取此蠡溝別穴以治之也。

經筋

足厥陰之筋，起於大指之上。大敦穴也。上結於內踝之前，中封穴也。上循脛，上結內輔之下。曲泉穴也。上循陰股，陰包等穴。結於陰器，以絡諸筋。

○其病，足大指支內踝之前痛，內輔痛，陰股痛，轉筋，陰器不用。傷於內則不起。陰器不起。傷於寒則陰縮入，傷於熱則縱挺不收。陰器縱挺不收。治在行水清陰氣。其病轉筋者，治在燔鍼劫刺。以知爲數，知痛爲刺數。以痛爲輸。痛處爲俞穴也。名曰季秋痹也。此病當發九月之時，故名曰季秋痹也。

足厥陰氣絶，則筋縮引卵與舌卷。厥陰者，肝脉也。肝者，筋之合也；筋者，聚於陰氣，而脉終於舌本也。故脉弗榮則筋急，筋急則引舌與卵。故唇青、舌卷、卵縮，則筋先死。庚篤辛死，金勝木也。

厥陰終者，中熱嗌乾，善溺，心煩，甚則舌卷、卵上縮而終矣。足厥陰之絡，循脛上睾，結於莖。其正經入毛中，過陰氣，上抵小腹，挾胃，循喉嚨之後，上入頏顙。手厥陰之脉，起於胸中，出屬心包，故終則中熱，嗌乾，善溺，心煩也。肝主筋，聚於陰器，而脉終於舌本，故舌卷卵縮而終也。

○**經穴歌**

大敦拇指看毛聚，行間縫尖動脉處。節後有絡連五會，太衝之脉寸半據。中封一名懸泉。一寸內踝前，蠡溝肝別絡也，一名交儀。踝上五寸注。中都一名中郄。七寸卻相容，陰陵復留[1]兩折中。膝關犢鼻下二寸，曲泉紋頭兩筋逢。陰包一名陰胞。四寸膝臏上，內廉筋間索其當。五里氣衝內寸半，直下三寸陰股向。羊矢兩里三分下，陰廉穴在橫紋跨。羊矢氣衝旁一寸，分明有穴君可問。章門一名長平，一名季肋，一名肋髎。臍上二寸量，橫取八寸看兩旁。期門乳旁各一寸，肝之募也。直下二寸兩肋詳。

腎臟圖說考[2]

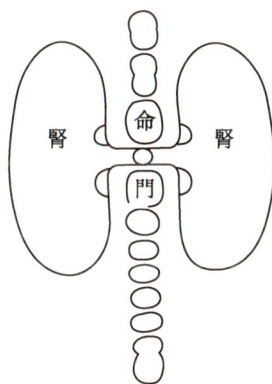

圖 26　腎臟圖

腎者，神也。神也者，妙萬物而爲言者也。爲作強之官，伎巧出焉。妙萬物者也。

腎有兩枚，重一觔二兩。形如豇豆相并而曲附於膂筋。其外有黃脂包裹，里白外黑。其腧在脊之十四椎。其募在京門，腰間季脅。以藏象較之，腎在膈下，貼脊膂脂膜中。有系二道，上則系心，下則與二腎之系相通。屬足少陰

1　復留：此穴名多見於宋以前，宋以後多作“復溜”。

2　腎臟圖説考：原無此標題，據原目錄補。

經。是經常少血多氣。腎乃精之舍，受五臟六腑之精而藏之。故《經》曰：藏真下於腎。腎藏骨髓之氣也。在德爲智。在卦象坎水。星應北岳辰星。音爲羽，數爲六。畜爲彘。穀爲豆。

《内經》曰：腎者，作強之官，伎巧出焉。男爲作強，女爲伎巧。以造化形容，故曰伎巧。腎者，主蟄，封藏之本，精之處也。其華在髮，其充在骨。腎主骨，久立傷骨。腎藏精，精舍智。人始生，先成精，精成而腦髓生。心有所憶謂之志。腎盛怒未止，則傷志，志傷則苦忘其前言，腰脊不能俛仰，故腎病者，顴與顏黑。

《金匱真言篇》曰：北方黑色，入通於腎，開竅於二陰，左腎壬，右腎癸。藏精於腎，故病在谿。

腎氣通於耳，腎和則耳能聞五音矣。《甲乙經》曰：然則腎上通於耳，下通於陰也。在氣爲欠。

腎主液，應冬。水性濡潤，五液皆出於腎，分灌五臟。自入爲唾，腎主骨，則腎之液從齒中而生。入肝爲泣，入心爲汗，如中濕爲腎邪入心，則汗出不止也。入脾爲涎，入肺爲涕。腎氣虛則厥，實則脹。

華元化曰：腎者精神之舍，性命之根。《經》曰：腎合三焦、膀胱。

《靈樞》曰：腎者主爲外使之遠聽，視其耳好惡，以知其性。黑色小理者腎小，腎小則藏安難傷。粗理者腎大，腎大則善病，腰痛不可俛仰，易傷以邪。高耳者腎高，腎高則苦背膂痛不可俛仰。耳後陷者腎下，腎下則腰尻痛，或爲狐疝。耳堅者腎堅，腎堅則不病腰背痛。耳薄不堅者腎脆，腎脆則善痛，消癉易傷。耳好前居牙車者，牙車，即頰車穴也。腎端正。腎端正則和利難傷。耳偏高者腎偏傾，腎偏傾則苦腰尻痛也。鬚髮顏面皆腎脉所絡，陽精盛注於外，則鬚髮榮盛，面體光潤。

玄珠曰：耳薄而黑或白者，腎敗也。

腎積名曰奔豚，發於小腹，上至心，如豚奔走之狀，上下無時，以夏丙丁日得之。何以言之？脾病傳腎，腎當傳心。心以夏適旺，旺者不受邪。腎復欲還脾，脾不肯受，故留結爲積。久而不已，令人喘逆少氣，至於骨髓痿弱。

《淫邪發夢篇》曰：腎氣盛則夢腰脊兩解不屬，厥氣客於腎，則夢臨淵没居水中。厥者虛也。

《脉經》曰：腎氣虛則夢舟船溺。人得其時，夢伏水中，若有畏怖。

《四氣調神篇》曰：冬三月，此謂閉藏。水冰地坼，無擾乎陽。蚤臥晚起，必待日光。使志若伏若匿，若有私意，若已有得，去寒就溫，無泄皮膚，使氣亟奪，此冬氣之應，奉藏之道也。逆之則傷腎，春爲痿厥，奉生者少。冬令陽氣已伏，萬物潛藏，故氣象謂之閉藏也。水寒而冰，地凍而坼。君子居室，如蟄周密。毋使擾亂，以泄陽氣也。早臥晚起，避陰寒也。使其志，若伏若匿，若私若得者，皆無擾乎陽之意也。去寒就溫，無泄皮膚之汗，而使陽氣之亟奪，以應夫乎冬氣，而盡養藏之道也。亟，數也。逆之則失養藏之令，而傷腎水也。腎既受傷，則不能生肝木，至春生痿厥之病，豈不少氣以迎肝藏欲生之氣哉？肝主筋，筋失其養，則不能舉，而爲痿弱。厥之爲言，無陽逆冷也。逆冬，則少陰不藏，腎氣獨沉。腎屬足少陰經，若逆冬失養藏之道，則腎氣獨沉，而病膝骱重，復有何氣以迎肝經欲生之氣，而無痿厥之病哉。

或曰：臟各有一，腎獨有二，左爲腎屬水，右爲命門屬火。亦猶北方之蟲，則有龜、有蛇。龜，陰物也。蛇，微陽也。所謂陽生於子，火實藏之。

孫東宿曰：昔沙隨程可久曰：北方玄帝，常此配二物，故惟坎加習於物，爲龜、爲蛇。加習者，夫坎水上下皆坎。《易》故曰"習坎"。余曰：此何可以證水火，并而爲腎之謬也！蓋龜、蛇乃道家寓意處謂蛇屬心火、龜屬腎水，亦能降此二物，不使妄動，庶坎離得以交姤，而身中之丹可成。若腎則封藏之本，精之處也。安可牽扯龜蛇，而與之同類并觀哉？斷乎其不可也！

浩然按：物物具四元行。四行一陰陽，陰陽一太極。五臟均有四行，乃指坎中之陽爲火，指右腎爲少火者。但坎中之陽者，即兩腎中間命門真元之氣是也。爲五臟六腑之本，十二經脉之根，謂之元陽、元火可也。或以兩腎分作水、火，實謬也。且二陰，即二腎也。腎既皆陰，豈能分作一水一火指配哉？然《難經》雖有右腎爲命門之說，亦未嘗言其爲火。而後人藉此一言，竟不詳考，即創此將龜、蛇亂配，以誤後世。東宿之論，實開發前人之誤也。再觀越人"男子藏精"一句，則知右腎非火，顯然也。且《靈》《素》內，兩腎從未有分言者，然其分之者，自秦越人始也。越人《難經》兩呼命門爲精神之舍，是極歸重於腎爲言。謂腎間動氣者，人之生命，故又不可不重也。

浩然曰：腎者，主水，受五臟六腑之精而藏。五臟盛乃能瀉。由是則知五臟皆有精，隨用而灌注於腎。腎乃都會關司之所，非腎一臟獨有精耳。故曰五臟盛乃能瀉也，非謂一腎中可盡藏精也。蓋腦者髓之海，腎系貫脊通腦，故曰藏真下於腎，腎藏骨髓之氣也。又齒屬腎，腎乃骨之餘。上齗屬胃，下齗屬大腸。何少年齒密，老年齒疏，而齒性原剛，胡有收縮而致稀疏者乎？艾儒略曰：齒形上平寬，下稍銳，而人身百體之長，有時而止，惟齒則自少而壯至老，益加長焉。日用飲食，則齒有消折。以長准消，設不日長，齒之耗折盡矣。第其爲長甚微，人不自覺。至老則長力愈微，上齗已消，在肉之齗已升，齒本之肉漸縮，故覺齒疏。豈齒性之剛損折而有稀疏乎？此理亦不可不明也。

《藏氣法時篇》曰：腎主冬，足少陰、太陽主治。腎與膀胱合，故治同。其曰壬癸，腎癸水，膀胱壬水。腎苦燥，最苦在燥。急食辛以潤之，開腠理，致津液通氣也。辛性潤，如知母、黃柏之類。庶乎腠理自開，津液自致。而五臟之氣自相通也。一曰：腠理開，津液達，則肺氣下流。腎與肺通，故曰通氣。

○腎色黑，宜食辛，黃黍、雞肉、桃、葱，皆辛。腎苦燥，故食辛，取其津潤也。

○病在腎，愈於春。木旺而土不能剋水。春不愈，甚於長夏。土旺受刑。長夏不死，持於秋。秋金母盛，水得有資。起於冬。水病起於水候。禁犯焠㶼，音翠埃。熱食，溫炙衣。腎性惡燥，故禁溫熱。

○腎病者，愈在甲乙。木氣日旺，土不刑水。甲乙不愈，甚於戊己。木來剋土[1]。戊己不死，持於庚辛。金能生水。起於壬癸。水病復於水日也。

○腎病者，夜半慧，亥子時，陰水也。四季甚，土旺於四季。下晡靜。申酉金也。腎欲堅，急食苦以堅之。惟苦能堅。用苦補之，腎性欲苦，而苦能堅，故補，如地黃、黃柏之類。以鹹瀉之。腎苦在奭，故鹹能瀉，如澤瀉之類。

《宣明篇》曰：苦走骨，骨病無多食苦，多食之令人變嘔。○味過於鹹，大骨氣勞，短肌，心氣抑。

《藏氣篇》曰：腎病者，腹大脛腫，喘咳。足少陰脉起於足，而上循腨。復從橫骨中，挾臍循腹里，上行而入肺，故有是病。身重，腎病則骨不用，故重。汗出寢汗，腎主五液，在心爲汗。腎邪攻肺，心氣內微，故寢後即有汗也。憎風。汗出表虛也，此皆有餘之病也。虛則胸中痛，大腹小腹痛。虛則腎脉所過部分俱病。清厥，足太陽之脉，從項至足。今腎虛則太陽之氣不能盛行於足，故足清冷。意不樂。腎神爲志，腎虛則意不樂也。取其經，少陰、太陽血者。足少陰經，復溜穴也；足太陽經，昆侖穴也，鍼三分，先去其血脉，而後調之法也。

1　土：原作“水”。按五行戊己屬土，且只有“木剋土”，無“木來剋水”之説，故改。

腎色黑，黑欲如重漆色，不欲如地蒼。黑如烏[1]羽者生，黑如炲者死。炲，煤也。

腎受氣於肝，傳之於心，氣舍於肺，至脾而死。

諸寒收引，皆屬於腎。

腎咳之狀，咳則腰背相引而痛，甚則咳涎。腎咳不已，則膀胱受之。膀胱咳狀，咳而遺溺。久咳不已，則三焦受之，三焦咳狀，咳而腹滿，不欲食飲。

診脉

腎脉沉軟而滑。腎合骨，脉循骨而行。持脉之法：下指極重，按至骨上而得曰沉，無力爲軟，流利爲滑，此腎脉之平也。亦曰石。腎脉不見石，而見緩大以長，此脾土刑之也，是爲賊邪。見洪大，此心火侮之也，是爲微邪。見弦長，此肝木乘之也，是爲實邪。見短濇，此肺金救之也，是爲虛邪。

○腎司冬令，萬物之所以合藏也。其脉氣來沉以搏，故曰營。反此者病。其氣來如彈石者，此謂太過，病在外。其去如數者，此爲不及，病在中。太過則令人解㑊，脊脉痛，少氣不欲言。不及則令人心懸如病飢，䏚中清，䏚，中腰也。脊中痛，少腹滿，小便變。冬以胃氣爲本，胃而微石曰平，石多胃少曰病，但石無胃曰死，石而有鉤曰夏病，鉤甚曰今病。

○平腎脉來，喘喘累累如鉤，按之而堅。病腎脉來，如引葛，按之益堅。死腎脉來，發如奪索，辟辟如彈石。真腎脉來，搏而絶，如彈石辟[2]辟然，色黃黑不澤，毛折乃死，腎至懸絶七日死。王啓玄曰：七日者，水土生數之餘也。《平人氣象篇》曰：腎見戊己死，馬玄臺曰：腎屬水，自壬癸日而數之，至戊己日爲七日，當死。

○凡脉沉滑皆營，皆石，皆腎也。

○腎脉搏堅而長，其色黃而赤者，當病折腰；軟而散，當病少血，至令不復也。搏堅而長，色黃且赤，是心脾干腎。腎受客邪，故病偃折。軟而散者，腎水衰弱，不能化液，故病少血，不能遽復也。

腎病手足逆冷，面赤目黃，小便不禁，骨節煩疼，少腹結痛，氣衝於心，其脉當沉細而滑。今反浮大，其色當黑而反黃，是水剋土，爲大逆，十死不治。

1　烏：原作“鳥”。據《素問·五臟生成篇》改。

2　辟：原誤作“辟”，據《脉經》卷二改。

《難經》曰：假令得腎脉，病脉。其外證，面黑，善恐欠；其内證，臍下有動氣，按之牢若痛。其病逆氣，小腹急痛，泄如下重，腰下沉也。足脛寒而逆。有是者腎也，無是者非也。

足少陰經脉絡穴圖說考

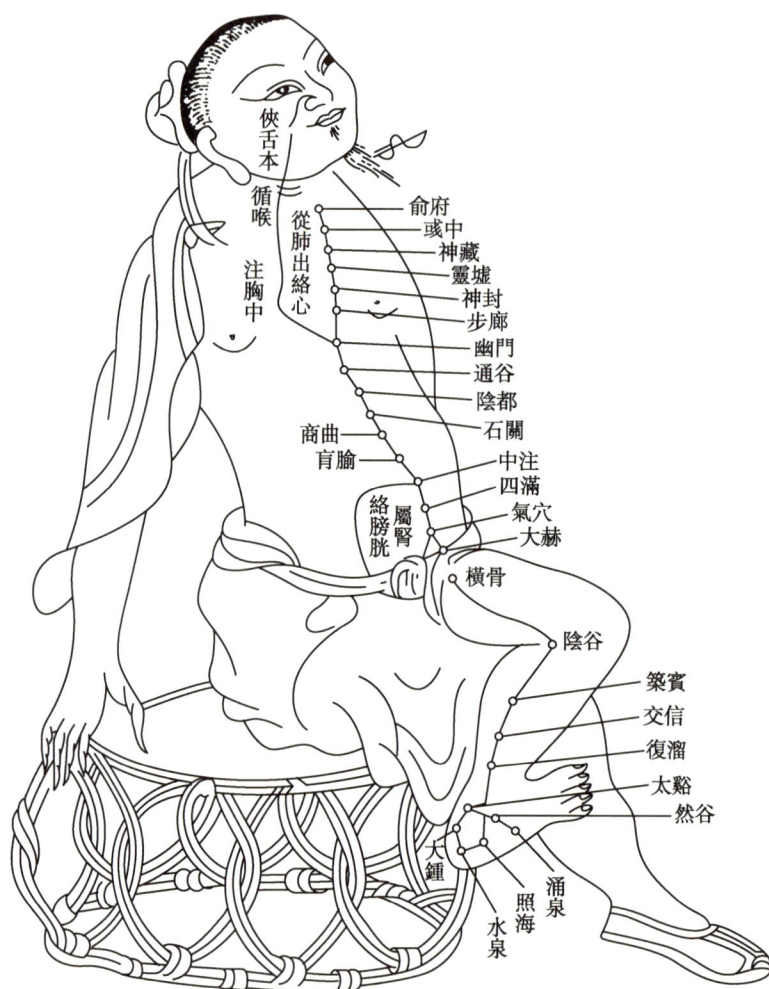

圖 27　足少陰經脉絡穴圖

經脉

足少陰之脉，起於小指之下，斜趣音娶足心，出於然谷之下，循内踝音蛙之後，別入跟音根中，以上腨内。趣，向也。跟，足踵也。足心者，涌泉穴（在足心陷中，屈足捲指宛宛中。又云：取足心者，使之跪）。《要旨論》云：足掌後爲跟，足跟上爲腨。○此經受足太陽膀胱之交，起於足小指之下，斜趨足心，自涌泉穴，出内踝前然谷穴（在内踝前大骨下陷中），下循内踝之後太谿穴（在足内踝後跟骨上，動脉陷中），别入跟中大鐘穴（在足跟後衝中）、照海穴（卽陰蹻也，在内踝下，容爪甲。一云：在内踝下白肉際）、水泉穴（在太谿下一寸），乃折自大鐘之外，上循内踝，行厥陰、太陰之後，至復溜穴（在内踝上二寸，動脉陷中）、交信穴（在内踝上二寸，後廉前筋骨間），過脾經之三陰交穴（在内踝上三寸，骨下陷中），上腨内，循築賓[1]穴（在内踝上腨分中是也）。出膕音國内廉，上股内後廉，貫脊屬腎，絡膀胱。《要旨論》云：膝後曲處爲膕，髀内爲股臀系，見前與心經。脊見膀胱經。○此經自築賓穴，出膕内廉，循陰谷穴（在足膝内輔骨後，大筋下，小筋上，按之應手，屈膝乃得之），上股内後廉，貫脊，循長強穴（督脉絡别，在脊骶端，足少陰、少陽所結會），循橫骨穴（在大赫下一寸。《千金》云：名屈骨端，在陰上橫骨中，宛曲如仰月中央是）、大赫穴（在氣穴下一寸前。横骨穴與此穴，相去腹中行兩傍各寸半）、氣穴（在四滿下一寸，兩傍各寸半）、四滿穴（在中注下一寸。《千金》云：丹田傍各一寸半，卽心下八寸臍下紋是）、中注穴（在肓腧下一寸，兩傍各寸半）、肓腧穴（在商曲下一寸，兩傍各寸半，又云：臍傍各五分，會屬於臍之左右腎藏命門之部），下循關元穴（在臍下三寸。足三陰、任脉之會）、中極穴（在關元下一寸，足三陰、任脉之絡），繞臍下膀胱之分也。其直者，從腎，上貫肝膈，入肺中，循喉嚨，挾舌本。肝，喉嚨，肝膈，各見本經。舌本爲根，卽舌本。○此經自肓腧穴，直而上行商曲穴（在石關下一寸）、石關穴（在陰都下一寸）、陰都穴（在通谷下一寸）、通谷穴（在幽門下一寸。又云：在上脘兩傍各相去三寸），貫穿肝部，循幽門穴（在巨闕傍各半寸），上膈，循步廊穴（在神封下一寸六分陷中，仰而取之），入肺中，循神封穴（在靈墟下一寸六分，仰而取之）、靈墟穴（在神藏下一寸六分陷中，仰而取之）、神藏穴（在彧中下一寸六分陷中，仰而取之）、彧中穴（在腧府下一寸六分，仰取）、腧府穴（在巨骨下，璇璣傍二寸，仰取），腧府穴上行，循喉嚨人迎穴（在頸大筋動脉應手，挾結喉傍寸半），上行挾舌本也。其支者，從肺出絡心，注胸中。肺下爲心，兩乳間爲胸。○此經自神藏穴本而橫出，繞心注膻中穴（在兩乳間），此腎經自此交入手厥陰，故心主之脉起於胸中也。

　　○是動則病動穴驗病也。饑不欲食，面如漆柴，咳唾則有血，喝喝於邁切，音竭。嘶聲。又許葛切，漢，入聲。喉喝怒聲。如喘，坐而欲起。陰虛不能寧靜，目䀮䀮

1　賓：原作“臏”，據《黃帝明堂經》改。本書“築賓”“築臏”皆有，以下凡“築臏”徑改“築賓”。

音荒如無所見。水虧肝弱。心如懸，脉支者，從肺出絡心。若飢狀。氣不足則善恐，心惕惕如人將捕之。腎志爲恐，恐傷腎。是爲骨厥。

是主腎所生病者，是皆腎經所生之病，然又有後之諸病。或出本經，或曰合經者。口熱，舌乾，咽腫，上氣嗌乾及痛，煩心，心痛，黃疸，腸澼，音僻，下利也。脊臀、股内後廉痛，痿痹弱也厥嗜臥，骨痿則嗜臥也。足下熱而痛。脉起涌泉。爲此諸病，盛則瀉之，虛則補之，熱則疾之，寒則留之，陷下則灸之。不盛不虛，以經取之。灸則强食生肉，緩帶被髮，大杖重履而步。灸則强勉進食，必生長其肉。又寬緩束帶，散披其髮，扶大扙，着重履，以緩步之，則不大勞動，以養腎虛也。盛者，寸口大再倍於人迎；虛者，寸口反小於人迎也。

別絡
足少陰之別，名曰大鐘，當踝後繞跟，別走太陽。足太陽膀胱經也。其別者，并經上走於心包下，外貫腰脊。其病氣逆則煩悶，實絡脉實也則閉癃，虛則腰痛，取之所別也。凡此別絡病，卽取此別大鐘絡穴也。

經筋
足少陰之筋，起於小指之下。起於涌泉穴也。并足太陰之筋，斜走内踝之下，然谷、太谿穴也。結於踵。照海、復溜、水泉穴也。與太陽之筋合而上結於内輔之下，并太陰之筋，而上循陰股，結於陰器，循脊内，挾脊，上至項，結於枕骨，與足太陽之筋合。

○其病足下轉筋，及所過而結者皆痛，及轉筋病在此者。凡此所過之處。又主癇瘈及痙。病在外者不能俛，病在内者不能仰。故陽病者，腰反折，不能俛；陰病者，不能仰。治在燔鍼劫刺。以知爲數，以知病爲刺數。以痛爲輸。以痛處爲腧穴。在内者，熨引飲藥。此筋折鈕，鈕發數甚者，死不治，名曰仲秋痹。此病當發八月之時，故名曰仲秋痹也。

足少陰氣絕則骨枯。少陰者，冬脉也，伏行而濡骨髓者也。故骨不濡，則肉不能著也。骨肉不相親，則肉軟卻。肉軟卻，故齒長而垢，髮無澤，髮無澤者骨先死。戊篤己死，土勝水也。

○**經穴歌：**
涌泉一名地衝屈足踡指取，腎經起處此際數。然谷一名龍淵。踝後大骨下，踝後跟上太谿府。一名呂細。谿下五分尋大鐘，腎別絡也。水泉鐘下一寸取。照海一名陰蹻踝下陰蹻生，陰蹻脉起照海穴也。踝上二寸復溜名。一名呂陽，一名伏白。溜前二寸取交信，亦曰踝上二寸行。築賓六寸腨分處，陰骨膝內輔骨際。橫骨一名屈骨端有陷如仰月，大赫一名陰維，一名陰關。氣穴一名胞門，一名子戶。四滿據。一名髓府。中注肓腧夾臍傍，六穴一寸各相去。商曲石關上陰都，一名石宮，一名都門。通谷幽門一寸居。幽門寸半夾巨闕，步廊神封及靈墟。神藏或[1]中入腧府，各一寸六不差殊。欲知腧府一名輸府君若問，璇璣之傍各二寸。

---

1 或："或中"或作"域中""或中"。本書前多用"或"，故統一用此。

卷 之 五

雲間浩然子惠源王宏翰著

男　聖來王兆文

　　聖發王兆武較

咽嗌通六腑論

咽應地氣，爲胃之系也。以胃屬土，坤爲地。坤，土也。地食人以五味，五味入口，以通於六腑而藏於腸胃。故地氣通於嗌。嗌，咽也。咽系柔空，連接胃脘，爲水穀之道。凡咽門承受水穀，自脘而入於胃中，乃糧運之關津也。咽，嚥也，言可咽物也。又謂之嗌者，言扼要之處也。咽納水穀，通於六腑，爲手足三陽也。

咽重十二兩，廣二寸半，至胃長一尺六寸。謂咽門至胃上脘，長一尺六寸也。

胃腑圖説考[1]

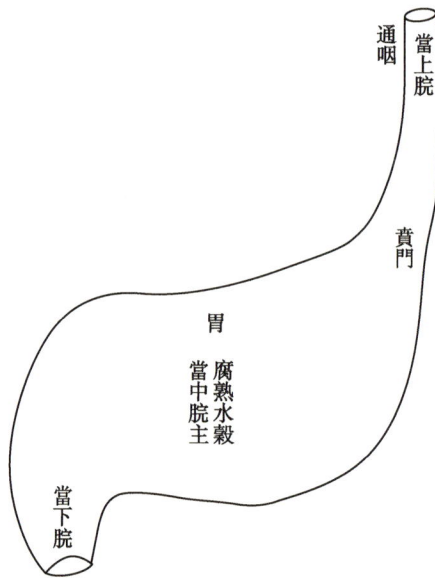

当上脘　通咽

賁門

胃

當中脘主　腐熟水穀

當下脘

圖 28　胃腑圖

胃之上口名曰賁門，飲食之精氣從此上輸於脾肺，宣播於諸脉。

胃之下口卽小腸上口，名曰幽門。

《卮言》曰：胃者，廉也，號爲都市。五味彙聚，何所不容？萬物歸土之義也。

1　胃腑圖説考：原無，據原目錄補。

胃重二觔十四兩，紆曲紆卽曲也[1]。屈伸，長二尺六寸，大一尺五寸，徑五寸。盛穀二斗，水一斗五升。胃腧在脊之第十二椎傍。募在太倉，屬足陽明經。是經多氣少血，在卦象艮。

《素問[2]》曰：胃者，倉廩之官，爲水穀之海。其腧上在氣街下，至三里，水穀之海。有餘則腹脹滿，不足則飢不受穀食。四藏皆稟氣於胃，故食氣入胃，散精於肝，淫氣於筋。食氣入胃，濁氣歸心，淫精於脉。脉氣流經，經氣歸肺，肺朝百脉，輸精於皮毛。毛脉合精，氣行於腑。腑精神明，留於四臟，氣歸權衡。權衡以平，氣口成寸，以決死生。飲入於胃，遊溢精氣，上輸於脾。脾氣散精，上歸於肺。通調水道，下輸膀胱。水精四布，五經并行，合於四時五臟陰陽，《揆度》以爲常也。此水穀氣味，奉生之理也。

故胃者，五臟六腑之海也。水穀皆入於胃。五臟六腑，皆稟氣於胃。五味各走其所喜：穀味酸，先走肝。穀味苦，先走心。穀味甘，先走脾。穀味辛，先走肺。穀味鹹，先走腎。穀氣津液已行，營衛大通，乃化糟粕，以次傳下。

一曰：廣骹，大頸，張胸，五穀乃容。

《靈樞》曰：脾合胃，脾應肉。胃者肉，其應肉䐃[3]音閬堅大者，胃厚；肉䐃麼者，胃薄；肉䐃小而麼者，胃不堅；肉䐃不稱身者，胃下。胃下者，下管約不利也；肉䐃不堅者，胃緩；肉䐃無小里累者，胃急；肉䐃多、少里累者，胃結；胃結者，上管約不利也。䐃肉之標，卽肚皮也。

人之所受氣者，穀也。穀之所注者，胃也。胃者，水穀氣血之海也。海之所行雲氣者，天下也。胃之所出氣血者，經隧也。經隧者，五臟六腑之大絡也。

《淫邪發夢篇》曰：厥氣客於胃，則夢飲食。

王宇泰曰：蓋人受水穀之氣以生，所謂清氣、營氣、運氣、衛氣、春升之氣，皆胃氣之別名也。然而諸氣豈盡是胃氣者哉？乃因胃氣以資其生故也。

---

1 紆卽曲也：此四字原在圖左上角。據文義當置於此。
2 素問：此下所引之文，前出《素問·經脉別論篇》，後出《靈樞·五味》，且夾有評述，非盡出《素問》也。
3 䐃：《中華字海》云：“‘䐃’的訛字。字見《篇海》。”然“䐃”音 jùn，與王宏翰注音“閬”不合。其義“䐃肉之標，卽肚皮也”，亦類今之腹肌也，與“䐃”義有別。

胃病者，腹脹，胃管當心而痛，上支兩脅，膈咽不通，飲食不下，取三里。

〇飲食不下，膈塞不通，邪在胃管。在上管則抑而刺之，在下管則散而去之。

胃中有癖者，食冷物痛，不能食；食熱則能食。

《難經》曰：胃泄者，飲食不化，色黃。邪客於胃，胃之下口不固，飲食入內，不待脾臟消磨，徑傳大腸而出。所泄之色，卽胃之色，故色黃也。

又曰：胃者，脾之腑。胃謂黃腸。土主黃，故色黃。

《脉經》曰：動作頭痛重，熱氣朝者，屬胃。

診脉

胃脉，脉緩而和勻。脉行肌肉之間，按指略重，乃得平胃。脉來不浮、不沉、不疾、不徐、不微、不弱，如初春楊柳舞風之象，如微風輕颭柳梢。脉來神氣從容，形體難以言喻，而五臟脉中俱有胃脉。脉來胃少曰病，若無胃脉則死。胃屬土，旺乎四季。故四時皆以胃氣爲本也。

〇胃脉搏堅而長，其色赤。當病折髀。軟而散，當病食痹。右關脉搏堅而長者，是胃氣虛極，母氣乘之，其色乃赤。足陽明之脉，從氣衝下髀，故病則髀乃折也。食痹者，食則痛悶爲痹，而氣不散耳。若一散之，而痛自已矣。

〇胃脉，實則脹，虛則泄。右手關部也。

〇脉浮而芤，浮則爲陽，芤則爲陰。浮芤相搏，胃氣生熱，其陽則絕。

趺陽脉浮者，胃氣虛也。趺陽脉浮大者，此胃家微虛煩，熱必日再行。芤而有胃氣者，脉浮之，大而軟，微按之芤，故知芤有胃氣也。

趺陽脉數者，胃中有熱，卽消穀引食。

趺陽脉澀者，胃中有寒，水穀不化。

趺陽脉浮遲者，故久病。

趺陽脉虛者，則遺溺，實則失氣。

趺陽脉粗，粗而浮者，其病難治。

足陽明經脉絡穴圖説考

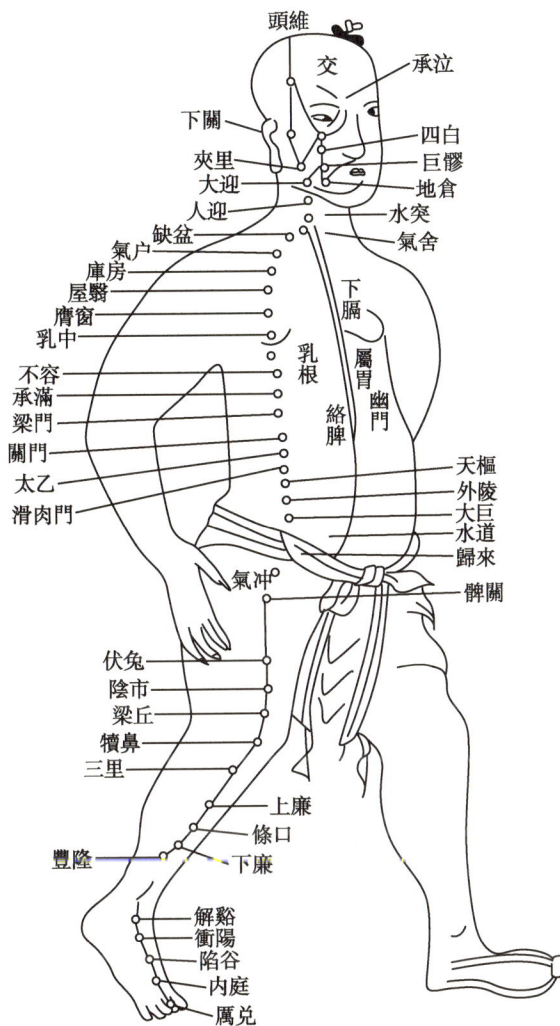

圖 29　足陽明經脉絡穴圖

經脉

　　足陽明之脉，起於鼻之交頞惡葛切，音遏，亦作齃。中，傍約[1]太陽之脉，下循鼻外，入上齒中。《靈樞經》《甲乙經》《鍼經》皆云：起於鼻交頞中，傍約太陽之脉，下循鼻外頞，鼻莖也。鼻山根爲頞，俗呼鼻樑也。○此經受手陽明之交，起於鼻之兩傍迎香穴，上行

1　約：《靈樞·經脉》等作"納"。《脉經》等作"約"。

左右，交於頄中，循睛明穴（在目眦。手足太陽、少陽、陽明五脉之會，係足太陽穴），下循鼻外承泣穴（在目下七分，直目瞳子陷中）、四白穴（在目下一寸），直目瞳子還出巨髎穴（在鼻孔傍八分），直目瞳子，入上齒中也。還出挾口，環唇，下交承漿。口兩傍爲挾口，挾口内爲唇。○此經從上齒中還出，挾口，循地倉穴，挾口吻傍四分外，如近下有脉微微動是也。環繞唇，下承漿（在頤前唇下宛宛中，足陽明、任脉之會），左脉交承漿之右，右脉交承漿之左也。卻循頤後下廉，出大迎，循頰音莢車，上耳前，過客主人，循髮際，至額顱。頤音夷，顱音盧。顱，腦前曰顱。傳椎頂顱謂之髑髏。《要旨論》云：腮下爲頷，頷下爲頤，耳下曲頰端陷中爲頰車，耳前上廉起骨開口處有空爲客主人。囟前爲髮際，髮際前爲額顱。○此經自承漿穴，卻循頤後下廉，出大迎穴（在曲頷前一寸三分骨間動脉陷中），循頰車穴（在耳下曲頰端陷中。又云：耳下曲頰骨後），上耳前，過下關穴（在客主人下，耳前動脉下廉，合口有空，開口則閉）、客主人穴（在耳前起骨上廉，開口有空，動脉，足陽明、少陽之會，係足少陽穴），循髮際懸釐穴（在曲周上，顛顱下廉，手足少陽、陽明之交會，係足少陽穴）、頷厭穴（在曲周下顄顱上廉，手足少陽、陽明之交會，係足少陽穴。頭維穴（在頭角髮際，夾[1]本神傍一寸五分是，在神庭傍四寸五分也），至額顱，循神庭穴（在鼻直入髮際五分，督脉、足太陽、陽明三脉之交會，督脉之穴也）。其支别者，從大迎前，下人迎，循喉嚨，入缺盆。《靈樞經》《甲乙經》皆云“其支者”。《要旨論》曰：頷下連舌本，爲結喉。○此經已循至額顱。而又走而别行，從大迎前，下大迎穴（在頸大筋動脉應手，挾結喉傍一寸五分，仰面取之，以候五藏氣，禁灸），循喉嚨，水突穴（在頸大筋前），直人迎，下氣舍、上氣舍穴（在頸，直人迎下，挾天突陷中），入缺盆穴（在肩下横骨陷中）。下膈，屬胃，絡脾。《二景圖》曰：肺系之後，其上卽咽門也。咽下，胃之上脘，卽胃之上口也。水穀自此而入胃中。水穀腐熟，自胃之下口，曰幽門，傳入小腸上口也。膈膜之下有脾胃，脾居胃上，與胃膜相連也。○此經自缺盆，循足少陰經腧府穴（在巨骨下，璇璣傍，各開二寸陷中之外），下膈會屬於胃上脘穴（在蔽骨下二寸，足陽明、手太陽之會）、中脘穴（在上脘下一寸，手太陽、少陽、足陽明之注，任脉之會），絡繞於脾。脾有大絡，其系自膈下正中，微着左脅於胃之上，與胃包絡相附左腸，下胃之上也。其直行者，從缺盆，下乳内廉，下挾臍，入氣衝[2]中。《靈樞經》《甲乙經》皆云“其直者”。○此經已屬胃絡脾，而又自缺盆直而下行，下乳内廉，循氣户穴（在巨骨下腧府兩傍各去二寸陷中）、庫房穴（在氣户下一寸六分陷中，仰而取之）、屋翳穴（在庫房下一寸六分陷中，

1　夾：原脱，據《黄帝明堂經》補。
2　衝：《靈樞》《素問》《脉經》等均作“街”。《黄帝明堂經》作“衝”。王宏翰取“衝”爲正。一穴二名也。

仰而取之）、膺窗穴（在屋翳下一寸六分陷中）、乳中穴（當乳中，是乳根穴，在乳中下一寸六分陷中，仰而取之）、不容穴（在幽門傍，相去各一寸五分。《明堂》云：在上脘兩傍各一寸，第四肋間。《素問》云：挾鳩尾外當乳下三寸，挾胃脘各五，不容至太乙穴也。挾臍廣三寸各三，滑肉門、天樞、外陵穴也。下臍二寸挾之各三，大巨、水道、歸來穴也）、承滿穴（在不容下一寸）、梁門穴（在承滿下一寸）、關門穴（在梁門下一寸）、太乙穴（在關門下一寸）、滑肉門穴（在太乙下一寸）。挾臍，天樞穴（在挾臍傍二寸。《千金》曰：合臍各去三寸）、外陵穴（在天樞下一寸）、大巨穴（在天樞下二寸。又云：在臍下一寸，兩傍各開二寸）、水道穴（在大巨下三寸）、歸來穴（在水道下二寸）、氣衝穴（在歸來下、鼠鼷上一寸，動脉應手，宛宛中也）。**其支者，起胃下口，循腹里，下至氣衝中而合。**《鍼經》云：起於胃口，氣衝作氣街。《靈樞》曰：起於胃口下。《二景圖》云：胃下口，卽小腸上口也，在臍上二寸。《難經》曰：太倉下口爲幽門。注曰：胃之下口也。○此經已屬胃絡脾，支而經於氣街，而又自下脘穴，胃之下口，支而別行，循腹里，足少陰經肓腧穴，在臍傍五分之外，本經之里，復會合於氣街穴也。以下髀補妄切，音波。關，**抵伏兔，下入膝臏**毗思切中，**下循骬**[1]户當切**外廉，下足跗，**音附。**入中指內間。**《靈樞經》云：抵伏兔，下循脛外廉。《甲乙經》曰“胻外廉”。“兔”作“菟”。骬，脛骨也。脛，腓腸前骨也。跗，足面動處脉。《要旨論》云：股外爲髀，髀前膝上起肉爲伏兔。伏兔後交紋中爲髀關，挾膝，中爲臏，足大指聚毛後爲本節。本節後爲歧骨。歧骨爲跗。《總錄·骨度統論》云：捷骨下爲髀樞骨者，左右共二。髀樞下端爲膝蓋骨者，左右共二。膝蓋左右各有挾升骨者，共二。髀樞之下爲骬骨者，左右二。骬骨之外爲外輔骨者，左右共二。○此經自氣街穴以下髀關穴（在膝上伏兔後交紋中），抵伏兔穴（在膝上六寸起肉，正跪坐取之。又云：膝蓋上七寸。《明堂》云：婦人八部諸病，通鍼三分）、陰市穴（在膝上三寸，伏兔下陷中，并而取之。又云：膝内輔骨後大筋下、小筋上，屈膝得之。又云：膝上當伏兔，下行二寸，臨膝取之）、梁丘穴（在膝上二寸兩筋間，下入膝臏中）、犢鼻穴（在膝臏下，骬骨上骨解，《明堂》作“䯏”，大筋中），下循骬骨外廉三里穴（在膝下三寸，骬外廉兩筋中。一云骬骨外大筋内，當舉足取之，極重按之，則足跗上動脉止。此穴在犢鼻下三寸，方是三里。不可便從膝頭骨下去三寸爲三里穴，恐失之太高），上巨墟穴（在里下三寸，舉足取之）、條口穴（在上巨墟下一寸，舉足取之）、下巨墟穴（在上巨墟下三寸，兩筋兩骨䯏陷宛宛中，蹲地取之），要坐豐隆穴（在外踝上八寸下廉，骬外廉間陷中），別走太陰，下行至解谿穴（在衝陽後一寸五分，腕上陷中，正在繫草鞋處），下足跗，循衝陽穴（在足跗上五寸骨間，去陷谷一寸動脉上）、陷谷

---

1 骬：《靈樞·經脉》作“脛”。

穴（在足大指次指外間，本節後陷中，去內庭二寸）、內庭穴（在足大指次指外間陷中）、厲兌穴（在足大指次指端，去爪甲如韭葉）。其支者，下膝三寸而別，以下入中指外間。《甲乙經》同。《靈樞經》云"下入中指外間"。○此經已入於中指間之內間，厲兌穴，而又支而別行，下膝三寸，循於三里穴之外間也。其支者，別跗上，入大指間，出其端。此經已入中指外間，而又自足跗上衝陽之支，而別行入於大指間，出行間穴（在足大指動脉應手陷中）之外，循大指下至隱白穴（在足大指端內側，去爪甲如韭葉）。此經自此交入足太陰脾經，故足太陰之脉起於大指之端也。

○是動則病洒洒悽悽也。振動搖也寒，善伸[1]自然能也。數欠，陽明虛則寒慄駿領。顏黑。面顏暗黑。病至，則惡人與火。聞木音，則惕然而驚，心欲動。陽明主肉，其脉血氣盛，邪客之則熱，熱甚則惡火。陽明厥則喘而悗，悗則惡人。悗熱內鬱，故惡人。胃者，土也。聞木音而驚者，土惡木也。所謂甚則惡人、惡火、聞木音惕然而驚者，陽氣與陰氣相薄，水火相惡，故惕然而驚也。獨閉戶塞牖而處。是陰陽相薄也。陽盡而陰盛，故欲獨閉戶牖而處也。甚則欲上高而歌，棄衣而走。四支者，諸陽之本也。陽盛則四支實，實則能登高而歌，妄言罵詈，不避親疏。或至不食數日，踰垣上屋也。熱盛於身，故棄衣而妄走也。賁響腹脹，是爲骭厥。骭音幹，脛骨也。脉自足次指，從䯒外廉、骭上行也。陽明火盛，而與水相激，故有聲及脹也。其氣厥逆，則從骭而厥也。

是主血所生病者，是乃陽明血分所生之病也。然又有後之諸病。或出本經，或由合經者。狂瘧，濕[2]淫汗出，衂鼻流清涕也。衂，鼻出血也。口喎，音快，平聲。口戾不正也。唇胗，頸腫，喉痹。不知痛癢。大腹水腫，膝臏腫痛，循膺、乳、氣街、股、伏兔、骭脛骨也外廉、足跗上皆痛。中指不用。言屈伸不能運用也。氣盛，則身以前皆熱。其有餘於胃，則消穀善飢，溺色黃，氣不足，則身以前皆寒慄。戰搖也。胃中寒，則脹滿。爲此諸病，盛則瀉之，虛則補之，熱則疾之，寒則留之，皆用鍼補瀉之法。陷下則灸之。不盛不虛，以經取之。盛者，人迎大三倍於寸口；虛者，人迎反小於寸口也。

經絡

足陽明之別絡，名曰豐隆，去踝八寸，別走太陰。脾經也，胃與脾爲表里也。

1　伸：《素問•至真要大論篇》及《陰陽十一脉灸經》均作"伸"。《靈樞•經脉》作"呻"。
2　濕：《靈樞》《脉經》均作"溫"。

其別者，循脛骨外廉，上絡頭項，合諸經之氣，下絡喉嗌。其病氣逆喉痹，瘁暗。實則狂癲，虛則足不收，脛枯，取之所別也。即取豐隆，別絡之穴而治之也。

胃之大絡，名曰虛里。實膈絡肺，出於左乳下。其動應衣，脉宗氣也。盛喘數絕者，則病在中。結而橫，有積矣。絕不至，曰死。乳之下，其動應衣。宗氣泄也。

經筋

足陽明之筋，起於中三指，屬兌穴也。結於跗上。衝陽、解谿等穴。邪斜外上加於輔骨，下巨墟、條口、上巨墟、三里。上結於膝外廉。三里穴也。直上結於髀樞，上循脅，屬脊。其直者，上循骭，結於缺盆[1]。其支者，結於外輔骨，合少陽足少陽膽經也。其直者，上循伏兔，上結於髀，聚於陰器，上腹而布，至缺盆，而復結於上頸，上挾口，合於頄，目下之頄。下結於鼻。上合於太陽，足太陽也。太陽爲目上綱，陽明爲目下綱。其支者，從頰結於耳前。

○其病足中指支脛轉筋，脚跳堅，其脚之筋跳而且堅。伏兔穴也轉筋，髀前腫癀疝，腹筋急，上行。引缺盆及頰車，卒口僻[2]。歪也。急者，目不合；足陽明爲目下綱，筋急則目不合。熱則筋縱目不開。頰筋有寒，則急引頰移口；有熱則筋弛縱緩不勝收，故僻。治之以馬膏，膏熬膏也。其急者，以白酒和桂，以塗其緩者。以桑鈎鈎之。用桑木爲鈎，鈎而架之。即以生桑灰，置之坎中，以桑灰置於地坎之中。高下以坐等，不拘高卑，而人坐於上，以守等之。以膏熨急頰，且飲美酒，噉美炙肉。不飲酒者自強也。爲之三拊而已。治在燔鍼劫刺，以知爲數，以知痛爲刺數也。以痛爲輸，以痛處爲腧穴也。名曰季春痹也。此證發於三月之時，故名之季春痹也。

陽明絡者，口目動作善驚妄言，色黃，其上下經盛不仁則終矣。足陽明之脉起鼻交頞，入齒，還出俠口環唇，下交承漿，循頰車上耳，過客主人。其支者，從大迎，下人迎，循喉嚨，入缺盆，下膈。其支者，起胃，循腹里，至氣衝，以下髀關，入膝臏，循胻外廉，下足跗，入中指內側。手陽明之脉，起於手次指，循臂至肩下，入缺盆，絡肺。其支者，從缺盆上頸貫頰，入齒，還出挾口，故終則口目動作。胃病，聞木音則惕然而驚，又罵詈不避親疏，故善驚妄言也。黃者，土色也。上謂手脉，下謂足脉。經盛，謂面目、頸頷、足跗、腕脛，皆躁

1　缺盆：《靈樞‧經筋》作“膝”。

2　僻：原誤作“癖”，據《靈樞‧經筋》改。下同徑改。

盛而動也。不仁，謂不知痛癢也。此皆氣竭之徵，故終也。

六陽氣絕，則陰與陽相離。離則腠理發洩，絕汗乃出，故旦發夕死，夕發旦死。六陽者，膽、胃、大小腸、膀胱、三焦也。言手足六陽經氣絕，則陰經與陽經相離而不相運，致腠理開泄，絕汗如珠。其死在旦夕間也。

陽明之厥則顛疾，欲走呼，腹滿不得臥，面赤而熱，妄見而妄言。

○**經穴歌**：左右各四十五穴。

胃之經兮足陽明，頭維本神寸五尋。下關耳前動脉處，頰車一名機關耳下八分鍼。承泣目下七分取，四白一寸不可深。巨髎[1]一名巨窌孔傍八分定，地倉挾吻四分迎。大迎曲頷[2]前寸二，人迎一名五會。結傍大脉真。水突在頸大筋側，人迎穴下仔細尋。氣舍迎下挾天突，缺盆一名天蓋橫骨陷中親。氣戶腧府傍二寸，至乳六寸又四分。庫房屋翳膺窗近，乳中正對乳中心。次有乳根出乳下，各一寸六不相侵。穴挾幽門一寸五，是曰不容依法數。其下承滿至梁門，關門太乙從頭舉。節次挨排滑肉門，各遠一寸爲君數。天樞一名長谿，一名穀門。挾臍三寸取，外陵樞下一寸當。二寸大巨五水道，歸來七寸以尋將。氣街曲骨傍三寸，來下氣動脉中央。髀關兔後六寸分，伏兔一名外勾。市上三寸強。陰市一名陰鼎。膝上三寸許，梁丘二寸次第量。犢鼻正在膝臏下，膝眼四穴兩傍加。膝下三寸三里求，里下三寸上廉一名上巨墟。留。條口上廉下一寸，下廉一名下巨墟。條下一寸系。豐隆足陽明別絡也。下廉外一寸，上踝八寸分明記。解谿衝陽後寸半，衝陽陷後二寸際。陷谷內庭後寸半，內庭次指外間是。厲兌大指次指端，去爪如韭胃所起。

小腸腑圖說考[3]

小腸上口即胃之下口，名曰幽門。

小腸下口即大腸上口，名曰闌門。

腸者，暢也。實而不滿，通暢胃氣，去滓穢也。

1　髎：原誤作"膠"，據《黃帝明堂經》改。

2　頷：原作"含"，據《黃帝明堂經》改。

3　小腸腑圖說考：原無。據原目錄補。

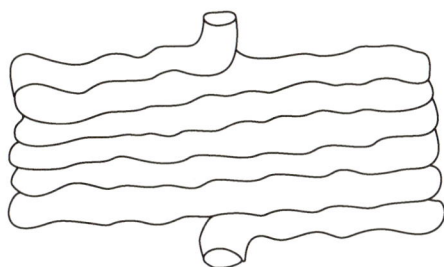

圖30　小腸腑圖

小腸重二觔十四兩，長三丈二尺，廣二寸，半徑八分分之小半。左迴疊積十六曲，盛穀二斗四升，水六升三合合之大半。腧在脊之第十八椎，募在臍下關元，故小腸後附於脊，前附於臍。上小腸口在臍上二寸，名曰幽門，水穀由此而入，復下一寸，外附於臍，爲水分穴，當小腸下口，名曰闌門。泌別清濁，水液滲入膀胱，滓穢傳入大腸。小腸屬手太陽經，是經常多血少氣。

《素問》曰：小腸者，受盛之官，化物出焉。凡胃中腐熟水穀，其滓穢自胃之下口傳入於小腸上口，自小腸下口泌別。而水滲入膀胱上際，其滓穢傳入大腸上口，從廣腸至魄門出焉。又曰：唇厚，人中長，以候小腸。

人配天地爲三才。以面部言之，鼻之下，口之上，爲中，以配人得陰陽交泰，其位居中，故曰人中。虛則唇青下白。

《靈樞》曰：心合小腸，心應脈。小腸者，脈其應腸，有厚薄大小之分。從脈知之皮厚者脈厚，脈厚者小腸厚。皮薄者脈薄，脈薄者小腸薄。皮緩者脈緩，脈緩者小腸大而長。皮薄而脈沖小者，小腸小而短。小短者，則所容差小。諸陽經脈皆多紆曲者，小腸結。欲知大腸，當驗之皮也。

《淫[1]邪發夢篇》曰：厥氣客於小腸，則夢聚邑衝衢。

《陰陽清濁篇》曰：手太陽獨受陽之濁，手太陰獨受陰之清。其清者，上走空竅；其濁者，下行諸經。諸陰皆清，足太陰獨受其濁。清者，其氣滑；濁者，其氣澀，此氣之常也。

小腸病者，少腹痛，腰脊控睪而痛，時窘之後，當[2]耳前熱。若寒甚，獨肩上熱及手小指次指之間熱。若脈陷者，此其候也。

王叔和曰：小腸有寒，其人下重便膿血，有熱必痔。

1　淫：原誤作"浮"，據《靈樞·淫邪發夢》改。

2　後，當："當"字原脫，"後"似"復"，據《靈樞·邪氣藏府病形》補正。

小腸脹者，少腹膜[1]脹，引腹而痛。

《難經》曰：小腸泄者，溲而便膿血，少腹痛。溲，小便也。便，大便也。小腸在少腹，邪客小腸，少腹是以作痛也。

又曰：小腸者心之腑。小腸謂赤腸。心主赤，故色赤。

闌門水穀泌別圖

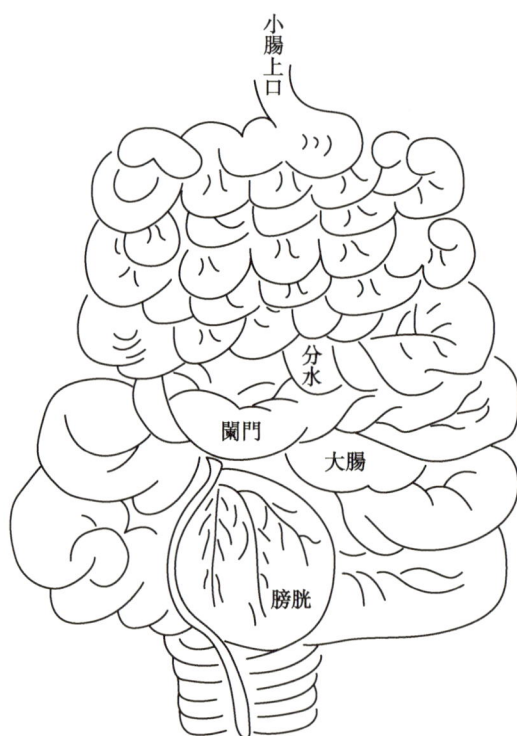

圖31　闌門水穀泌別圖

大小腸會爲闌門

扁鵲曰：大腸、小腸會爲闌。闌，隔也，言闌約水穀，從其泌別也。其水穀自小腸承受於闌門以分別也。其津液滲入膀胱而爲溺，滓穢則傳入大腸而爲便。故曰：下焦者，在膀胱上際，主分別清濁也。

《修明堂式》曰：大腸、小腸會爲闌門，在臍上一寸，分水穴也。

1　膜：原作“填”。據《备急千金要方》卷十四“小腸腑”改。

大小腸膀胱系

《甲乙經》云：凡手少陰心之經，絡小腸。手太陽小腸之經屬小腸。手太陰肺之經，下絡大腸。手陽明大腸之經屬大腸。足少陰腎之經，絡膀胱。足太陽膀胱經，屬膀胱。其大小腸之系，則自膈之下，與脊膂連。心腎膀胱相系，脂膜筋絡，散布包裹，然各分紋[1]理，羅絡大小腸與膀胱。其細脉之中，氣血津液流走之道也。

手太陽經脉絡穴圖説考

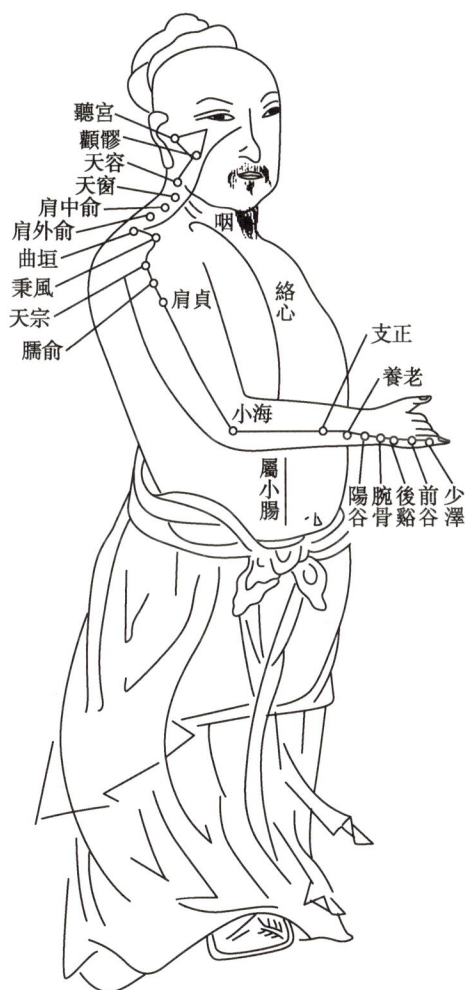

圖32　手太陽經脉絡穴圖

1　紋：原作"絞"，據《醫學入門》改。

經脉

手太陽之脉，起於小指之端，循手外側上腕，出踝中。《要旨論》云：臂骨盡處爲腕，腕下踝爲兑骨。○此經受手少陰心經之交，起於小指之端少澤穴（在小指之端去爪甲角一分陷中），循手外側前谷穴（在手小指外側本節前陷中）、後谿穴（在手小指外側本節後陷中），上腕，出踝中，循腕骨穴（在手外側腕前起骨下陷中）、陽谷穴（在手外側腕中，兑骨下陷中）、養老穴（在手踝骨上一空，在後一寸陷中）。直上，循臂骨下廉，出肘內側兩筋之間，上循臑外後廉，出肩解，繞肩胛，交肩上。《靈樞經》：直循臂骨下廉，出肘內側兩筋之間，上循臑外後廉，出肩解。《甲乙經》與《靈樞經》同，惟“兩筋之間”作“兩骨之間”。《要旨論》云：脊兩傍爲膂，膂上兩角爲肩解。肩解下成片者爲肩胛，一名膊。○此經自養老穴直上，循臂骨下廉支正穴（在腕後五寸），別走少陰，出肘內側兩骨之間，循小海穴（在肘內大骨外，去肘端五分陷中）、上循臑外後廉，自小海穴循臑部手陽明、手少陽之外，上肩，循肩膊部肩貞穴（在肩曲胛下兩骨解間、肩髃後陷中）、臑俞穴（在挾肩髎後大骨下，胛上廉陷中）、天宗穴（在秉風後，大骨下陷中）、秉風穴（在天髎外，肩上小髃後，舉臂取之，有空）、曲垣[1]穴（在肩中央曲胛陷中，按之應手痛）、肩外俞穴（在肩胛上廉，去脊三寸陷中）、肩中俞穴（在肩胛[2]內廉，去脊二寸陷中），自肩中俞上行至背部中行，循大椎穴（在第一椎上陷中，係乎三陽督脉之會也）。入缺盆，向腋絡心。○《甲乙經》同上。《靈樞經》：入缺盆，絡心。○此經自大椎，下入缺盆，循肩胛向下行，絡繞於心膻中穴，直兩乳間陷中也。循咽下膈，抵胃，屬小腸。咽、膈、胃、小腸各注本經。○言自絡心，循胃系咽嗌，下抵膈至胃，循上脘穴（在臍上五寸，任脉、足陽明、手太陽之會）、中脘穴（在臍上四寸，太陽、少陽、足陽明所生，任脉之會），下行任脉之外，會於臍上二寸，小腸之分也。其支別者，從缺盆，循頸，上頰，至目銳眦，卻入耳中。《靈樞經》：其支者。《要旨論》云：項兩傍爲頸，目下爲頰[3]，目外骨爲銳眦。○此經已會於小腸，而又支而別行，從缺盆，循頸部天窗穴（在頸大筋前，曲頰下，扶突後，動脉應手陷中）、天容穴（在耳下，曲頰後），上頰，循面部第四行顴髎穴（在面頰骨下廉，兑骨端陷中），至目銳眦，循瞳子髎穴（在目外眦五分，手陽明、太陽、手足少陽之會）、卻入耳中，循聽會穴（在耳中珠子，大如赤小豆）。其支者，別頰上䪼，音拙。抵鼻，至目內眦。《靈樞經》《甲乙經》皆云：抵鼻至目內眦，斜絡於顴。○此經已入耳中，又支別行，循頰上䪼，抵鼻，至目內眦睛明

1　垣：原作“坦”，據《鍼灸甲乙經》卷三改。
2　胛：原作“髀”，據《黄帝明堂經》改。下同此誤者徑改。
3　頰：原作“䪼”，據《靈樞·經脉》改，與大字“上頰”合。

穴（在目内眦，手足三陽脉之會）。此手足太陽經自此交入足太陽，故足太陽之脉起於目内眦也。

○是動則病動穴驗病也。嗌痛頷音含，上聲、腮下爲頷。腫，不可以顧。言不能轉動。肩似拔，臑似折。

是主液所主病者，是心液不足所生之病也。然又有後之諸病。或出本經，或由合經也。耳聾目黃，頰腫，頸頷肩臑肘臂外後廉痛，爲此諸病。盛則瀉之，虛則補之，熱則疾之，寒則留之，陷下則灸之。不盛不虛，以經取之。盛者，人迎大再倍於寸口；虛者，人迎反小於寸口也。

經絡

手太陽之別絡，名曰支正。上腕五寸，内注少陰。小腸與心爲表里也。其別者，上走肘，絡肩髃。別走手陽明，肩髃穴也。實則節弛肘廢，虛則生疣，小者如指痂疥，取之所別也。凡此病者，即取此別穴也。

經筋

手太陽之筋，起於小指之上，少澤穴也。結於腕。手外側之腕骨，陽谷、養老等穴。上循臂内廉，結於肘内銳骨之後。小海穴也。彈之應小指之上，入結於腋[1]下。其支者，後走腋後廉，上繞肩胛，由肩貞、臑俞、天宗、秉風、曲垣、肩外俞，以入肩中俞。循頸，出走手太陽之前，結於耳後完骨。其支者，入耳中。直者，出耳上，下結於頷，上屬目外眦。

○其病小指支肘内銳骨後廉痛，循臂陰，入腋下，腋下痛，腋後廉痛，繞肩胛，引頸而痛。應耳中鳴痛，引頷。目瞑，良久乃得視。頸筋急，則爲筋瘻頸腫。寒熱在頸者，治在燔鍼劫刺之。以知爲數，以知病爲刺數也。以痛爲輸。痛處爲腧穴也。其爲腫者，復而銳之。本支者，上曲牙，循耳前，屬目外眦，上頷，結於角。結於耳角也。其痛當所過者，支轉筋。治在燔鍼劫刺。以知爲數，以痛爲輸，名曰仲夏痹。此病當發於五月之時，故名曰仲夏痹也。

太陽之脉，其終也，戴眼，反折，瘈瘲，其色白，絕汗乃出，出則死矣。足太

1 腋：原誤作“液”，據《靈樞·經筋》改。下同徑改。

陽之脉,起於目內眦。上額,交顛,入絡腦,循肩,挾脊,抵腰中。其支別者,下循足,至小指外側。手太陽之脉起於手小指,循臂上肩,入缺盆。其支者,從缺盆,循頸上頰,至目外眦。故病如是。其色白者,足太陽之水主黑,手太陽之火主赤,其二色不見,乃太陽氣敗,而色[1]主白也,絕汗乃出,謂汗暴出如珠,而不復滲入也。蓋至於絕汗出而死也。

○經穴歌

手小指外端少澤,一名小吉。前谷節前看外側。節後陷中尋後谿,腕骨陷之前外側。腕中骨下陽谷穴,踝上一寸養老識。支正手太陽別絡也。腕後五寸量,小海肘端五分只。肩貞曲下兩骨間,臑俞大骨之上得。天宗骨下陷中有,秉風髎後舉有空。曲垣肩中曲胛里,外俞胛上一寸得。肩中二寸大椎傍,天窗一名窗龍。頰下動脉當。天容耳下曲頰後,顴音權,輔骨也。《廣韻》卽作頰骨。髎面頰兑端識。聽宮耳端大如菽,俱屬太陽手經職。

大腸腑圖説考[2]

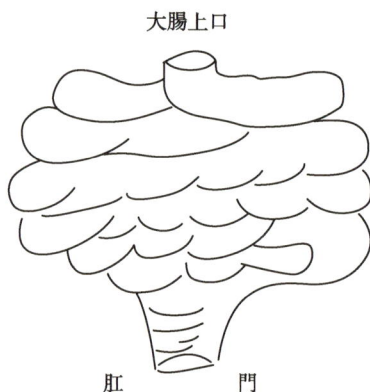

圖 33　大腸腑圖

大腸上口卽小腸下口。

大腸重二觔十二兩,長二丈一尺,廣四寸,徑一寸寸之少半。當臍,右迴十六曲,盛穀一斗,水七升半。腧在脊之第十六椎,募在臍傍天樞穴。

1　色:原作“巴”,據上文“其色白”改,以合文義。
2　大腸腑圖説考:原無,據原目錄補。

肛門重十二兩，大八寸，徑二寸寸之大半，長二尺八寸。受穀九升三合八分合之一。屬手陽明經。是經常多氣少血。

《素問》曰：大腸者，傳道之官，變化出焉。獨受諸陽之氣，化其糟粕，故傳其不潔之道也。一名廻腸，以其屈曲而受小腸之穀，因以名之也。乃神之腑也，鼻遂以長，以候大腸。

廣腸

廣腸，一曰肛門，言其處似車軒形，故曰肛門，即廣腸也。一名直腸，一名魄門，一名洞腸，亦名肛門。受大腸之穀而道出焉。故魄門亦為五臟使，水穀不得久藏。

《靈樞》曰：肺合大腸。肺應皮，大腸者，皮其應。腹皮厚者，大腸厚；皮薄者，大腸薄。皮緩，腹里大者，大腸大而長。皮急者，大腸急而短。皮滑者，大腸直。皮肉不相離者，大腸結。氣血津液調和，則大腸亦調。燥熱，則便[1]堅而澀。寒濕，則便潤而利。

《淫邪發夢篇》曰：厥氣客於大腸，則夢野田。

王叔和《脉經》曰：大腸有寒，鶩溏；有熱，便腸垢。

大腸病者，腸中切痛而鳴濯濯。冬日重感於寒則泄，當臍而痛，不能久立，與胃同候。取巨墟上廉。腸中雷鳴，氣上沖胸，喘，不能久立。邪在大腸。刺肓之原，巨墟上廉三里。

大腸脹者，腸鳴而痛。寒則泄，食不化。

《難經》曰：大腸泄者，食已窘迫，大便色白，腸鳴切痛。大腸虛而受邪，食畢而急，欲登廁。大腸乃肺之腑，故大便色白也。腸鳴切痛，邪氣相薄也。

又曰：大腸者，肺之腑，大腸謂白腸。肺主白，故色白。

1　便：原誤作"使"，據上下文義改。

手陽明經脉絡穴圖説考

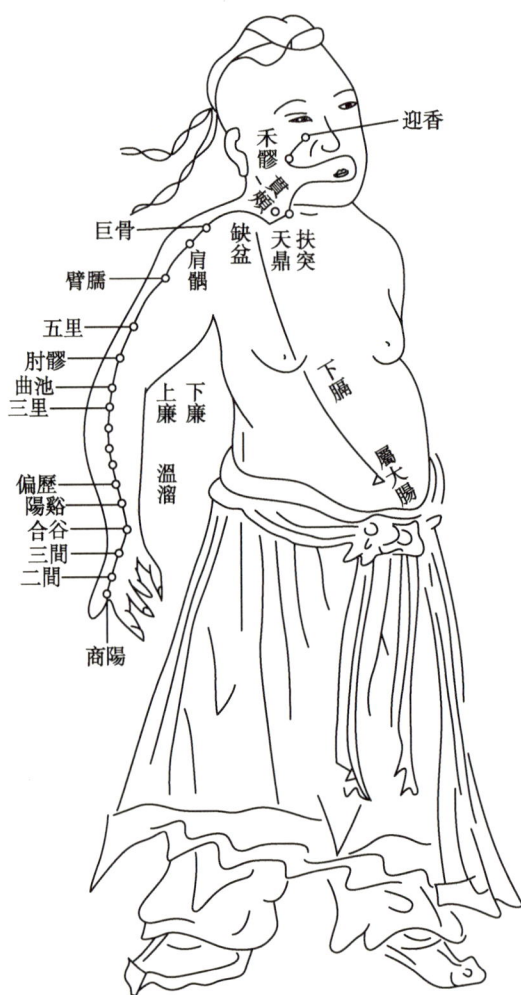

圖34　手陽明經脉絡穴圖

經脉

手陽明之脉，起於大指次指之端。《甲乙經》云：起於大指次指之端外側，陰脉行於手之里，陽脉行於手之表。○此經交手太陰肺經之交，起於手大指次指之表而行商陽穴（在手大指次指内側，去爪甲角如韭葉）之分。循指上廉，出合谷兩骨之間，上入兩筋之間。此經自商陽穴，循指上廉，至二間穴（在手大指次指本節前内側陷中）、三間穴（在手大指次指本節後内側陷中），出合谷穴（在手大指次指歧骨間陷中。又云：手大指骨鱓間宛宛中，妊婦不可刺）兩骨之間，上入兩筋之中，循陽谿穴（在腕中左側兩筋間陷中。妊婦刺之損胎）。循臂上廉，入肘外廉，循臑外前廉，《靈樞經》：上臑外前廉。《甲乙經》：上循臑外前廉。肘、臑見肺經。○此經自陽谿穴，循臂上廉偏歷穴（在腕後三寸）、溫溜穴（在腕後大士五寸，小士六寸間）、下廉穴（在輔[1]骨下，去上廉一寸，輔兌肉，其分外斜[2]）、上廉穴（在三里一寸，其分[3]獨抵陽明之會外斜，鍼五分）、三里穴（在曲池下二寸，按之肉起兌肉[4]之端），入肘外廉，循曲池穴（在肘外輔骨屈肘曲骨中，以手拱胸取之。又云：在肘外輔骨[5]曲肘橫紋頭陷中）、循臑外前廉肘髎穴（在肘大骨外廉陷中）、五里穴（在肘上三寸，行向里大[6]脉中央。《素問》云：大禁二十五[7]，在天府下五寸，此五里穴也。謂禁不可刺之）、臂臑穴（在肘上七寸，膕[8]內端。又在肩髃下二寸，大筋兩骨罅陷中，平手取之。不得拏手令急，其穴禁鍼。一取法，在曲池橫紋尖盡上三寸是穴也）。上肩，出髃虞俱切骨之前廉。髃，肩前也。肩端兩骨間爲髃骨。○此經自臂臑穴，絡臑會穴（在肩前廉去肩頭三寸，手陽明之絡，屬手少陽之穴），上肩，循肩髃穴（在髆[9]骨頭間，肩端兩骨間陷者宛宛中，舉臂取之有空，足少陽之會也）。上出柱骨之會上，《要旨論》云：髆上際會處爲三柱骨。○此經自肩髃穴上，出柱骨之上，循巨骨穴（在肩端上行兩叉骨間大椎骨）、大椎穴（在背部中行第一椎上陷中，手足三陽、督脉之會分也）。下入缺盆，絡肺，下膈，屬大腸。《要旨論》云：胸兩傍高處爲膺，膺上橫骨爲巨骨，巨骨上爲缺盆。肺、膈、大腸，已見肺經。○此經自大椎穴，下入缺盆（在肩上橫骨陷中，屬足陽明穴），循足陽明之外，絡繞肺臟，下膈，會屬於大腸天樞穴（挾臍兩傍各三寸，屬足陽明經之穴也）。其支別者，從缺盆上頸，貫頰下，入齒縫中。《靈樞經》云：下入齒中。《甲乙經》曰：從缺盆直而上頸，貫頰入下齒縫中。《要旨論》云：項兩傍爲頸，目下爲頄，耳中爲曲頰，口內前小者爲齒，大者爲牙。《總錄·骨度統》論云：乘頰車，上下出齒牙三十六。○此經已絡肺，屬會於大腸，而又自缺盆，支而橫出，上頸，循天鼎穴（在頸項缺盆，直扶突後一寸。《明堂》云：天鼎在頸缺盆，直扶突、氣舍後，同身寸之半。按《甲乙經》作"寸半"）、扶突穴（《素問·氣穴篇》：在頸曲頷[10]下一寸。《明堂》云：在人迎後寸五分，手陽明脉氣所發，仰面取之，貫穿其頰，

1　輔：原作"轉"，據《銅人腧穴鍼灸圖經》卷下改。
2　斜：原脫，據補同上。
3　分：原脫，據補同上。
4　肉：原作"骨"，據《黃帝明堂經》改。
5　骨：原空一字，據上下文義補。
6　大：原作"穴"，據《黃帝明堂經》改。
7　二十五：原作"二寸五分"，據《素問·氣穴論篇》改。
8　膕：原作"胭"，不通，據《黃帝明堂經》改。
9　髆：原文亦類"髆"，然其義於此不通。"髆"近肩之義，尚可通。然結合此下王宏翰注釋，此字或爲"髃"字之誤。
10　頷：《黃帝明堂經》作"頰"。

入於下齒縫中也）。還出挾口，交人中，左之右，右之左，上挾鼻孔。交者，相交；挾者，相夾也。之者，往也。孔者，竅也。《要旨論》云：承漿上爲口唇，口唇上爲人中，人中上兩傍爲鼻孔。○此經下入齒縫中，還出挾兩口吻，相受上唇人中穴（在鼻柱下，督脉、手陽明之會，屬任脉穴），自人中上挾鼻孔，循禾髎穴（在鼻孔下，挾人中傍五分。《明堂》云：同䯏，卽髎也。《上經》云作"和髎"。又手少陽亦有和䯏二穴，在耳前兌髮陷中，其穴明矣），迎香穴（在禾髎上一寸，鼻孔傍五分，不宜灸）。此經自鼻孔傍交於足陽明胃經，故足陽明胃經通於鼻也。

○是動則病齒痛頸腫。是主津液所生病者，是皆手陽明經脉所過之所，故有是症。然又有後之諸病。或出本經，或由合經者。目黃，口乾，鼽音求，清涕也。衄。音熟，鼻血也。喉痹。肩前臑痛，大指次指痛不用。言屈伸不能運用也。氣有餘，則當脉所過者熱腫；虛則寒慄不復。爲此諸病，盛則瀉之，虛則補之，熱則疾之，寒則留之，陷下則灸之，不盛不虛以經取之。盛者，人迎大三倍於寸口。虛者，人迎反小於寸口也。

經絡

手陽明之別，名曰偏歷。去腕三寸，別入太陰。別走手太陰經也。其別者，上循臂，乘肩髃，上曲頰、偏齒。其別者入耳，合於宗脉。肺經大脉也。實則齲、聾，虛則齒寒、痹隔。取之所別也。凡此症者，卽取此偏歷別穴也。

經筋

手陽明之筋，起於大指次指之端，商陽穴也。由二間、三間、合谷也。結於腕，陽谿穴。上循臂，上結於肘外。肘髎穴，上臑，結於髃。其支者，繞肩胛，挾脊。直者，從肩髃，上頸。天鼎穴。其支者，上頰，結於頄。直者，上出手太陽之前，上左角，絡頭，下右頷。

○其病當所過，支痛及轉筋，肩不舉，頸不可左右視。治在燔鍼劫刺，以知爲數，以痛爲輸，名曰孟夏痹也。此病當發於四月之時，故名曰孟夏痹也。

○經穴歌

食指內側分商陽，一名絕陽。手陽明經屬大腸。本節前取二間一名間谷。定，本節後取三間一名少谷。強。歧骨陷中尋合谷，一名虎口。陽谿一名中魁。腕中上側詳。腕後三寸走偏歷，手陽明別絡也。五寸之中溫溜一名地頭，一名逆注。當。下廉上廉下一寸，上廉里下一寸藏。屈肘曲中曲池得，池下二寸三里場。肘髎大骨外廉陷，五里肘上三寸量。臂臑髃下一寸取，肩髃一名中肩井，一名扁骨。肩端兩骨間。巨骨肩端叉骨内，天鼎一名天頂。缺盆之上鍼。扶突一名水穴。曲頰下一寸，禾髎一名長髎，一名禾窌。五分水溝傍。鼻孔兩傍各半寸，左右二穴皆迎香。

膽腑圖説考[1]

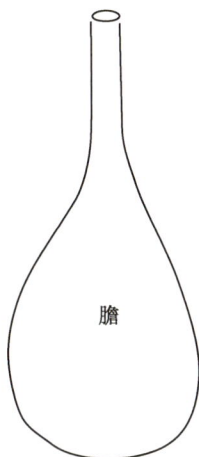

圖35　膽腑圖

膽者，敢也。爲中正之官，決斷出焉，敢之義也。

膽者，澹也。清淨之府，無所受輸，澹澹然也。

膽在肝之短葉間，重三兩三銖。長三寸。盛精汁三合。形如懸瓠。其腧在脊之第十椎傍。募在乳下傍日月穴也。屬足少陽經，是經常多血少氣。在卦象巽。

三銖是今之一錢二分半也。

《素問》曰："膽者，中正之官，決斷出焉。"膽者，中清之府。"凡十一藏取決於膽也。"能喜能怒，能剛能柔。目下裹[2]大，其膽乃橫。凡膽、腦、髓、骨、脉、女子胞，此六者，地氣之所生，皆藏於陰而象於地，故藏而不瀉，名曰奇恒之府。巢元方曰：足少陽膽之經，其榮在鬚。

《靈樞》曰：肝合膽，肝應爪。膽者，筋其應。爪厚色黃者，膽厚；爪薄色紅者，膽薄；爪堅色青者，膽急；爪濡色赤者，膽緩；爪直色白無約者，膽直；爪惡色黑多紋者，膽結也。

---

1 膽腑圖説考：原無，據原目錄補。

2 裹：原作"里"，據《鍼灸甲乙經》卷一"五臟六腑陰陽表里"改。

《淫邪發夢篇》曰：厥氣客於膽，則夢鬥訟自刳。

營衛雖主於肺，而其流行血脉，則又主膽也。

膽脹者，脅下痛，口苦，太息。

《難經》曰：膽者，肝之腑。膽謂青腸。木主青，故色青。

足少陽經脉絡穴圖說考

左右八十六穴

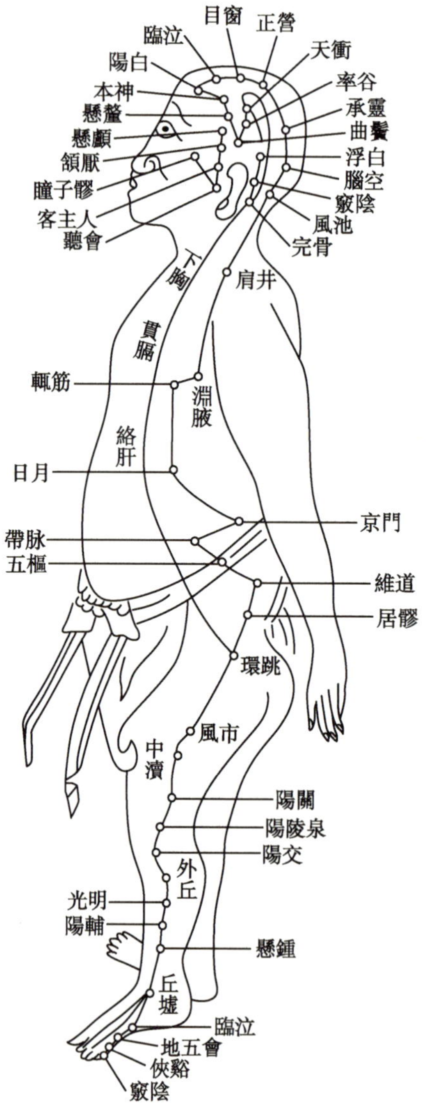

圖36　足少陽經脉絡穴圖

經脉

足少陽之脉，起於目銳眦。音兌姿。《要旨論》云：目外眦爲銳眦。上抵頭角，下耳後。《要旨論》云：銳眦外爲耳，耳上髮際陷中，爲曲隅。○此經受手少陽三焦經之交，起於目外眦童子髎穴（在目外眦五分），循聽會穴（在耳微前陷中，上關下一寸動脉宛宛中，張口得之）、客主人穴（即上關穴，在前起骨上廉，開口有空，動脉宛宛中），上抵角，下耳後，循頷厭穴（在曲角下顳顬上廉）、懸顱穴（在曲角上顳顬中）、懸釐穴（在曲角上顳顬下廉）、曲鬢穴（在耳上髮際曲隅陷中。鼓頷有空）、率谷穴（在耳上如前三分，入鬢髮際一寸五分），由率谷外折耳下耳後，循天衝穴（在耳後髮際二寸，耳上如前三分）、浮白穴（在耳後入髮際一寸）、竅陰穴（在完骨上，枕骨下，搖動有空）、完骨穴（在耳後入髮際四分）、角孫穴（在耳前節中間，上開口有空，手足少陽之會），由完骨外折，復上循本神，過曲差，下至陽白，會睛明。復從睛明上行，循臨泣諸穴、本神穴（在曲差傍一寸五分，入髮際四分）、曲差穴（在神庭傍一寸五分，入髮際）、陽白穴（在眉上一寸，直目瞳子）、睛明穴（在目內眦，手足太陽、少陽、陽明之會）、臨泣穴（在目上，直入髮際五分陷中）、目窗穴（在臨泣後一寸）、正營穴（在目窗後一寸）、承靈穴（在正營後一寸五分）、腦[1]空穴（又名顳顬，在承靈後一寸五分，挾玉枕骨下陷中）、風池穴（在顳顬後髮際陷中）而行也。循頸，行手少陽之前脉。《要旨論》云：腦戶後爲項，項兩傍爲頸。○此經自風池穴循頸，行天牖穴（在頸筋，缺盆上，天容後，天柱前，完骨下，髮際上，手少陽脉氣所發之前也）。至肩上，卻交出手少陽之後，入缺盆。《靈樞經》云：交出手少陽之後。《要旨論》云：脊兩傍爲膂，膂上兩角爲肩解，胸兩傍高處爲膺，膺上橫骨爲巨骨，巨骨上爲缺盆。○此經自天牖穴前，下行至肩上，循肩井穴（在肩上缺盆陷上、大骨前一寸半，以三指按取之，當中指下陷中是），卻交出手少陽之後，循大椎穴（在第一椎上陷中，手足三陽督脉之會）、大杼穴（在項後第一椎下，兩傍相去各一寸五分陷，足太陽、少陽之會）、秉風穴（在肩上小髃骨後，舉臂有空，手太陽、陽明、手足少陽之會）之前入於缺盆穴（在肩下橫骨陷中）之外而行也。其支別者，從耳中，出走耳前，至目銳眦後。《靈樞經》：其支者，從耳後，入耳中，出走耳前。○此經已入缺盆，又支而別行，從耳後，自後腦懸顱顳顬中，循翳風穴，自耳後陷中，按之引耳中痛，手足少陽、陽明之會，從耳中，循聽宮穴，從耳中珠子、大如赤小豆，手足太陽、少陽三脉之會。出走耳前，循聽會穴之下，至目銳眦，後瞳子髎之下也。其支別者，自銳眦，下大迎，合手少陽於頗。《靈樞經》云，抵於頗，目

1　腦：原作"腦"，據《黄帝明堂經》改。

下爲頤。○此經自目外瞳子髎穴下，下行循大迎穴（在曲頷前一寸五分陷中動脉是，陽明脉氣所發，係面部第三行，合手少陽於頤）、顱髎穴（在面鳩骨下廉，兌骨端陷中，手少陽、太陽之會）之分也。下加頰車，下頸，合缺盆。加者，臨也。○此經自顱髎穴，下行，加臨於頰車穴（在耳下曲頰端陷中，足陽明脉氣所發），下頸，循本經之前，以合於缺盆穴也。下胸中，貫膈，絡肝，屬膽。《靈樞》《甲乙》皆云“以下胸中貫膈”。《要旨論》：蔽骨上爲胸膈、肝膽，各見本經。○此經自缺盆穴，以下胸中，循天池穴（在乳後一寸，腋下三寸，着脅直腋撅肋間，手心主足少陽之會）之外貫穿其膈，絡繞於期門穴（卽肝之募。在不容傍一寸五分，直兩乳第一肋端，足太陰、厥陰、陰維之會），屬於日月穴（是膽之募，在期門下五分，足太陰、少陽、陽維之會也）。循脅里，出氣衝，繞毛際，橫入髀厭中。《靈樞經》《甲乙經》“氣衝”作“氣街”。《骨度統論》云：髑骺之左爲脅骨，共十二，小腸分也。髑骺之右爲脅骨，共十二，大腸分也。《要旨論》云：脅骨爲肋，毛際兩傍動脉中爲氣街。腰髖骨兩傍爲機，機後臀肉，機前爲髀厭，一名髀樞。○此經自日月穴，循脅里章門穴之里（在大橫外，直臍，季脅端，足厥陰、少陽之會），出氣街（在歸來下，鼠鼷上一寸，動脉應手宛宛中。足陽明脉氣所發），繞毛際，橫入髀厭中環跳穴（在髀樞之中也）。其直者，從缺盆下腋，循胸，過季脅，下合髀厭中。《甲乙經》“腋”作“掖”，肩下、脅上爲腋。《骨度統論》云：脅骨之下爲季脅骨者，左右共二。脅，又名胠。捷骨之下爲髀樞骨者，左右共二。○此經從缺盆直而下腋，循胸至淵腋穴（在腋下三寸宛宛中，舉臂取之）、輒筋穴（在腋下三寸，復前行一寸，着脅直腋撅肋間）、日月穴（在期門下五分陷中），過季脅，至京門穴（在監骨下腰中，季脅本挾脊）、帶脉穴（在脅下一寸八分）、五樞穴（在帶脉下三寸）、維道穴（在章門下五寸三分）、居髎穴（在章門下八寸三分，監骨上陷中）、上髎穴（在第一空腰踝下，挾脊陷中，足太陽、少陽絡）、中髎穴（在第三空，挾脊陷中，厥陰、少陽所結之會）、長強穴（在脊骶端，足少陰、少陽所結之會），下合於髀厭中環跳穴也。以下循髀太陽，出膝外廉，《靈樞》《甲乙》皆云“以下循髀陽”。膝，見陽明經。○此經自環跳穴（在髀樞中，側臥，伸下足，屈上足取之），下循太陽經之里，足陽明經之外，循風市穴（在膝下兩筋間，立地平身伸下兩手，當腿當中，中指頭點到陷中是）、中瀆穴（在髀骨外膝上五寸分肉間陷中）、陽關穴（在陽陵泉上三寸，犢鼻外陷中），出膝外廉，至陽陵泉穴（在膝下一寸，外廉陷中。又云：膝下外尖骨，又，脛骨下微側）。下外輔骨之前，直下，抵絕骨之端。《骨度統論》云：斷骨之外爲輔骨者，左右共二。○此經自陽陵泉穴，下行，循陽交穴（在足外踝上七寸斜屬二陽分肉間），至外丘穴（在外踝上七寸）、光明穴（在足外踝上五寸），直下，抵絕骨之端，循陽輔穴（在足外踝上四寸，輔骨前，絕骨端，如前三分，去丘墟穴下七寸也），下出外踝之前，循足跗，上入小指次指之間。各經皆云"上出小指次指之端"。《要旨》云：足大指本節後，歧骨上爲跗。《骨度》云：胻骨之外爲立骨，左右各有内外踝骨者，共四。○此經自陽輔循懸鐘穴（在外踝上三寸動脉中），出外踝之前，循丘墟穴（在足外踝下如前陷，去臨泣三寸），循足跗臨泣穴（在足小指次指本節後間陷中，去俠谿一寸半）、地五會穴（在足小指次指本節後陷中，去俠谿一寸）、俠谿穴（在足小指次指歧骨間，本節前陷中），上入小指次指之間，至竅陰穴（在足小指次指端，去爪甲角如韭葉是）。其支別者，從跗上入大指，循歧骨内，出其端，還貫入爪甲，出三毛。《靈樞》《甲乙》皆云"其支者，別跗上，入大指之間，循大指歧骨内，出其端，還貫爪甲，出三毛"。《要旨論》云：足大指爪甲後爲三毛，三毛後橫紋爲聚毛。○此經已出小指次指之間，又自足跗上臨泣穴，支而別行，入於足大指，循歧骨内，貫爪甲，出三毛，大敦穴之分也。足少陽膽經自此交入足厥陰肝經也，故足厥陰起於足大指聚毛之上也。

　　○是動則病口苦，膽汁味苦。善太息，心脅痛，不能轉側。脉從脅里出氣街。甚則面微有塵，體無膏澤。脉所歷處。少陽起，鬱爲病。足外反熱，脉循外輔骨，抵絶骨，下外踝。是爲陽厥。

　　是主骨所生病者，頭痛頷痛，目銳眥痛，缺盆中腫痛，腋下腫，馬刀挾瘦，汗出振寒瘧。胸脅肋髀膝外，至脛絶骨外踝前，及諸節皆痛。小指次指不用。爲此諸病，盛則瀉之，虛則補之，熱則疾之，寒則留之，陷下則灸之。不盛不虛，以經取之。盛者，人迎大一倍於寸口；虛者，人迎反小於寸口也。

經絡

足少陽之別，名曰光明。去踝五寸，別走厥陰。肝經也。下絡足跗，卽俠谿、地五會、臨泣等處。實絡脉實也則厥，虛則痿躄，坐不能起。取之所別也。取膽經光明絡穴也。

經筋

足少陽之筋，起於小指次指。自竅陰穴也，由俠谿、地五會、臨泣穴，上結外踝。丘墟穴也。上循脛外廉，懸鐘、陽輔、光明、外丘、陽交穴。結於膝外廉。

陽泉穴也。其支者，別起外輔骨，上走髀前者，結於足陽明經伏兔之上，後者結於[1]尻。督脉經之尻尾上也。其直者，上乘眇季脅，上走腋前廉，繫於膺乳，結於缺盆。直者，上出腋，貫缺盆，出太陽之前，循耳後，上額角，交巔上，下走頷上，結於頄。支者，結於目眦，爲外維。診目痛，脉從外走内者，少陽病也。

○其病小[2]指次指支轉筋，引膝外轉筋，膝不可屈伸，膕筋急，前引髀，伏兔之處。後引尻。尻尾穴處。卽上乘眇季脅痛，上引缺盆、膺乳、頸維筋急，從左之右，右目不開。上過右角，并蹻脉而行。左絡於右，故傷左角。右足[3]不用，命曰維筋相交。治在燔鍼劫刺。以知爲數，以痛爲輸。以痛爲腧穴也。名曰孟春痹也。此症發於正月之時，故名之孟春痹也。

少陽終者，耳聾，百節皆縱，目睘絶系，絶系一日半死。其死也，色先青白乃死矣。目睘者，眼圈也。足少陽之脉，起於目鋭眦，上抵頭角，下耳後。其支者，從耳後入耳中，出走耳前。手少陽之脉，其支者，從耳後，入耳中，出走耳前，故終則耳聾。少陽主筋，故終則百節皆縱。其目睘之系則絶。蓋至於系絶而一日半則死。色必青白者，以金木相薄也。《大惑篇》曰：筋之精，爲黑眼。筋骨血氣之精而與脉并爲系。目睘絶系者，卽此系也。

少陽之厥則暴聾，頰腫而熱，脅痛。胻不可以運。皆經脉所過之處，故病如是。

少陽厥逆，機關不利。

○經穴歌

少陽瞳髎一名太陽，一名前關。起目外，耳前陷中尋聽會。一名聽河，一名後關。上關一名客主人。耳前開口空，頷厭腦空一名顳顬。上廉係。懸顱正在顳顬端，懸釐腦空下廉者。曲鬢掩耳正尖上，率谷耳鬢半寸安。天衝耳上居二寸，浮白髮際一寸符。竅陰枕骨下有穴，完骨耳後四分通。本神耳前入髮際，陽白眉上一寸記。臨泣有穴當兩目，直入髮際五分屬。目窗正營[4]各一寸，承靈營後寸五讀。腦空一名顳顬。正挾玉枕骨，風池瘂門傍陷屬。肩井一名膊井。肩

1　於：原脱，據《靈樞•經筋》補。

2　小：原作"大"，據《靈樞•經筋》改。

3　右足：原作"左右"，據《靈樞•經筋》改。

4　營：原作"榮"，據本篇"經脉"條"正營"穴名改。下一"榮"字徑改。

上陷中尋，淵腋腋下三寸論。輒[1]筋平前卻一寸，日月一名神光，一名膽募。期門下五分。京門一名氣腧，一名氣府。監骨腰間便，帶脉季脅下八寸。五樞帶下三寸存，維道五寸三分逢。居髎八寸三分取，環跳一名臏骨。髀樞宛宛中。兩手著腿風市一名垂手謀，膝上五寸中瀆搜。陽關一名關陵，一名陽陵[2]。陽陵上三寸，陽陵膝下一寸求。陽交一名別陽，一名足窌。外踝斜七寸，正上七寸尋外丘。光明足少陽別絡也。除踝上五寸，陽輔踝上四寸收。懸鐘一名絕骨，一名髓會。三寸看絕骨，丘墟踝下陷中出。臨泣寸半後俠谿，五會一寸灸早卒。俠谿小次歧骨間，竅陰次指端所擇。

膀胱腑圖說考[3]

上系仰承小腸濟泌別汁滲入膀胱。

下系繇下焦氣化，溺出前陰。

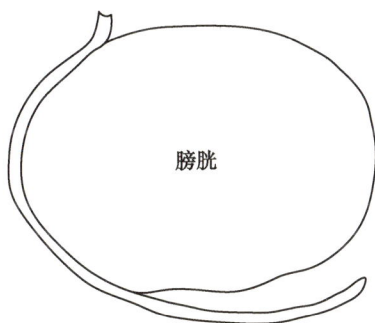

膀胱

圖 37　膀胱腑圖

《廣雅》曰：膀胱謂之脬。

《釋名》曰：脬，鞄也。鞄虛空也，主以虛承水液也。

《甲乙經》曰：膀者，橫也。胱者，廣也。言其體橫廣而短也。

1　輒：原作“轍”，據《黃帝明堂經》改。

2　陽陵：此與緊隨其後之“陽陵”重複。據《鍼灸腧穴通考》，“陽關”古籍雖有“陽陵”別名，但此或爲形誤。該書載“膝陽關”別名有二“關陵”“關陽”，錄之備參。

3　膀胱腑圖說考：原無，據原目錄補。

膀胱重九兩二銖，縱橫九寸。盛溺九升九合。腧在脊之第十九椎下，募在臍下中極，居腎之下，大腸之前。有下口無上口。當臍上一寸水分處，爲小腸下口，乃膀胱上際，屬太陽經。是經常多血少氣。

浩然按：膀胱者，脬之室也，乃藏水之室家也。

《素問》曰：膀胱者，州都之官。位當孤府，故曰都官。津液藏焉，氣化則能出矣。故膀胱不利爲癃，不約爲遺溺。又曰：水泉不止，膀胱不藏也。又曰：下焦者，別廻腸，注於膀胱而滲入焉。故水穀者，常并居於胃中，成糟粕而俱下於大腸，而成下焦。滲而俱下，濟泌別汁，循下焦而滲入膀胱焉。

《難經》曰：下焦者，當膀胱上口，主分別清濁。

浩然按：膀胱有下口而無上口，故水液在小腸下口水分穴，於膀胱上際，滲入膀胱而出焉。《難經》之"上口"應作"上際"。

華元化曰：下焦者，人氣之所系也。又屬膀胱之宗始。又曰：鼻孔在外，膀胱漏泄。

《靈樞》曰：腎合三焦、膀胱。三焦、膀胱者，腠理毫毛其應。腎主骨，故驗於皮毛腠理。密理厚皮者，三焦、膀胱厚；粗理薄皮者，三焦、膀胱薄；疏腠理者，三焦、膀胱緩；皮急而無毫毛者，三焦、膀胱急；毫毛美而粗者，三焦、膀胱直；稀毫毛者，三焦、膀胱結也。又云，鼻柱中央起，三焦乃約。三焦屬腎與膀胱，故附膀胱而言，非爲三焦有形物如是也。

《淫邪發夢篇》曰：厥氣客於膀胱，則夢遊行。

膀胱病者，少腹偏腫而痛。以手按之，則欲小便而不得。肩上熱，若脉陷，足小指外側及足脛踝後皆熱。若脉陷者，取委中。

膀胱脹者，小腹滿而氣癃。

《難經》曰：膀胱者，腎之腑。膀胱謂黑腸。腎色主黑，故謂黑腸。

足太陽經脉絡穴圖説考

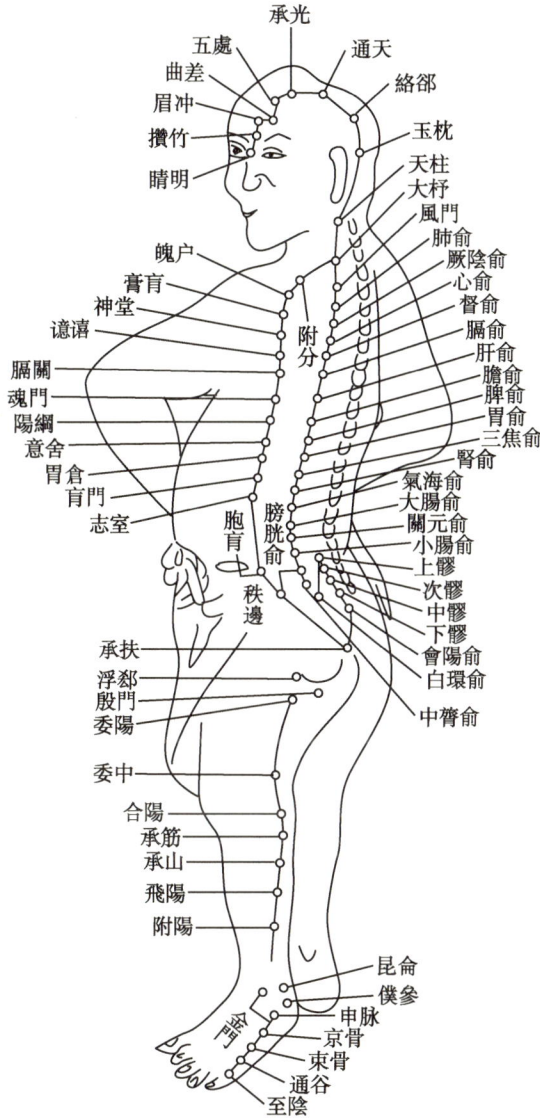

圖 38　足太陽經脉絡穴圖

經脉

　　足太陽之脉，起於目內眥。目內眥爲目之大角也。睛明穴（在目內眥。《明堂》云：目內眥，眥頭內畔陷之宛宛中）。○此經起於目內眥，受手太陽之交也。上額，交巔上。巔音顛，山頂也。腦上爲巔，髮際前爲額。又云：巔中爲都，顱骨者，一蓋巔，是頂也。百會穴（在頂中央陷中。督脉、足太陽之交會）。○此經自目内眦睛明，上行循攢竹穴（在兩眉頭尖陷宛宛中），至神庭穴（在鼻，直入髮際五分，督脉、足太陽、陽明三脉之會），循曲差穴（在神庭傍一寸五分，入髮際）、五處穴（挾上星，傍一寸五分）、承光穴（在五處後一寸五分）、通天穴（在承光後一寸五分），斜行交於巔上百會穴也。

　　其支別者，從巔至耳上角。《靈樞經》云“其支者”。○此經自通天穴，左脉交於百會穴，行至右耳上角；右脉交於百會穴，行至左耳上角。其耳上角有率谷穴（在耳上入髮際五分，足太陽、少陽之會）、浮白穴（在耳後入髮際一寸，足太陽、少陽之會）、竅陰穴（在枕骨下，搖動有空，足太陽、少陽之會）。循此三穴，散養於經脉也。

　　其直行者，從巔入絡腦。《靈樞經》《甲乙經》皆云“其直者”。《要旨論》云：頸上爲腦。《總錄•骨度統論》云：都顱後爲腦骨。○此經自通天後直行，循絡卻穴（在通天後一寸五分）、玉枕穴（在絡卻後一寸五分，挾腦户傍一寸三分，枕骨上入髮際三寸），循腦户穴（在枕骨上，強間後一寸五分是，在百會後四寸五分，督脉、足太陽之會，繞腦而行也）。還出別下項，腦户後爲項。○此經自腦户穴出而別行，還於本經，下項，至於天柱穴（在頸大筋外廉，挾項，髮際陷中之分也）。循肩髆内，肩後之下爲髆。○此經下行至大椎穴（在第一椎上陷中，手足三陽督脉之會）、陶道穴（在大椎節下，督脉、足太陽之會），卻循大杼穴（在項後第一椎下，兩傍相去各一寸五分）。《難疏》云：骨會大杼骨治。治此非急者，不必灸之。挾脊，抵腰中。《要旨論》云：尻上橫者爲腰，監骨下爲腰骨，挾脊内爲脊骨。凡節有二十一通，項骨三節，則二十四節内爲膥[1]，膥兩傍爲膂。○此經自肩髆内大杼穴，挾脊下行，循風門穴（在第二椎下，兩傍相去各一寸五分。若頻刺泄，諸陽熱，背不發癰疽）、肺腧穴（在第三椎下，挾脊，相去各一寸五分）、厥陰腧穴（在第四椎下兩傍各一寸五分）、心腧穴（在第五椎下兩傍各一寸五分）、督腧穴（在第六椎下兩傍各一寸五分）、膈腧穴（在第七椎下兩傍各一寸五分）、肝腧穴（在第九椎下兩傍各一寸五分）、膽腧穴（在第十椎下兩傍各一寸五分，正坐取之）、脾腧穴（在第十一椎下兩傍各一寸五分）、胃腧穴（在第十二椎下兩傍各一寸五分）、三焦腧穴（在第十三椎下兩傍各一寸五分）、腎腧穴（在第十四椎下兩傍各一寸五分，與臍平）、氣海腧穴（在第十五椎下兩傍各一寸五分）、大腸腧穴（在十六椎下兩傍各一寸五分）、關元腧穴（在第十七椎下兩傍各一寸五分）、小腸腧穴（在第十八椎下兩傍各一寸五分）、膀胱腧穴（在第十九椎下兩傍各一寸五分）、中

---

[1] 膥：yín。《中華字海》：“膥，背脊兩旁的肉，見《集韻》。”

脊內腧穴（在第二十椎下兩傍各一寸五分，挾脊胛起肉）、白環腧穴（在第二十一椎下兩傍各一寸五分。《甲乙經》云：鍼如腰户法同，挺腹地端身，兩手相垂，支額縱息，令皮膚俱緩，乃取其穴）。**入循脊，絡腎屬膀胱。** 胃下兩傍入脊膂，左右皆爲腎。腎下前爲膀胱，腎狀如石卵，色黑紫，附十四椎。○此經自白環腧，入循脊，絡繞於腎臟，下行會於膀胱腧之分也。

其支別者，從腰中下貫臀， 音豚。**入膕中。**《甲乙經》同《靈樞經》，云"其支者，從腰中，下挾脊，貫臀，入膕中"。臀，尻也。膕，膝後曲折處也。《要旨論》云：腓腸上膝後曲折處爲膕，挾腰髖骨兩傍爲機，機後爲臀肉。○此經自白環腧，支別下行，循腰踝下，挾脊，循上髎穴（在第一空，腰踝下一寸，挾脊陷中）、次髎穴（在第二空挾脊陷中）、中髎穴（在第三空，挾脊陷中）、下髎穴（在第四空，挾脊陷中）、會陽穴（在陰尾骨兩傍，貫穿臀肉下）、至承扶穴（在尻臀下，股陰沖上紋中）、殷門穴（在扶下六寸）、浮郄穴（在委陽上一寸，展膝得之）、委陽穴（在承扶下六寸，足太陽後，出於膕中外廉兩筋間，屈身取之），下行入膕中，至委中穴（在膕中央約紋動脉，乃血郄也。熱病汗不出，足熱，膝不能伸，刺血愈。令人面挺腹地而取之。又云：曲踿內，兩筋兩骨中宛宛是，背面取之）。

其支者，從髆內左右，別下貫胛， 胛音甲。胂音梅，脾胂之異名。脊內曰胛，挾脊肉也。《靈樞經》曰"別下貫胛"。○此經自天柱穴。從髆內左右別行，循附分穴（在第二椎下，附項內廉兩傍，相去挾脊各三寸，正坐取之，貫穿胛脊）、魄户穴（在第三椎下兩傍，相去各三寸）、膏肓腧穴（在第四椎下，近五椎上，兩傍各三寸，令人正坐，曲脊，伸兩手，以臂着膝前，令正直，不得動搖，從胛骨上角，摸索至骨下頭，其間當有四肋三間，灸中間，從胛骨之里，去胛骨容側指許，摩肤去表，肋間空處按之，自覺牽引於肩中。灸兩胛界中。一云：在五椎上兩傍各開三寸，令正坐，以草心於中指第二節橫紋內爲一寸，量六寸，一椎骨一寸一分，記六寸，先將筆點百勞穴爲准，下六寸盡頭點墨，將草心折中，兩傍盡處是穴，百脉皆從此經過，無病不療。多灸爲佳）、神堂穴（在第五椎下兩傍，各三寸，正坐取之）、譩譆穴（在肩髆內廉，挾第六椎下，兩傍各三寸，正坐取之）、膈關穴（在第七椎下兩傍，各三寸陷中，正坐取之）、魂門穴（在第九椎下，兩傍各三寸，正坐取之）、陽綱穴（在第十椎下，兩傍各三寸，正坐取之）、意舍穴（在第十一椎下，兩傍各三寸陷中，正坐取之）、胃倉穴（在第十二椎下，兩傍各三寸）、肓門穴（在第十三椎下，兩傍各三寸）。又，肋間志室穴（在第十四椎下，兩傍各三寸，正坐取之）、胞肓穴（在第十九椎下，兩傍各三寸，伏而取之）、秩邊穴（在第二十椎下，兩傍相去各三陷中，伏而取之也）。**挾脊內，過髀樞，循髀外從後廉下合膕中，** 髀音披，股也。股外爲髀。髀樞者，以其轉動若樞也。《總錄•骨度統論》云：捷骨之下爲髀樞骨，左右共二。足少陽經環跳穴在髀樞中。○此經自脊秩邊穴下，過臀肉，循髀樞穴之里，至承扶穴之外一寸五分，循髀外後廉，下合於膕中，委中也。以下貫腨内，腨，腓腸也。腓音肥，脛腨也，足肚也。《要旨論》云：足跟上爲踵，踵上爲腨。○此經自委中穴，下循合陽穴（在膝約紋中央下三寸，貫穿腨内），至承筋穴（在腨中央陷中。又云：在脛後，從脚跟後到上七寸中央陷中，禁刺）。下行，循承山穴（在腨腸下分肉間陷中。站脚，見人字影，取之）、飛陽[1]穴（在外踝上七寸）、附陽穴（在外踝上三寸後筋骨宛宛中，陽蹻之郄，太陽前，少陽後）。出外踝之後，循京骨，至小指外側。《骨度統論》云：骭骨之下爲立骨，左右各有内外踝骨者共四。踝骨之後各有京骨者，左右共二。○此經自附陽穴下行，出外踝之後，循昆侖穴（在足外踝後，跟骨上陷中）、僕參穴（在跟骨下陷，拱足取之）、申脉穴（即陽蹻穴也。在外踝下陷中。容爪甲，赤白肉際）、金門穴（在外踝下）、京骨穴（在足外側大骨赤白肉際陷中，按而得之）、束骨穴（在足小指外側，本節後陷中）、通谷穴（在足小指外側，本節前陷中）、至陰穴（在足小指外側，去爪甲角如韭葉）。自此交入足少陰腎經，故足少陰之脉起於足小指之下也。

○是動則病沖頭痛腦後横沖眉間痛也。目似脱，項似拔，脊痛，腰似折，髀不可以曲，膕如結，腨似裂，是爲踝厥。

是主筋所生病者。是皆太陽經脉所過之所，故有是症。然又有後之諸病。或出本經，或由合經者。痔，瘧，狂癲疾，頭囟音信，腦蓋骨也。項痛，目黄，淚出，鼽衄，項背腰尻音考，平聲。脊骨盡處也。膕腨脚皆痛，小指不用。爲此諸病，盛則瀉之，虛則補之，熱則疾之，寒則留之，陷下則灸之。不盛不虛，以經取之。盛者，人迎大再倍於寸口；虛者人迎反小於寸口也。

經絡

足太陽之别，名曰飛陽。去踝七寸，别走少陰。足少陰腎經也。絡實絡脉實也。則鼽窒，頭背痛；虛則鼽衄，取之所别也。飛陽穴也。

經筋

足太陽之筋，起於足小指。至陰穴也。上結於踝。邪斜也上結於膝。其下循足外側，結於踵。僕參、昆侖穴也。上循跟，結於膕。委中穴也。其别者，從飛

1　飛陽：此穴名首見《靈樞・經脉》，《黄帝明堂經》作“飛揚”。本書二名皆有，不予統一。

陽穴也，結於腨外，上膕中内廉，與膕中并，上結於臀，而行浮郄、陰門等穴。上挾脊，上項。天柱、玉枕等穴。其支者，別入結於舌本。其直者，結於枕骨。上頭，下顔，結於鼻。其支者，爲目上網，自睛明穴。下結於頄。目下之頄。其支者，從腋後外廉，結於肩髃。其支者，入腋下，上出缺盆，上結於完骨。其支者，出缺盆，邪上出於頄。目下之頄也，音求。腨音篆，卽腓腸。俗名膀肚也。踹音煆，足跟也。本經與腨通用。

○其病小指支跟腫痛，膕攣，脊反折，項筋急，肩不舉，腋支缺盆中紐痛，不可左右搖。治在燔鍼劫刺。以知爲數，以痛爲輸。取其俞穴，卽痛處是也。名曰仲春痹。此病當發於二月之時，故名之仲春痹也。

巨陽之厥巨陽穴，陽也。則腫者，頭重足不能行，發爲眴僕。

○經穴歌

足太陽兮膀胱經，目眦内角始睛明。一名淚孔。眉頭陷中曰攢竹，一名始光，一名光明，一名圓柱。曲差寸半神庭畔。五處挨排列上星，承光五處後寸半。通天絡卻一名強陽，一名腦蓋。亦如此，玉枕橫夾腦户見。天柱後處項髮際，大椎外廉陷中是。夾脊相去寸五分，第一大杼二風門。一名熱府。肺腧三椎厥陰四，心腧五椎之下輪。督腧一名高蓋。膈腧相梯級，第六第七次第立。第八椎下穴無有，肝腧數椎當第九。十椎膽腧脾十一，十二椎下胃腧取。三焦、腎腧、氣海腧，十三十四十五究。大腸、關元腧怎量，十六十七椎兩傍。十八椎下小腸腧，十九椎下尋膀胱。中膂内腧一名脊内腧椎二十，白環二十一椎當。上髎、次髎、中與下，一空二空挾腰胯。并同夾脊四個髎，載在千金君勿討。會陽一名利機。尾骨兩傍分，尺寸須看督脉曉。第二椎下外附分，夾脊相去古法云。先除脊骨量三寸，不是灸狹能傷筋。魄户三椎膏肓四，癆瘵之症最驗治。第五椎下索神堂，第六譩譆外可當。膈關第七魂門九，陽綱、意舍依上數。胃倉、肓門屈指彈，椎者十二與十三。志室次之爲十四，胞肓十九合參議。秩音直邊二十椎直下，承扶[1]一名肉郄[2]，一名陰關，一名皮部。臀陰紋中央。殷門、承扶六寸直，浮郄一寸上委陽。委陽卻與殷門并，膕中外廉兩筋鄉。委中膝膕約紋里，此下三寸尋合陽。承筋一名踹腸，一名直腸。腨

1　承扶：原作"扶承"。據考宋以前該穴均作"扶承"，後作"承扶"。今本條二名皆有，統作"承扶"。
2　郄：原作"都"，據《黃帝明堂經》改。

腸中央是，承山一名魚腹，一名肉柱，一名傷山。腨下分肉傍。飛陽一名撅陽，足太陽別絡也。外踝上七寸，附陽踝上三寸量。金門正在外踝下，昆侖一名下昆侖踝後跟骨中。僕参一名安耶。跟骨下陷是，申脉陽蹻脉起申脉，一名陽蹻。分明踝下容。京骨外側大骨下，束骨本節後相通。通谷本節前陷索，至陰小指外側逢。

經穴正面銅人全圖[1]

手足太陽四方陽圓[2]□　手足太陰四方陰圓■　手足少陽三尖陽圓△　手足少陰三尖陰圓▲

手足陽明圓陽圓 ○　手足厥陰圓陰圓 ●

督脉陽圓圓 ○　任脉陰圓圓 ●　觀其圖則知陰陽所屬矣。

經穴背面銅人全圖[3]

十二經本一脉歌

中焦肺起中府脉之宗，出手走里大指之端衝。少商。大腸卽手走外起次指，商陽。上行環口交鼻中。迎香。胃經原又下鼻交，頭維。出足大次指端逢。厲兑。脾脉就足内側拇指端，隱白。注於心中大包達少陰。心經胸脉由腋下，極泉。循手内側小指端。少衝。小腸從手小指起，少澤。上斜絡於目内眥。聽宫。膀胱亦就目内生，睛明。至足小指外側停。至陰。腎脉動於小指下，涌泉。起注胸中過腹胯。俞府。心包出處又屬胞，天池。循手小指次指終。中衝。三焦向手次指側，無名指。環走耳前目鋭息。耳門。膽卽接生目鋭傍，瞳髎。走足太指三毛間。

十五絡脉歌

人身絡脉一十五，我今逐一從頭舉。手太陰絡爲列缺，手少陰絡是通里。

1　經穴正面銅人全圖：此處原有經穴正面銅人全圖，裁割成 4 小幅，分爲 4 頁。爲便閲覽，今將原小幅圖拼接成大幅，附於本書之末。

2　四方陽圓：“陽圓”是穴位標誌法。今據其圖，將各種標誌法直接注在文字表述之後。

3　經穴背面銅人全圖：此處原有經穴背面銅人全圖，裁割成 4 小幅，分爲 4 頁。爲便閲覽，今將原小幅圖拼接成大幅，附於本書之末。

手厥陰絡爲內關，手太陽絡支正是。手陽明絡偏歷當，手少陽絡外關位。足太陽絡號飛陽，足陽明絡豐隆係。足少陽絡爲光明，足太陰絡公孫寄。足少陰絡名大鐘，足厥陰絡蠡溝取。陽督之絡曰長強，陰任之絡會陰里。脾之大絡屬大包，十五絡名君須記。

卷 之 六

雲間浩然子惠源王宏翰著輯

男　聖來王兆文

　　　聖發王兆武參訂

奇經八脉總論

凡人一身有經脉、絡脉，直行曰經，傍支曰絡。經凡十二，手之三陰、三陽、足之三陰、三陽是也。絡凡十五，乃十二經各有一別絡，而脾又有一大絡，并任、督二絡，爲十五也。《難經》謂陰維、陽維也。共二十七氣相隨上下，如泉之流，如日月之行，不得休息。故陰脉營於五臟，陽脉營於六腑。陰陽相貫，如環無端，莫知其紀終而復始。其流溢之氣入於奇經，轉相灌溉，内溫腑臟，外濡腠理。

奇經凡八脉，不拘制於十二正經，無表里配合，故謂之奇。蓋正經猶夫溝渠，奇經猶夫湖澤也。正經之脉隆盛，則溢於奇經。是以絡脉流溢諸經，不能復拘也。故秦越人比之天雨降下，溝渠溢滿，滂霈妄行，流於湖澤、此發《靈》《素》之秘旨者也。八脉散在群書，略而不悉，醫不參考，何能明悉病機也？

奇經八脉者，陰維也，陽維也，陰蹻也，陽蹻也，衝也，任也，督也，帶也。陽維起於諸陽之會，由外踝而上行於衛分。陰維起於諸陰之交，由内踝而上行於營分，所以爲一身之綱維也。陽蹻起於跟中，循外踝上行於身之左右。陰蹻起於跟中，循内踝上行於身之左右，所以使機關之蹻捷也。督脉起於會陰，循背而行於身之後，爲陽脉之總督，故曰陽脉之海。任脉起於會陰，循腹而行於身之前，爲陰脉之承任，故曰陰脉之海。衝脉起於會陰，挾臍而行，直衝於上，爲諸脉之衝要，故曰十二經脉之海。帶脉則橫圍於腰，狀如束帶，所以總約諸脉者也。是故陽維主一身之表，陰維主一身之里，以乾坤言也。陽蹻主一身左右之陽，陰蹻主一身左右之陰，以東西言也。督主身後之陽，任衝主身前之陰，以南北言也。帶脉橫束諸脉，以六合言也。是故醫而知乎八脉，則十二經、十五絡之大旨，無不得矣。

○奇經八脉歌

督脉起自下極腧，并於脊里上風府。過腦額鼻入齗交，爲陽脉澥音蟹都綱撫。任脉起於會陰底，上腹循喉承漿户。又入面部目中央，陰脉之海妊所賦。衝脉出胞循脊中，從腹會咽絡唇口。女人成經爲血室，脉并少陰腎經輔。與任督本於會陰，三脉并起而異行。陽蹻起足之跟里，循外踝上風池里。陰蹻内踝循喉嗌，本足陰陽脉別支。諸陰交起陰維脉，發足少陰築賓郗。諸陽會起陽維脉，太陽之郄金門部。帶脉周圍季脅間，會於維道足少陽。奇經八脉系諸經，灌漑周身脉絡敷。

任脉帶脉陰維陰蹻絡穴圖

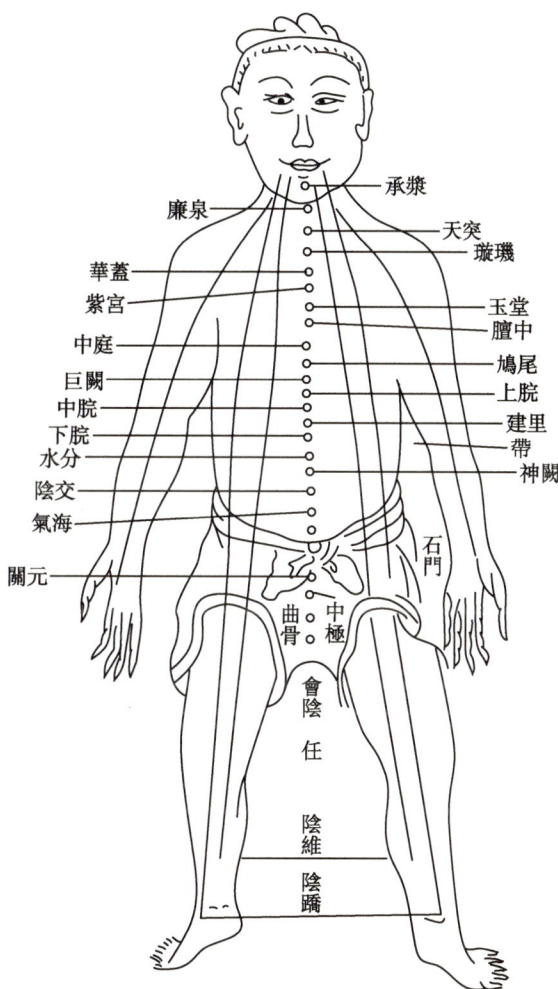

圖 39　任脉帶脉陰維陰蹻絡穴圖（凡二十四穴）

　　任脉者[1]，起於中極之下，以上毛際，循腹里，上關元，至咽上頤，循面入目，屬陰脉之海也。中行，凡二十四穴。《難經》《甲乙經》無"上頤，循面入目"。○《要旨論》云：任者，妊也。此人生養之本。故曰任。脉起於中極之下，長強之上，此奇經之一脉

1　者：原作"著"，據文義改，與下督脉等體例合。

也。任、衝二脉皆起於胞中，循脊里爲經絡之海。其浮而外者，循腹上行，會合咽喉，別而絡唇。其任脉，起於少腹，以下骨中央。其少腹直上者，貫臍中央，上貫心，入喉，上頤，環唇，繫兩目，下中央。此任脉起於會陰穴（在兩陰間）。任脉別絡，挾督脉、衝脉之會曲骨穴（在橫骨之上毛際中陷中，臍下七寸，動脉應手）、中極穴（在關元下一寸）、關元穴（在臍下三寸）、石門穴（在臍下二寸）、氣海穴（在臍下一寸五分）、陰交穴（在臍下一寸）、神闕穴（在臍中是）、水分穴（在下脘下一寸，臍上一寸），會足太陰於下脘穴（在建里下一寸）、建里穴（在中脘下一寸），會手太陽、少陽、足陽明於中脘穴（一名太倉。在上脘下一寸，自鳩尾至臍中長八寸。然胃有大小，亦不可拘。上紀者，中脘也，只以臍上四寸）、上脘穴（在巨闕下一寸，臍上五寸。一云：巨闕下寸半，去蔽骨二寸）、巨闕穴（在鳩尾下一寸）、鳩尾穴（在蔽骨之端下五分。有人無蔽骨者，從歧骨下一寸是。言其骨垂下如鳩尾形，故以爲名）、中庭穴（在膻下一寸六分）、膻中穴（在玉堂下一寸六分，兩乳中間）、玉堂穴（在紫宮下一寸六分）、紫宮穴（在華蓋下一寸六分）、華蓋穴（在璇璣下二寸）、璇璣穴（在天[1]突下一寸陷中，仰而取之）。上喉嚨，會陰維於天突、廉泉。天突穴（在結喉下四寸宛宛中）、廉泉穴（在頷下結喉上，舌本間，仰而取之）。自廉泉上頤，循承漿穴（在頤前唇下宛宛中是，陽明之會），環唇，循齦交穴，督、任脉之會，復出分行，循面系兩目之下中央，循承泣穴（值目瞳子陷中，蹻脉、任脉、足陽明之會）分也。

　　任衝之別絡，名曰尾翳。下鳩尾，散於腹。實則腹皮痛，虛則癢，搔取之，所別也。皆當取此尾翳別穴以治之也。

　　《靈樞經》曰：缺盆之中，任脉也，名曰天突。其側[2]動脉，人迎，足陽明也。

　　《內經》曰：任脉爲病，男子內結七疝，女子帶下瘕聚。

　　又曰：女子二七而天癸至，任脉通，太衝脉盛，月事以時下。七七任脉虛，太衝脉衰，天癸竭，地道不通，故形壞而無子。

　　又曰：上氣有音者，治其缺盆中。謂天突穴也，陰維、任脉之會，刺一寸，灸三壯。

　　《脉經》曰：寸口脉來緊細實長至關者，任脉也。動苦少腹繞臍，下引橫骨陰中切痛，取關元治下。

　　又曰：橫寸口邊脉丸丸者，任脉也。苦腹中有氣如指，上搶心，不得俛仰，拘急。

1　天：原作“大”，據《黃帝明堂經》改。
2　側：原作“則”。此句《靈樞‧本輸》作“次任脉側之動脉，足陽明也，名曰人迎”。據此改“則”爲“側”，餘皆可通。

○經穴歌

會陰一名屏翳。正在兩陰間，曲骨臍下毛際安。中極一名玉泉，一名氣原。臍下四寸取，三寸關元一名丹田，一名大中極。二石門。一名利機，一名精露，一名命門，一名丹田。氣海一名脖胦[1]，一名下肓。臍下一寸半，陰交一名橫户臍下一寸按。分明臍內號神闕，一名氣舍。水分一名分水。一寸臍上列。下脘音管建里中上脘，一名上管，一名胃管。各遠一寸爲君算。巨厥上脘上一寸，鳩尾一名鳩翳，一名𩩲骬，任衝別絡也。蔽骨五分安。中庭膻下寸六分，膻中一名元見。兩乳中間譜。玉堂一名玉英。紫宮及華蓋，相去各寸六分貫。華蓋璣下一寸量，璇璣突下一寸看。天突一名天瞿，乃陰維、陽維之會也。結下宛宛處，廉泉[2]一名舌本[3]。啥下骨尖[4]觀。承漿一名懸漿。頤前唇稜下，任脉行腹陰脉燦。

督脉衝脉陽維陽蹻絡穴圖

督脉者，起於下極之腧。《難經》曰"兩陰之間[5]"。穴名屏翳。督脉生於此，自屏翳之後并脊而上者爲之督脉，上至齒縫而終。自屏翳前，隨衝脉挾臍，上至齒縫相連者，謂之任脉。《要旨論》云：前陰後，後陰前，屏翳兩筋間爲募。篡內深處爲下極。下極之前，男爲陰廷，女爲窈漏。《二景圖》云：督之言都，是人陽脉之都綱也。人脉比於水，故曰陽脉之海，此奇經之一脉也。《總錄·奇經八脉論》曰，人之氣海常行於十二經脉，其諸經滿溢，則流於奇經焉。奇經有八脉，督脉督於後，任脉任於前也。并於脊里，上至風府。脊，見足太陽經。○此督脉自會陰穴（一名屏翳。在兩陰間。任脉別絡），挾督脉、衝脉之會。屏翳之後，并脊上行，循長強穴（在脊骶端計三分，跌地取之乃得）、腰腧穴（在第二十一椎節下間宛宛中，以挺腹地舒身，兩手相垂，支額，縱四體後，乃取其穴）、陽關穴（在十六椎下間，伏而取之）、命門穴（在第十四椎節間，伏而取之）、懸樞穴（在第十三椎節下間，伏而取之）、脊中穴（在第十一椎節下間，俛而取之）、筋縮穴（在第九椎下節間，俛而取之）、至陽穴（在第七椎節下間，

1　胦：原作"胦"，據《靈樞·九鍼十二原》改。

2　泉：原作"前"，據本節絡穴圖穴名改。

3　舌本：《鍼灸腧穴通考》考《銅人腧穴鍼灸圖經》中的此名很可能是誤名。

4　啥下骨尖：《銅人腧穴鍼灸圖經》載廉泉"在領下結喉上"。故"啥"或爲"領"之誤。"骨尖"即指結喉尖。

5　兩陰之間：《難經·二十八難》無此言，原作："督脉者、起於下極之俞，并於脊里，上至風府，入屬於腦。"

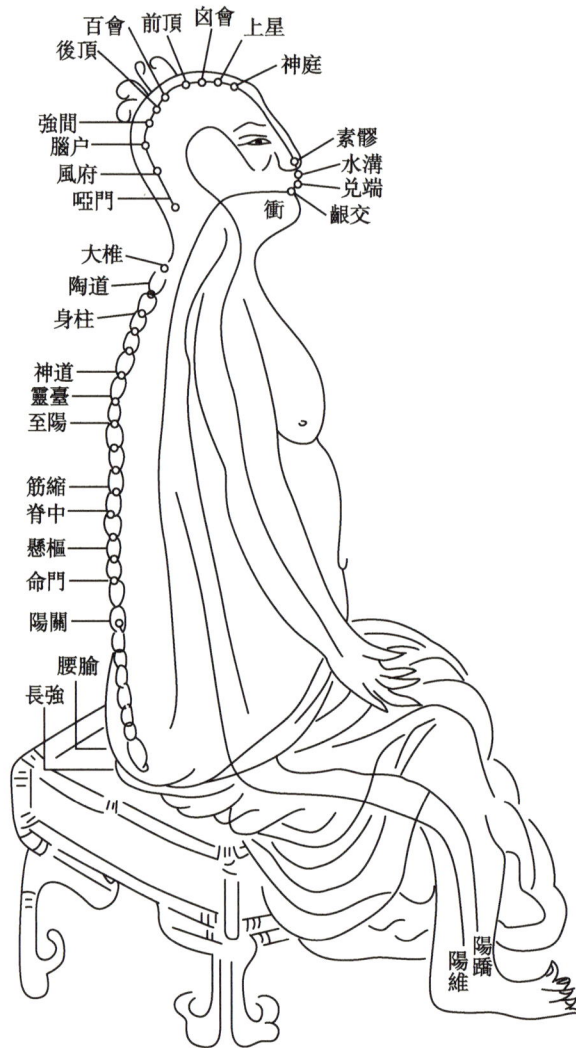

圖40　督脉衝脉陽維陽蹻絡穴

俛而取之）、靈臺穴（在第六椎節下間，俛而取之）、神道穴（在第五椎節下間，俛而取之）、身柱
穴（在第三椎節下間，俛而取之）、風門穴（在第二椎下，兩傍相去各一寸五分，督脉、足太陽
之會）、陶道穴（在大椎節下間，俛而取之）、大椎穴（在第一椎上陷中，手足三陽脉會）、啞[1]門
穴（在風府後，入髮際五分宛宛中），會陽維，入繫舌本，至風府定入髮際一寸，大筋内宛宛中。
疾言，其肉立起，言休立下。入腦，上巔，循額，至鼻柱，屬陽脉之海也。中行，凡
二十七穴。腦、巔、額，見足太陽經。○此經自風府穴腦，上巔，循腦户穴（在枕骨上強間後
一寸五分）、強間穴（在後頂後一寸五分）、後頂穴（在百會後一寸五分，枕骨上）、百會穴（在前

1　啞：原作“亞”，據本節絡穴圖名改。

頂後一寸五分,頂中央旋毛中,可容一豆,一名三陽五會也)、前頂穴(在囟會後一寸五分陷中)、囟會穴(在上星後一寸陷中)、上星穴(在神庭後入髮際一寸陷中)、神庭穴(直鼻,上入髮際五分。取法:用手掌後橫紋按於鼻尖上,中指盡處是上星穴也。先取上星,下五分是也。督脉、足太陽、陽明之交會)、循額中,至鼻柱素髎穴(在鼻柱上端)、下水溝穴(在鼻柱下人中是也)、會手足陽明至兑端穴(在唇上端)、齦交穴(在唇內齒上斷筋中),與任脉、足陽明交會而終。

《素問·骨空論》曰:督脉者,起於少腹以下骨中央,女子入繫廷孔,任脉、衝脉,起於小腹之胞中。督脉乃起於腎下胞中,至於少腹,則下行於腰橫骨圍之中央,繫陰廷溺孔上端也。繫廷孔者,謂窈漏近所,謂前陰穴也。以其陰廷繫屬於中,故而名之。其孔,溺孔之端也。孔則窈漏也。窈漏之中,其上有溺孔焉。端謂陰廷,在此溺孔之上端也。其絡循陰器合篡間,繞篡後,督脉別絡自溺孔之端分而各行,下循陰器,乃合篡,前陰、後陰之兩間也。自兩間之後,已復分而行,繞篡之後,屏翳穴也。別繞臀,至少陰與巨陽大陽也中絡者,合少陰,上股內後廉,貫脊,屬腎。別謂別絡,分而各行之於焦也。○足少陰之絡者,自股內後廉,貫脊屬腎,足太陽之絡外行者。循髀樞,絡股陽而下其中行者,下貫腎之膕中,與外行絡合,故言至少陰與巨陽中,絡合少陰上股內後廉,由會陽穴(在陰尾尻骨兩傍),貫脊會於長強,與少陰會,并脊里上行,歷腰腧至斷交等穴,與任脉、足陽明交會而終。

與太陽起於目內眦,上額,交巔上,入絡腦,還出,別下項,循肩膊內,挾脊,抵腰中,入循膂、絡腎。王啓玄曰:接繞臀而上行也。其男子循莖下至篡,與女子等。女子絡陰器合篡間,繞篡後屏翳穴,男子同此也。其少腹直上者,貫臍中央,上貫心,入咽喉,上頤,環唇,上繫兩目之下中央。李瀕湖曰:督脉別絡,自長強走任脉者,由小腹直上,貫臍中央,上貫心,入喉,上頤,環唇,上繫兩目之下中央,會大陽於目內眦睛明穴,上額,與足厥陰同會於巔,入絡於腦。又別自腦下項,循肩胛與手足太陽、少陽,會於大杼第一椎下,兩旁去脊中一寸五分,內挾脊抵腰中,入循膂絡腎。

《難經》曰:督、任脉各四尺五寸,合共九尺。

張潔古曰:督者,都也,爲陽脉之都綱。任者,妊也,爲陰脉之妊養也。

王海藏曰:陰蹻、陽蹻,同起跟中,乃氣并而相連。任脉、督脉,同起中極之下,乃水溝而相接。

滑伯仁曰:任、督二脉,一源而二歧。一行於身之前,一行於身之後。人身之有任、督,猶天地之有子午,可以分,可以合。分之以見陰陽之不離,合之以見渾淪之無間。一而二,二而一者也。

浩然按：天有南極、北極，以子午相對也。人乃一小天地也，故任、督二脉亦以子午爲陰陽，以人與天地之氣相爲流通也。但人能窮理格物，明天地間氣域中之變化，悉從火、氣、水、土四元行之升降相薄，如天之慧孛、地之化育，人之情欲疾病，皆係四元行之勝負也。身之十二經絡，猶天之列宿；奇經之八脉，猶天之有經緯也。然人惟賴四液之補養，一或失調，疾病頻興，故人身謂一小天地也。四液，詳在二卷。

《骨空論》曰：督脉生疾，從小腹上衝心而痛，不得前後，爲衝疝。女子爲不孕、癃閉、遺溺、嗌乾，治在骨上。謂腰橫骨上毛際中，曲骨穴也。甚者在臍下營。臍下一寸，陰交穴也。

王啓玄曰：此乃任、衝二脉之病，不知何以屬之督脉？

李時珍曰：督脉雖行於背，而別絡自長強、走任脉者，則由小腹直上，貫臍中，貫心入喉，上頤環唇，而入於目之內眥，故顯此諸症。啓玄蓋未深考爾。

督脉之別絡，名曰長強。挾脊，上項，散頭上，下當肩胛，左右別走太陽，足太陽膀胱也。入貫膂。實則脊強反折，虛則頭重高搖之。頭痛難支，必從高而搖之也。挾脊之有過者，此皆挾脊之有病所致也。取之所別也。病皆取此長強別絡穴治之也。

秦越人曰：督脉爲病，脊強而厥。

王海藏曰：此病宜用羌活、獨活、防風、荆芥、細辛、藁本、黃連、大黃、附子、烏頭、蒼耳之類。

張仲景曰：脊強者，五痙之總名。其證卒口噤，背反張而瘈瘲。諸藥不已，可灸身柱、大椎、陶道穴。

又曰：痙家，脉築築而弦直、上下行。

王叔和曰：尺寸俱浮，直上直下，此爲督脉。腰背強痛，不得俛仰，大人癲病，小兒風癇。

又曰：脉來中央浮，直上下動者，督脉也。動苦腰痛膝寒，大人癲，小兒癇，宜灸頂上三壯。

《內經·風論》曰：風氣循風府而上，則爲腦風。風入系頭，則爲目風眼寒。

王啓玄云：腦户乃督脉，定太陽之會故也。

○經穴歌：

齦交唇內斷逢鄉，兌端正在唇中央。水溝一名人中。鼻下溝內索，素髎音窌，一名面王[1]。宜向鼻端詳。頭形北高面南下，先以前後髮際量。分爲一尺有二寸，髮上五分神庭當。庭上五分上星位，囟音信，蓋骨也，謂之囟門。會星上一寸強。上至前頂一寸半，寸半百會一[2]名三陽，一名五會，一名天滿。居中央。神聰、百會取四面，各開一寸風癇詳。後頂、一名交衝。強間、一名大羽。腦户一名合囟。腦前曰顱。《傳雅[3]》頂顱謂之髑髏也。三，相去各是一寸五。後髮五分定瘖門[4]，一名喑門，一名舌橫，一名舌厭。門上五分是風府。一名舌本。上有大椎下尾骶，分爲二十有一椎。

　　古來自有折量法，《靈樞》凜凜細推詳。九寸八分一寸四，上之七節如是量。百勞一名大椎。第一節上是，一椎節下陶道知。身柱第三椎節下，神道第五不可揚。靈臺第六至陽一名肺底。七，筋縮第九椎下當。脊中、一名神宗，一名脊腧。懸樞、命門一名屬累，一名精宮。穴，十一十三十四節。陽關鎮住十六椎，二十一下腰腧音書。一名背鮮，一名腰户，一名髓孔，一名腰柱，一名髓腧。洋。其下長強別絡曰長強，一名爲之，一名陰郄。趺地取，督脉之部脊中量。

　　量督脉法：

　　○人之脊骨節，大椎至尾骶，其二十一節，須分上、中、下。取上七節，長九寸八分，每節長一寸四分；中七節，長一尺一寸四分，每節長一寸六分三釐；下七節，長八寸八分，每節長一寸三分六釐。

　　又一法：

　　○命門穴與臍相當。上至百勞十四節，下至尾骶七節。

陰　維　脉

　　陰維起於諸陰之交。其脉發於足少陰築賓穴，爲陰維之郄，在內踝上五寸，腨肉分中。上循股內廉，上行入小腹會，足太陰、厥陰、少陰、陽明於府舍上，會足太陰於大橫、腹哀，循脅肋會足厥陰於期門。上胸膈，挾咽，與任脉會於天突、廉泉，上至頂前而終。凡一十四穴。

1　面王：原作"而土"，無此穴名。據《黃帝明堂經》改。
2　一：原爲一字空，其後"名五會"前亦爲一字空。據文義體例，此缺"一"字，當補。下同。
3　傳雅：是否書名，尚不明瞭。存疑。
4　瘖門：本書"喑（瘖）門""啞門"均爲此穴別名。

陽維脉

陽維起於諸陽之會。其脉發於足太陽金門穴（在足外踝下一寸五分，上外踝七寸，會足少陽於陽交，爲陽維之郄），循膝外廉，上髀厭，抵少腹側，會足少陽於居髎，循脅肋，斜上肘，上會手陽明、手足太陽於臂臑，過肩前，與手少陽會於臑會、天髎，卻會手足少陽、足陽明於肩井。入肩後，會手太陽陽蹻於臑俞，上循耳後，會手足少陽於風池，上腦空、承靈、正營、目窗、臨泣，下額，與手足少陽、陽明五脉會於陽白，循頭入耳，上至本神而止。凡三十二穴。

二維爲病

越人曰：陽維、陰維者，維絡於身，溢蓄不能環流，灌溉諸經者也。故陽維起於諸陽之會，陰維起於諸陰之交。陽維維於陽，陰維維於陰。陰陽不能自相維，則悵然失志，溶溶溶溶，緩慢貌。不能自收持。王叔和《脉經》曰：悵然者，其人驚卽維脉緩，緩則令身不能自收持，卽失志，善忘恍惚也。

又曰：陽維爲病苦寒熱，陰維爲病苦心痛。王叔和《脉經》曰：陽維爲衛，衛爲寒熱；陰維爲營，營爲血，血者主心，故心痛也。

張潔古曰：衛爲陽，主表。陽維受邪，爲病在表，故苦寒熱。營爲陰，主里。陰維受邪，爲病在里，故苦心痛。陰陽相維，則營衛和諧矣。營衛不諧，則悵然失志，不能自收持矣。何以知之？仲景云：病常自汗，是衛氣不與營氣和也。宜桂枝湯和之。又云：服桂枝，反煩不解，先刺風池、風府，卻與桂枝湯。此二穴乃陽維之會也。謂桂枝後，尚自汗，發熱惡寒，其脉寸浮、尺弱，而反煩，爲病在陽維，故先鍼此二穴。仲景又云：藏無他病，時發熱，自汗出而不愈，此衛氣不和也，桂枝湯主之。

又曰：陰維爲病，苦心痛，治在三陰之交。太陰證則理中湯，少陰證則四逆湯，厥陰證則當歸四逆湯、吳茱萸湯主之。

李瀕湖曰：陽維之脉，與手足三陽相維，而足太陽、少陽則始終相聯附者，寒熱之證，惟二經有之。故陽維爲病，亦苦寒熱。蓋衛氣晝行於陽，夜行於陰。陰虛則內熱，陽虛則外寒。邪氣在經，內與陰爭而惡寒，外與陽爭而發熱，則寒熱之在表而兼太陽證者，有汗當用桂枝，無汗當用麻黃。寒熱之在半表半里，而兼少陽證者，當用小柴胡加減治之。若夫營衛慄卑而病寒熱者，黃芪建中及八物湯之類主之。潔古獨以桂枝一證屬之陽維，似未擴充。至於陰維爲病主心痛，潔古獨以三陰溫里之藥治之，則寒中三陰者宜矣。而三陰熱厥作痛，似未備矣。蓋陰維之脉雖交三陰而行，實與任脉同歸，故心痛多屬少陰、厥陰、任脉之氣上衝，而然。暴痛無熱，久痛無寒。按之少止者爲虛，不可按近者爲實。凡寒痛，兼少陰及任脉者，四逆湯；兼厥陰者，當歸四逆湯；兼太陰者，理中湯主之。凡熱痛兼少陰及任脉者，金鈴散、延胡索散；兼厥陰者，失笑散；兼太陰者，承氣湯主之。若營血內傷，兼夫任、衝、手厥陰者，則宜四物湯、養榮湯、妙香散之類。因病藥之如此，則陰陽虛實庶乎其不差矣。

王叔和《脉經》曰：寸口脉從少陰斜至太陽，是陽維脉也。動苦肌肉痺癢，皮膚痛，下部不仁，汗出而寒。又苦顛，僵僕[1]，羊鳴，手足相引，甚者失音不能言，宜取客主人。

又曰：寸口脉從少陽斜至厥陰，是陰維脉也。動苦癲癇僵僕，羊鳴，又苦僵僕失音，肌肉痺癢。應時自發汗出惡風，身洗洗然也。取陽白、金門、僕參。

李瀕湖曰：王叔和以癲癇屬陰維、陽維。《靈樞經》以癲癇屬陰蹻、陽蹻。二說義異旨同。蓋陽維由外踝而上循陽分，而至肩肘，歷耳、額而終行於衛分諸陽之會。陰維由內踝而上循陰分，而上脅至咽，行於營分諸陰之交。陽蹻起於跟中，循外踝上行於股外，至脅肋肩膊，行於一身之左右，而終於目內眥。陰蹻起於跟中，循內踝上行於股內陰氣，行於一身之左右，至咽喉，會任脉，而終於目內眥。邪在陰維、陰蹻則發癲邪，在陽維、陽蹻則發癇。癇動而屬陽，陽脉主之癲，靜而屬陰，陰脉主之。大抵二疾當取之四脉之穴，分其陰陽而已。

王叔和曰：診得陽維脉浮者，暫起目眩，陽盛實者苦肩息，洒洒如寒。○診得陰維脉沉大而實者，苦胸中痛，脅下支滿心痛，其脉如貫珠者，男子兩脅下實，腰中痛，女子陰中痛，如有瘡狀。

《素問·腰痛論》曰：陽維之脉，令人腰痛，痛上怫然腫，刺陽維之脉，與太陽合腨間，去地一尺。

○王啓玄曰：陽維起於陽，則太陽之所生，并行而上，至腨下，復與太陽

1　僵僕：原作“蒲”，據《脉經》卷十訂補。

合而上也。去地一尺，乃承山穴也，在銳腨腸下分内間陷中，可刺七分。

○肉里之脉令人腰痛，不可以咳，咳則筋縮，急刺肉里之脉，爲二痏，在太陽之外，少陽絶骨之後。

○王啓玄曰：肉里之脉，少陽所生。陽維脉氣所發，絶骨之後，陽維所過，分肉穴也。在足外踝，直上絶骨之端，如後二分筋肉分間，刺可五分。

○飛陽之脉令人腰痛，痛拂拂然，甚則悲以恐。

○啓玄曰：此陰維之脉也。去内踝上五寸腨分中，并少陰經而上也。刺飛陽之脉，在内踝上一寸，少陰之前，與陰維之會，築賓穴也。○《甲乙經》云：太陽之絡別走少陰者，名曰飛陽。

陰 蹻 脉

陰蹻者，足少陰之別脉。其脉起於跟中，足少陽然谷穴之後，同足少陰循内踝，下照海穴，上内踝之上二寸，以交信爲郄。交信在内踝骨上，少陰前，太陰後廉筋骨間。直上，循陰股，入陰，上循胸里，入缺盆，上出人迎之前，至咽嚨，交貫衝脉，入頄目下爲頄。内廉，上行屬目内眥，與手足太陽、足陽明、陽蹻五脉，會於睛明而上行。凡八穴。

張紫陽《八脉經》云：八脉者，衝脉在風府穴下，督脉在臍後，任脉在臍前，帶脉在腰，陰蹻脉在尾閭前、陰囊下，陽蹻脉在尾閭後二節，陰維脉在頂前一寸三分，陽維脉在項後一寸三分也。

陽 蹻 脉

陽蹻者，足太陽之別脉。其脉起於跟中，出於外踝下足太陽申脉穴，當踝後繞跟，以僕參爲本，上外踝上三寸，以附陽爲郄。直上，循股外廉，循脅後胛上，會手太陽、陽維於臑腧。上行肩膊外廉，會手陽明於巨骨，會手陽明、少陽於肩髃。上人迎，夾口吻，會手足陽明、任脉於地倉，同足陽明上而行巨窌，復會任脉於承泣，至目内眥，與手足太陽、足陽明、陰蹻五脉，會於睛明穴。從睛明上行入髮際，下耳後，入風池而終。凡二十二穴。

《難經》曰：蹻脉從足至目，長七尺五寸，合一丈五尺。

《甲乙經》曰：蹻脉有陰陽，何者當其數？曰：男子數其陽，女子數其陰。當數者爲經，不當數者爲絡。氣之在身也，如水之流，如日月之行不休。故陰脉營其藏而陽脉營其府，如環之無端，莫知其紀，終而復始。其流溢之氣，內溉藏府，外濡腠理。

二 蹻 爲 病

秦越人曰：陰絡者，陰蹻之絡；陽絡者，陽蹻之絡。陰蹻爲病，陽緩而陰急；陽蹻爲病，陰緩而陽急。張世賢曰：諸陰脉盛，散入於陰蹻。陰蹻受邪，病在陰分而不在陽也，故陽緩而陰急也。諸陽脉盛，散入於陽蹻，陽蹻受邪病，在陽分而不在陰也，故陰緩而陽急也。

《脉經》曰：陰蹻在內踝，病卽其脉急，當從內踝以上急，外踝以上緩。陽蹻在外踝，病卽其脉急，當從外踝以上急，內踝以上緩。

又曰：寸口脉前部左右彈者，陽蹻也。動苦腰背痛。又爲癲癇僵僕，羊鳴，惡風偏枯，痛痹身體強。又曰：微澀爲風癇，并取陽蹻在外踝上三寸，直絕骨是穴。附陽穴也。

又曰：寸口脉後部左右彈者，陰蹻也。動苦癲癇寒熱，皮膚浮痹。又爲少腹痛，里急，腰及髖窌下相連陰中痛，男子陰疝，女人漏下不止。髖，髀骨也。窌，腰下穴也。

又曰：癲癇瘈瘲，不知所苦。兩蹻之下，男陽女陰。

張潔古曰：蹻者，捷疾也。二脉起於足，使人蹻捷也。陽蹻在肌肉之上。陽脉所行，通貫六府，主持諸表，故名爲陽蹻之絡。陰蹻在肌肉之下。陰脉所行，通貫五藏，主持諸里，故名爲陽蹻之絡。陰蹻爲病，陰急則陰厥，脛直，五絡不通，表和里病；陽蹻爲病，陽急則狂走，目不昧，表病里和。陰病則熱，可灸照海、陽陵穴。陽病則寒，可鍼風池、風府。風府乃督脉、太陽、陽維之會也。又曰：在陽，表者當汗之；在陰，里者當下之。又曰：癲癇，晝發灸陽蹻，夜發灸陰蹻。

《內經》曰：腰痛不可舉者，申脉、僕參舉之。太陽之穴，陽蹻之本也。

《腰痛論》曰：會陰之脉，令人腰痛，痛上漯漯然汗出。汗乾令人欲飲，飲已欲走。刺直陽之脉上三痏，在蹻上郄下五寸，橫居，視其盛者出血。

○啓玄曰：足太陽之脉，循腰，下會於後陰，故曰會陰。直陽之脉，挾脊下行，貫臀，至膕，循腨，過外踝之後，條直而行者，故曰直陽之脉也。蹻爲陽蹻，所生申脉穴也。蹻上郄下，乃承筋穴也，卽腨中央，如外陷者中也。太陽脉氣所發，禁鍼刺，但視其兩腨中央有血絡盛滿者，乃刺之出血。

又曰：昌陽之脉，令人腰痛，痛引膺，目䀮䀮然。甚則反折，舌卷不能言。刺内筋爲三痏，在内踝上，大筋前，太陰後，上踝二寸所。

○啓玄曰：陰蹻，脉也。陰蹻者，足少陰之別也。起於然骨之後，上内踝之上，直上循陰股，入陰而循腹入胸里，入缺盆，上出人迎之前，入頄内廉，屬目内眦，會於太陽、陽蹻而上行，故病狀如此。内筋卽陽蹻之郄，交信穴也。

《素問·繆刺論》曰：邪客於足陽蹻之脉，令人目痛。從内眦始，刺外踝之下半寸所，各二痏。卽申脉也。左刺右，右刺左，如人行十里頃而已。

《靈樞經》曰：目中赤痛，從内眦始，取之陰蹻。交信穴也。

又曰：風痓反折，先取足太陽及膕中，及血絡出血。若中有寒邪，取陰蹻及三毛上，及血絡出血。

○李瀕湖曰：足太陽，京骨穴也。在足外側小指本節後，太骨下赤白際陷中。鍼三分，灸七壯。膕中，委中穴也。在曲膝後橫紋中，鍼三分。陰蹻取交信穴。見前三毛大敦穴也，在足大指外側三毛中，肝脉之井也。鍼三分，灸三壯。血絡者，視其處有絡脉盛滿者，出其血也。

又曰：陰蹻、陽蹻，陰陽相交。陽入陰，陰出陽，交於目銳眦。陽氣盛則瞋目，陰氣盛則瞑目。熱厥，取足太陽、少陽。

《甲乙經》曰：人病目閉不得視者，衛氣留於陰，不得行於陽。留於陰則陰氣盛，陰氣盛則陰蹻滿。不得入於陽，則陽氣虛，故目閉也。

○病目不得瞑者，衛氣不得入於陰，常留於陽。留於陽則陽氣滿，陽氣滿則陽蹻盛；不得入於陰，則陰氣虛，故目不瞑也。

《靈樞》曰：五穀入於胃也，其糟粕、津液、宗氣，分爲三隧。故宗氣積於胸中，出於喉嚨，以貫心肺而行呼吸焉。營氣者，泌其津液，注之於脉，化而爲血，以榮四末。内注五臟六府，以應刺數焉。衛氣者，出其悍氣之慓疾，而先於四末分肉皮膚之間而不休焉。晝日行於陽，夜行於陰。常從足少陰分間，行於五臟六腑。今厥氣客於五臟六腑，則衛氣獨衛其外，行於陽，不得入於陰。行於陽則陽氣盛，陽氣盛則陽蹻陷。不得入於陰，則陰氣虛，故目不瞑也。治當補其不足，瀉其有餘，以通其道而去其邪。飲以半夏湯一劑，陰陽已通，其臥立至。其方，用流水千里以外者八升，揚之萬遍，取其清五升，煮之，炊以葦薪。火沸，置秫米一升，治半夏五合，徐炊令至一升半，去其滓，飲汁一小杯，日三，稍益，以知爲度。故其病新發者，覆杯則臥，汗出則已，久者三飲而已。

　　○按瀕湖曰：《靈樞》有云：足太陽之筋爲目上綱，足陽明之筋爲目下綱。寒則筋急，目不合；熱則筋縱，目不開。又云：壯者血氣盛，肌肉滑，營衛不失其常，故晝精而夜瞑。老人氣血衰，氣道澀，衛氣內伐，故晝不精而夜不瞑。又云：多臥者腸胃大而皮膚澀，分肉不解，衛氣行遲故也。張子和曰：思氣所至爲不眠，爲嗜臥。巢元方云：脾病困倦而嗜臥，膽病多煩而不眠。王叔和云：水流夜疾有聲者，土休故也。人亦應之。人夜臥則脾不動搖，脉爲之數疾也。一云脾之候在瞼，瞼動則知脾能消化也。脾病則瞼澀嗜臥矣。數説皆論目閉、目不瞑，雖不言及二蹻，蓋亦不離乎陰陽，營衛虛實之理可互考者也。

衝　脉

　　衝爲經脉之海，又曰血海。其脉與任脉皆起於少腹之內胞中。其浮而外者，起於氣衝。足陽明穴也。并足陽明、少陰二經之間，循腹上行至橫骨。足陽明去腹中行二寸，少陰去腹中行五分，衝脉行於二經之間也。○橫骨在陰上橫骨中，宛如偃月，去腹中行一寸半。挾臍左右各五分，上行，歷大赫、氣穴、少陰衝脉之會也。四滿、中注、肓腧、商曲、石關、陰都、通谷、幽門，至胸中而散，凡二十四穴。

　　《靈樞經》曰：衝任皆起於胞中，上循背里，爲經絡之海。其浮而外者，循腹右上行，會於咽喉，別而絡唇口。血氣盛則充膚熱肉，血獨盛則滲灌皮膚，生毫毛。婦人有餘於氣，不足於血。月下[1]數脱血，任衝并傷，脉不榮其口唇，故鬚髭不生。宦者去其宗筋，傷其衝脉，血瀉不復，皮膚內結，唇口不榮，故鬚亦不生。天宦不脱於血，而任衝不盛，宗筋不強，有氣無血，唇口不榮，故鬚亦不生。

　　《素問·水熱穴論》曰：三陰之所交結於腳也，踝上各一行者，此腎脉之下行也，名曰太衝。

1　月下：《靈樞·五音五味》作"以其"。

○啓玄注曰：腎脉與衝脉并下行，循足合而盛大，故曰太衝。一云：衝脉起於氣衝，衝直而通，故謂之衝。

《陰陽離合篇》論曰：聖人南面而立，前曰廣明，後曰太衝。太衝之地，曰少陰。其衝在下，名曰太陰。

○啓玄注曰：心臟在南，故前曰廣明。衝脉在北，故後曰太衝。足少陰腎脉與衝脉合而盛大，故曰太衝。兩脉相合爲表里也。衝脉在脾之下，故曰其衝在下，名曰太陰。

《靈樞經》：黃帝曰：少陰之脉獨下行何也？岐伯曰：不然。夫衝脉者，五藏六府之海也。其上者出於頏顙，滲諸陽，灌諸精；其下者，注於少陰之大絡，起於腎，下出於氣街，循陰股內廉，斜入膕中，伏行骭骨內廉，并少陰之經，下入內踝之後，入足下。其別者，并於少陰，滲三陰，斜入踝，伏行，出屬跗屬，下循跗，上入大指之間，滲諸絡而溫足脛肌肉，故其脉常動則絡，結則跗上不動，不動則厥，厥則寒矣。

浩然按：李時珍言三焦卽命門之用，與任、衝、督相通之論，但尚未發明原委也。夫三焦者，指人一身從頭至心，心至臍，臍至足，分爲上、中、下三焦。命門者，在背脊骨，從尻骨下上數七節間，有命門穴，乃真元精氣之息所，卽受胎時所禀之元氣，乃充達周身百節，經絡營衛，無不貫通。而五藏六府、奇經八脉，亦惟此一氣之運用，非獨任、衝、督可相通也。

衝脉爲病

《難經》曰：衝脉爲病，逆氣而里急。腎氣不足，傷於衝脉，逆氣不上行也，里急腹脹痛也。

《靈樞》曰：氣逆上，刺膺中陷下者，與下胸動脉。腹痛，刺臍左右動脉。按之立已。不已，刺氣街，按之立已。

李東垣曰：秋冬之月，胃脉四道，爲衝脉所逆。脅下少陽脉二道，而反上行，名曰厥逆。其證氣上衝咽，不得息，而喘息有音，不得臥，宜調中益氣湯，加吳茱萸五分，隨氣多少用之。○夏月有此，乃大熱之症。用黃連、黃柏、知母各等分，酒洗，炒爲末，白湯爲丸，每服一二百丸，空心白湯下。卽以美膳壓之，不令停留胃中，直至下元，以瀉衝脉之邪也。蓋此病隨四時寒熱溫涼治之。

又曰：凡逆氣上衝，或兼里急，或作躁熱，皆衝脉逆也。若内傷病，此宜補中益氣湯，加炒蘗、炒連、知母，以泄衝脉。○凡腎火旺及任督衝三脉盛者，則宜用酒炒黃蘗、知母，亦不可久服，恐妨胃也。○或腹中刺痛，或里急，宜多用甘草。或虛坐而大便不得者，皆屬血虛。血虛則里急，宜用當歸。○逆氣里急，膈咽不通，大便不行者，宜升陽瀉熱湯主之。方見《蘭室秘藏》。○麻木，厥氣上衝，逆氣上行，妄聞妄見者，宜神功丸主之。方見《蘭室秘藏》。

孫真人《千金方》云：咳唾，手足厥逆，氣從小腹上衝胸咽，其面翕熱如醉，因復下流陰股，小便難，時復冒者，寸脉沉，尺脉微，宜茯苓五味子湯，以治其氣衝。其方用茯苓、五味子三錢，桂心、甘草一錢，水煎服。胸滿者去桂。

程篁墩曰：太平侯病膻中痛，喘嘔吞酸，臍上一點氣，上至咽喉，如冰。每子後申時輒發，醫以爲太寒不效。祝橘泉曰：此得之大醉及厚味過多，子後申時相火自下騰上，故作痛也。以二陳加苓、連、梔子、蒼术，數飲而愈。

《素問·痿論》曰：治痿獨取陽明者，何也？曰：陽明者，五藏六府之海也，主潤[1]宗筋。宗筋主束骨而利機關。衝脉者，經脉之海，主滲灌谿谷，與陽明合於宗筋，會於氣衝。而陽明爲之長，皆屬於帶脉，而絡於督脉。故陽明虛則宗筋縱，帶脉不引，故足痿不用。治之當各補其滎[2]而通其俞，調其虛實，和其逆順，筋脉骨肉，各以其時受月則病已。謂肝甲乙、心丙丁、脾戊己，王氣法時月也。

李東垣曰：暑月病甚則傳腎，肝爲痿厥。痿乃四肢痿軟，厥乃四肢如火，或如冰。心煩，衝脉氣逆上，甚則火逆，名曰厥逆。故痿、厥二病多相須也。《經》曰：下氣不足則痿厥，則心悗，宜以清燥去濕熱之藥，或生脉散合四苓散，加酒炒黃蘗、知母，以泄其濕熱。

李瀕湖曰：濕熱成痿，乃不足中有餘也，宜滲泄之藥。若精血枯涸成痿，乃不足中之不足也，全要峻補之藥。

《靈樞經》曰：胸氣有街，腹氣有街，頭氣有街，脛氣有街。故氣在頭者，止之於腦。氣在胸者，止之膺與背腧。氣在腹者，止之背腧與衝脉於臍之左右之動脉。氣在脛者，止之於氣街與承山踝上以下。取此者，用毫鍼，先按在

---

1 潤：原作“關”，據《素問·痿論》改。
2 滎：原作“營”，據《素問·痿論》改。

上，久應手，乃刺而予[1]之。所治者，頭痛眩僕，腹痛中滿暴脹，及有新積作痛。

《舉痛論》曰：寒氣客於衝脉，衝脉起於關元，隨腹直上。寒氣客則脉不通，脉不通則氣因之，故喘動應手。

王叔和曰：兩手脉浮之俱有陽，沉之俱有陰。陰陽皆實盛，此衝、督之脉也。衝、督之脉爲十二經之道路也。衝、督用事，則十二經不復朝於寸口，其人苦恍惚狂癡，不者，必當猶[2]豫，有兩心也。

又曰：脉來中央堅實，徑至關者，衝脉也。動苦少腹痛，上搶心，有瘕疝，遺矢[3]溺，脅支滿煩，女子絶孕。

又曰：尺寸俱牢，直上直下，此乃衝脉，胸中有寒疝也。

張仲景曰：傷寒動氣在右，不可發汗，汗之則衄而渴，心苦煩，飲水卽吐。先以五苓散，次以竹葉湯。不可下，下之則津液內竭，頭眩咽燥，鼻乾心悸。竹葉湯。○動氣在左，不可發汗，汗之則頭眩。汗不止，筋惕肉瞤，此爲難治。或先用防風白术牡蠣湯，次用小建中湯。不可下，下之則腹里拘急不止，動氣反劇，身雖有熱，反欲拳。先服甘草乾薑湯，次服小建中湯。○動氣在上，不可發汗，汗之則氣上衝，正在心端。李根湯。不可下，下之則掌握熱煩，身熱汗泄，欲水自灌。竹葉湯○動氣在下，不可發汗，汗之則無汗，心中大煩，骨節疼，頭痛目運，惡寒吐穀。先服大陳皮湯，次服小建中湯。不可下，下之則腹滿，卒起頭眩。食則下清穀，心中痞堅。甘草瀉心湯。

浩然按：時珍言臍之左右上下有氣，築築然牢而痛，正衝、任、足少陰、太陰四經病也。成無己注以爲左肝右肺，上心下肺，蓋未審四藏乃兼邪耳，但下動是腎，乃無己誤肺也。

岐伯曰：海有東西南北，人亦有四海以應之。胃者，水穀之海，其輸上在氣衝，下至三里。衝脉爲十二經之海，其輸上在於大杼，下出於巨墟之上下廉。膻中者，爲氣之海，其輸上在於柱骨之上下，前在人迎。腦爲髓之海，其輸上在於蓋，下在風府。○氣海有餘，氣滿胸中，悗息面赤。氣海不足則氣少，不足以言。○血海有餘，則常想其身大，怫然不知其所病。血海不足，亦

---

1 予：原作“與”，據《靈樞·衛氣》改。
2 猶：原作“由”，據《脉經》卷二“平奇經八脉病”改。
3 矢：原脫，據《脉經》卷二“平奇經八脉病”補。

常想其身小，狹然不知其所病。○水谷之海有餘，則腹滿；水穀之海不足，則饑不受食。○髓海有餘，則輕勁多力，自[1]過其度；髓海不足，則腦轉耳鳴，脛痠眩冒，目無所見，懈怠安臥。

浩然按：諸髓皆屬於腦。又腎生髓，髓生肝。足太陽經入絡於腦，故五臟之精和合而爲膏者，內滲入於骨孔，補益於腦髓。今視藏象，其脊骨中髓上至於腦，下至於尾骶，其兩傍附筋脊，每節兩向皆有細絡，一道內連腹中與心肺系，及五臟相連也。

帶　脉

帶脉者起於季脅。足厥陰之章門穴，同足少陽，循帶脉穴，章門穴，厥陰、少陽之會。帶脉穴屬足少陽經。圍身一周，如束帶，然又與足少陽會於五樞、維道[2]。凡八穴。

《靈樞經》曰：足少陰之正，至膕中，別走太陽而合，上至腎，當十四椎，出屬帶脉。

楊氏[3]曰：帶脉總束諸脉，使不妄行，如人束帶而前垂，故名。婦人惡露，隨帶脉而下，故謂之帶下。

帶 脉 爲 病

秦越人曰：帶脉爲病，腹滿，腰溶溶如坐水中。溶溶，緩慢貌。

《明堂》曰：帶脉二穴至腰腹，縱溶溶如囊水之狀，婦人小腹痛，里急後重，瘕瘀，月事不調，赤白帶下，可鍼六分，灸七壯。

張潔古曰：帶脉之病，太陰主之。宜灸章門二穴，三壯。

《素問》曰：邪客於足[4]太陰之絡，令人腰痛，引小腹控眇，不可以養息。眇謂季脅下之空軟處。

---

1 自：原作"目"，據《靈樞·海論》改。
2 道：原字殘破，據《黃帝明堂經》補正，與殘字合。
3 楊氏：此見於《奇經八脉考》所引，原出處待考。
4 足：原脫，據《素問·繆刺論篇》補。

張仲景曰：大病瘥後，腰以下有腫氣，牡蠣澤瀉散主之。若不已，灸章門穴即效。

王叔和曰：帶脉爲病，左右繞臍，腰脊痛，衝陰股也。

王海藏曰：小兒癩[1]疝，可灸章門三壯而愈。以其與帶脉行於厥陰之分，而太陰主之。○女子經病，血崩久而成枯者，宜澀之、益之。血閉久而成竭者，宜益之、破之。破血有三治：始則四物入紅花，調黃芪、肉桂；次則四物入紅花，調鯪鯉甲、桃仁、肉桂，童子小便和酒煎服。末則四物入紅花，調易老沒藥散。

張子和曰：十二經與奇經七脉，皆上下周流，惟帶脉起少腹之側，季脅之下，環身一周，絡腰而過，如束帶之狀。而衝任二脉循腹脅，挾臍旁，傳流於氣衝，屬於帶脉，絡於督脉。衝、任、督三脉，同起而異行，一源而三歧，皆絡帶脉。因諸經上下往來，遺熱於帶脉之間。客熱鬱抑，白物滿溢，隨溲而下，綿綿不絶，是謂白帶。《內經》云：思想無窮，所願不得，意淫於外，入房太甚，發爲筋痿，及爲白淫。白淫者，白物淫衍，如精之狀。男子因溲而下，女子綿綿而下也。皆從濕熱治之，與治痢同法。赤白痢乃邪熱傳於大腸，赤白帶乃邪熱傳於小腸。後世皆以赤爲熱，白爲寒，流誤千載，是醫誤之矣。又曰：《資生經》載，一婦人患赤白帶下，有人爲灸氣海，未效。次日爲灸帶脉穴，有鬼附耳云：昨日灸亦好，只灸我不着。今灸着我，我去矣，可爲酒食祭我。其家如其言，祭之，遂愈。予初怪其事，因思晉景公膏肓二鬼之事，乃虛勞已甚，鬼得乘虛居之。此婦亦或勞心虛損，故鬼居之。灸既着穴，不得不去。自是，凡有病此者，每爲之按此穴，莫不應手酸痛。令歸灸之，無有不愈。其穴在兩脅季肋之下一寸八分，若更灸百會穴尤佳。

《內經》云：上有病，下取之；下有病，上取之。又曰：上者下之，下者上之。是矣！

劉宗厚曰：帶下，多本於陰虛陽竭，營氣不升，經脉凝澀，衛氣下陷，精氣積滯於下焦、奇經之分，蘊釀而成。以帶脉爲病得名，亦以病形而名。白者屬氣，赤者屬血。多因醉飽房勞，服食燥熱所致。亦有濕痰流注下焦者，腎肝陰淫濕勝者。或驚恐而木乘土位，濁液下流；或思慕無窮，發爲筋痿。所謂"二

1　癩：原誤作"癲"，據《奇經八脉考》引"王海藏"改。

陽之病發心脾"也。或餘經濕熱，屈滯於少腹之下；或下元虛冷，子宮濕淫。治之之法，或下、或吐，或發中兼補，補中類利，燥中兼升發，潤中兼溫養。或溫補、或收澀。諸例不同，亦病機之活法也。

　　巢元方曰：腎着病，腰痛冷如冰，身重腰如帶五千錢，不渴，小便利。因勞汗出，衣里冷濕而得，久則變爲水也。

　　○《千金》用腎着湯，《三因》用滲濕湯，東垣用獨活湯主之。

《醫學原始》

卷 之 七

雲間浩然子惠源王宏翰著輯

吳門太醫院生洲尤　乘參訂

經絡色脉主症

《素問》[1]：黃帝曰：皮有分部，脉有經紀，筋有結絡，骨有度量。其所生病各異，別其分部，左右上下，陰陽所在，諸經[2]始終。岐伯曰：欲知皮部以經脉爲紀者，諸經皆然。

馬玄臺注曰：此言皮部以經脉爲紀，盡各經而皆然也。人身之皮分爲各部。如背中行爲督脉，督脉兩傍四行，屬足太陽經；肋後背傍屬足少陽經，肋屬足厥陰經等義是也。其結絡骨度已於各藏腑部內，俱詳悉矣。

又曰：皮者，脉之部也。邪客於皮則腠理開，開則邪入客於絡脉，絡脉滿則注於經脉，經脉滿則舍於臟府也。故皮者有分部，不與而生大病也。言皮部邪初感時不能分理，而大病從是生也。

又曰：百病之始生也，必先於皮毛也。邪中則腠理開，開則入客於絡脉。留而不去，傳入於經；留而不去，傳入於腑，廩於腸胃。邪之始入皮也，泝[3]然起毫毛，開腠理。其入於絡也，則絡脉盛，色變。其入客於經也，則感虛乃陷下。其留於筋骨之間，寒多則筋攣骨痛，熱多則筋弛骨消，肉爍䐃破，毛直而敗。

直行者爲經，傍行者爲絡。絡脉主表，經脉主里。經有常色，而五色各異。心赤、肺白、肝青、脾黃、腎黑也。絡脉之色無常變。陰絡之色應其經，陽絡之色變無常，隨四時而行也。寒多則凝泣，凝泣則青黑；熱多則淖澤，淖澤則黃赤。此皆常色謂之。無病多青則爲痛，多黑爲痹，多白則寒，黃赤則熱。五色俱見，爲寒熱相兼也。

俞穴所屬補瀉法

五臟臟俞左右五十穴，井、滎[4]、俞、經、合之穴，木、火、土、金、水也。所

1　《素問》：原作《靈樞》，然以下文字出《素問·皮部論篇》，據改。
2　諸經：《素問·皮部論篇》作"病之"。
3　泝：多作"溯"之異體。然《素問·皮部論篇》"泝然"，乃惡寒貌，此非"溯"之義，故保留此字。
4　滎：原作"榮"，據《靈樞·九鍼十二原》改。下同徑改。

出爲井，所流爲榮，所注爲俞，所行爲經，所入爲合。臟屬陰，陰井，木井也。六府府俞，左右七十二穴。井、榮、俞、原、經、合之穴，金、水、木、火、土以相生也。府屬陽，陽井，金井也。陰井木，陽井金，陰榮火，陽榮水，陰俞土，陽俞木，陰經金，陽經火，陰合水，陽合土也。井、榮、俞、經、合，各配五行，各有子母也。故《經》曰：虛則補其母，實則瀉其子。假如肝病實，則瀉肝之榮，屬火，是其子也。虛則補肝之合，屬水，是其母也。若他邪相乘，陰陽偏勝，先補其不足，後瀉其有餘，此鍼之大要也。

夫從前來者爲虛邪，從後來者爲賊邪，從所不勝來者爲微邪，本經自病者爲自邪。虛者補之，實者瀉之，不虛不實，以經取之。逐日養子，五度循環流注。惟三焦爲陽氣之父，包絡爲陰氣之母。二經尊重，不係五行所攝，或壬癸日刺之也。

鍼法淺深禁宜論

春夏刺至肌肉，用二十四息；秋冬刺至筋骨，用三十六息。如春刺肌肉，無令傷筋骨，臥鍼而刺之。秋刺筋骨，無令傷肌肉血脉，先以指攝所鍼榮俞之處，氣散乃納鍼，不如是則傷皮膚。遇秋三月，令人咳嗽，傷血脉。遇夏三月，令人心痛，傷肌肉。遇四季，令人黃疸，傷筋骨。遇冬三月，令人骨節痛。切宜戒之。

春刺井，夏刺榮，秋刺經，冬刺合，兼刺原，及交會之處。更詳井、榮、俞、經、合所主病也。假令氣在足太陽經，春刺陰穴，兼刺京骨原穴，其交會之處，睛明穴是也。并井、榮、俞所主病，并主心下滿之類是也。

禁鍼穴歌

禁鍼穴道要分明，腦户囟會及神庭。絡卻玉枕角孫穴，顱囟承泣隨承靈。靈臺神道膻中穴，水分神闕并會陰。橫骨氣衝手五里，箕門承筋及青靈。更加臂上三陽絡，二十二穴鍼須停。孕婦不宜鍼合谷，三陰交內亦通論。石門鍼灸俱須忌，女子終身無妊孕。一有雲門并鳩尾，缺盆客主人莫深。肩井深時多暈倒，三里急補人還平。

禁灸穴歌

禁灸之穴四十五，承光啞門及風府。天柱素髎臨泣上，晴明攢竹迎香數。禾窌顴窌絲竹空，頭維下關與脊中。肩貞心腧白環腧，天牖人迎共乳中。周榮淵腋并鳩尾，腹哀少商魚際充。經渠天府及中衝，陽關陽池地五會。隱白漏谷陰陵泉，條口犢鼻及陰中。伏兔髀關并委中，殷門申脉承扶同。

鍼灸尻神禁忌圖穴歌

尻神所在足跟遊，坤內外踝震口留。巽位神居頭乳口，中宮兩骨尻眉求。面目背從乾上數，兌官手膊亦須修。艮腰頸項鍼難下，膝肋離宮最可愁。坎末若周禁忌法，肚中肘腳亦神流。

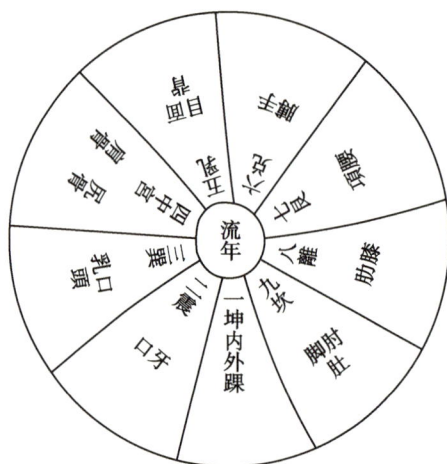

圖 41　九宮尻神圖

手少陽三焦經俞穴主症

左右共四十六穴

關衝二穴，金也。在手無名指，第四指也。去爪甲角如韭葉。手少陽脉所出，爲井也。鍼一分，沿皮向後三分，可灸三壯。專治喉嚨閉塞，頭目昏花，心胸煩悶，肘臂不能舉動，目生翳膜，視物昏花，羞明怕日，看虛實補瀉。

液門二穴，水也。在小指次指歧骨陷中。一取法：撚拳，覆按桌上，陷中是穴。手少陽脉所流，爲滎也。鍼一分，沿皮向後三分，可灸三壯。專治手背腕骨紅腫疼痛，宜彈鍼出血；并手臂不能舉動，寒熱，頭目昏花，語言失忘，看症補瀉。

中渚二穴，木也。在小指次指本節後陷中，去液門五分是穴。手少陽脉所注，爲俞也。鍼一分，沿皮向後二寸，透陽池。岐伯云：專治熱病汗不出，手臂紅腫疼痛，十指攣拳不能屈伸。大治脊間心腹疼痛，看症補瀉。

陽池二穴，在表腕上大骨下兩筋陷中。手少陽脉所過，爲原也。鍼三分，灸三壯。岐伯云：治寒熱瘧疾，寒多則補，熱多則瀉。或跌折，手腕疼痛不能舉。看症補瀉。

外關二穴，手少陽別絡也。在腕後二寸陷中。鍼透内關，可灸三壯。專治手臂不能屈伸，五指疼痛，不能握物。耳聾不聽，此穴亦通。

支溝二穴，火也。在腕後三寸兩筋陷中。手少陽脉所行，爲經也。直鍼透間使，可灸三壯。岐伯云：專治筋骨疼痛，大便閉澀，瀉之立通。又治四肢不能舉動，語言謇澀，口噤不開，暴啞難言，可灸二七壯，看症補瀉。

會宗二穴，在支溝外傍一寸空中。灸三壯。主耳聾，肌膚痛，風癇。

三陽絡二穴，在支溝上一寸。灸七壯，禁鍼。岐伯云：專治身倦，耳聾氣閉，暴啞不言，口噤，肘臂不能舉，看症補瀉。

四瀆二穴，在肘前五寸外廉陷中，主呼吸短氣，咽中如息肉狀，耳暴聾，下牙痛。

天井二穴，土也。在肘上大骨後一寸兩筋陷中，屈肘取之。手少陽脉所入，爲合也。鍼一分，灸三壯。岐伯曰：專治心腹疼痛，咳嗽氣喘、瘰癧等症。未潰者瀉，已潰者補，灸七壯立效。又治傷寒發熱，項強不能回顧，兼治癮疹。

清冷淵二穴，在肘上三寸，伸肘舉臂取之。灸三壯，主肩臂不舉，頭痛目黄，脅痛振寒。

消濼二穴，在肩下臂外，開腋斜肘分取之。鍼五分，灸三壯。主治頭痛，項如拔，頸有大氣寒熱痹。

臑會二穴，在臂前廉，去肩頭三寸。鍼五分，灸五壯。主癭瘤氣，咽腫，寒熱，瘰癧，顛疾，肘節痹，臂酸重，腋急痛，肘臂痛，難伸屈。

肩窌二穴，在肩端外陷臑會上，斜舉臂取之。鍼七分，灸三壯。主臂痛重不舉。

天窗二穴，在缺盆上，毖骨際陷中。鍼八分，灸三壯。主肩臂肘痛，或引頸項急，寒熱胸滿，缺盆中痛，汗不出。

天牖二穴，在耳下頸大筋外，缺盆上，天容後，天柱前髮際。鍼一分，沿皮向外一寸。主治頭頸項強，不能回顧。禁灸，灸則令人面腫，眼閉。切戒切戒！

翳風二穴，在耳珠後陷中，按之引耳中。鍼三分，灸七壯。主耳痛鳴聾，口噤，口眼喎斜，下牙齒痛，失欠，脫頷，頰腫，牙車急痛。

瘈脉二穴，在耳本後雞足青脉上。禁用鍼灸。

顱囟二穴，在耳後上青脉間。禁鍼，灸七壯。主頭重目昏，風聾耳痛，耳塞耳鳴，嘔吐，胸脅引痛，不得俛仰，及發癇風瘲。

角孫二穴，在耳廓上中間髮際下，開口有空。禁鍼，灸三壯。主目生膚翳，牙痛，頸腫項痛。

絲竹空二穴，在眉尾骨後陷中。一取法：在眉尖後入髮際陷中。禁灸，灸則令人眼小。鍼一分。且如頭風等症，鍼頭宜向後一寸。一切眼疾，鍼頭宜向前，透瞳子窌。治偏正頭風不可忍。大凡眼赤頭痛，瘧疾傷寒，此穴乃太陽盛則瀉，若清凉方可補之。

禾窌二穴，在耳門前兌發下橫動脉。鍼三分。主風痛，頭重牙車急，耳鳴，頷頰腫。禁灸。

耳門二穴，在耳前起肉、當耳缺處。鍼三分，灸三壯。主治耳痛鳴聾，有膿，汗出生瘡，耳聤，耳痔，齒痛。

手太陰肺經俞穴主證
左右共二十二穴

中府二穴，在雲門下一寸，乳上三肋間。鍼一分，沿皮向外一寸。可灸二七壯，治症同前。

雲門二穴，在巨骨下，挾氣戶傍開二寸。鍼一分，沿皮向外一寸。治喉瘋等症，咳嗽氣急，不得安臥，胸腹痛，一切等症，并灸五十壯，禁防暈。

天府二穴，在腋下三寸動脉中，取法：用鼻尖點臂上，到處是穴。橫鍼入一寸，禁灸。岐伯云：專治逆氣喘急，不能安息，或鼻衄不止，兩臂不能舉，肩酸疼，頭項強不能回顧。

俠白二穴，在天府下去肘五寸，動脉中。灸五。主治咳逆乾嘔，煩悶心痛。

尺澤二穴，水也。在肘中約紋上，與曲池相近動脉中。手如弓，方得下鍼。手太陰脉所入，爲合也。鍼入一寸。岐伯云：專治肘後筋緊，宜瀉。或臂不能舉，手不能屈。又治腰間疼痛，不能俛仰，看虛實補瀉。

孔最二穴，在側腕上七寸，鍼三分，灸五壯。治熱病汗不出，肘臂厥痛，不及頭。

列缺二穴，在腕骨上側一寸五分。取法：以手交叉，食指點處是穴，兩骨罅中。手太陰脉別絡，走足陽明。鍼入一分，沿皮向前，透經渠穴。岐伯云：專治半身不遂，口眼喎斜，或口禁不開，肚腹疼痛。鍼宜沿皮向後一寸。大治咳嗽寒痰。沿皮透太淵，看虛實補瀉。

經渠二穴，金也。在手寸口脉陷中。一取法：用食指交叉，列缺爲准，次取食指爪甲角下是穴也。手太陰脉所行，爲經也。鍼入二分，沿皮向前透太淵。岐伯云：專治久虛寒熱。寒，補多瀉少；熱，補少瀉多。又治心煩，兩肋拘急，背膊痠疼。用鍼看虛實補瀉，禁灸。

太淵二穴，土也。在手掌後橫紋陷中。手太陰脉所注。爲俞也。鍼入二分。岐伯云：治胸膈疼痛，宜瀉；牙齒痛，宜補。灸三壯。如傷寒飲食過多，咳嗽痰涎，手心熱，目生翳膜，狂言妄語，尊卑不識，看虛實補瀉。

魚際二穴，火也。在大指内側飾[1]後散脉中，手太陰脉所流，爲滎也。鍼入一分，沿皮向後，禁灸。岐伯云：專治煩熱，或手心熱，或身熱頭痛，咳嗽痰涎，背痛，不得安臥，看虛實補瀉。

少商二穴，木也。在手大指端内側。去爪甲如韭。手太陰脉所出，爲井也。鍼入一分，沿皮向後一分，禁灸。岐伯曰：專治喉風或乳鵝。用三稜鍼微出血。又治傷寒閉結，水穀不下，宜瀉不宜補。

---

1 飾：原文如此，在此處義不明。《太平聖惠方·鍼經》"魚際"有"在手大指節後内側散脉中是穴"之句，故疑"飾"爲衍文。

手少陰心經俞穴主症

左右共十八穴

少衝二穴，水也。在手小指内側去爪甲如韭。手少陰脉所出，爲井也。鍼入一分，沿皮向後三分。岐伯云：專治心腹疼痛，咳嗽痰涎，乍寒乍熱，手攣不伸，肘後疼痛。

少府二穴，火也。在手小指本節後骨縫陷中，相對掌心勞宫穴。一取法：屈掌摺紋是穴。治病如前。手少陰脉流，爲滎也。鍼入二分，灸三壯。專治掌心發熱，心胸膨脹，看症補瀉。

神門二穴，土也。在掌後兑骨端陷中。手少陰脉所過，爲俞也。鍼入一分，沿皮向前透腕骨。岐伯云：專治五癇等症。又治嘔、咯等症。可灸七壯。看症補瀉。

陰郄二穴，在神門後半寸。治盗汗不止。灸七壯。又治驚恐心痛，失喑，洒淅厥逆，霍亂胸滿，衄血。

通里二穴，在腕後一寸。鍼入三分，灸三壯。岐伯云：治心中懊憹，煩悶，頭目昏疼，肘臂不舉，面目皆紅。看虛實補瀉。

靈道二穴，金也。去腕後寸半。手少陰脉所行，爲經也。鍼入一分。沿皮向前一寸半。岐伯云：治心中恐怯。先補後瀉。

少海二穴，水也。在肘内廉橫紋頭盡處陷中。一法：肘内廉節後大骨外，去肘端五分。鍼入三分，灸三壯。一曰禁灸。手少陰脉所入，爲合也。主治頭痛，目黄目眩，項強齒痛，嘔吐，肩背、肘腋、脅引項痛，癲癇，吐舌，瘧疾寒熱，汗出，四肢不舉。看虛實補瀉。

青靈泉二穴，在肘上三寸，伸肘舉臂取之。禁鍼，灸三壯。主頭痛，目黄，腸痛，肩不能舉。看虛實補瀉。《甲乙經》無此穴。

極泉二穴，在腋下筋間動脉入胸處。灸七壯。主目黄，咽乾，心痛脅滿，乾嘔煩渴，四肢不收。

手厥陰心包絡經俞穴主證

左右共十八穴

中衝二穴，水也。在手中指端去爪甲如韭。手厥陰脉所出，爲井也。鍼入一分，沿皮向後三分，灸一壯。岐伯云：專治心腹疼痛，手心發熱，此穴能決人死生。且如中風之症，非止一也。有中風、中氣、中暑，此三者，五藏六府受病，中府可療，中藏難治。如中心，鍼中衝，無血出，補之；不知痛，不省人事，此乃心藏氣絕也。鍼少商，無血出，不知痛，肺藏氣絕也。鍼大敦，補之，無血，不知痛者，肝絕也。鍼隱白穴，不知疼痛，不省人事，脾藏絕也。鍼涌泉，不知痛，又無血出，腎藏絕也。

黃帝曰：何以知五藏受病？岐伯曰：五藏者，心、肝、脾、肺、腎也。取井穴鍼之，不知痛者，乃五藏絕也。思岐[1]曰：大概中風先刺兩手中衝，用三稜鍼出血可治。無血，非仙不可治也，故述於此。

勞宮二穴，火也。在手掌中屈無名指點處是穴。手厥陰脉所流，爲滎也。鍼入二分，禁灸。岐伯曰：專治翻胃心痛，言語謇澀，熱病汗不出，胸膈不寬，嘔吐不已，五心煩熱，口內生瘡。此穴上鍼一度，令人虛一度。凡鍼有補瀉，凡灸亦有補瀉。就艾炷上吹火，播去爲瀉，按火爲補。

大陵二穴，土也。在手掌後橫紋兩筋間。手厥陰脉所注，爲俞也。主治熱病汗不出，心中疼痛，渾身發熱，悲喜無常，大小艱難，氣血不和，生瘡。鍼入三分，看虛實補瀉。

內關二穴，在手掌後橫紋二寸、兩筋間陷中。別走手少陽。宜鍼透外關，此穴通陰蹻絡。岐伯云：專治心腹疼痛，胃脘停寒，嘔吐酸水，暴啞不言。鍼八五分，看症補瀉。語言謇澀，可灸三壯。

間使二穴，金也。在掌後三寸，兩筋間陷中。手厥陰脉所行，爲經也。灸七壯。直鍼，透支溝穴。岐伯云：專治寒熱瘧疾，熱多則瀉，寒多則補。又治心中恐怯驚惕，宜補；心中煩悶。宜瀉。

郄門二穴，在掌後橫紋五寸。鍼三分，灸五壯。一法：在大陵後五寸。主治心中疼痛，鼻血不止，心中恐怯，神氣不足，盜汗不止。看虛實補瀉。

曲澤二穴，水也。在肘內陷中，屈肘取之，大筋內橫紋中是穴。手厥陰脉所入，爲合也。主治心氣疼痛，憂愁思慮過多，鬱結於心，以致心痛無常，渾身發熱，口渴唇焦，或吐嘔血。鍼三分，灸三壯。看虛實補瀉。

天泉二穴，在曲腋下二寸，舉臂取之。鍼三分，灸三壯。主治咳逆，胸脅

1　思岐：此出處不詳，待考。

支滿，膺背胛臂内廉骨痛。

天池二穴，在乳後二寸，側脅陷中。一法：在腋下乳後一寸，腋下三寸。鍼三分，灸三壯。主頭痛寒熱。胸滿腋腫，上氣，喉中有聲。

足太陰脾經俞穴主症

左右共四十二穴

隱白二穴，木也。在足大指端内側，去爪甲如韭。足大陰脉所出，爲井也。治腹脹泄瀉，不得安臥，嘔吐，飲水不下，暴泄不止，足寒不能立，婦人月事過多不止。鍼入一分，沿皮向後三分，看症補瀉，禁灸。一云：灸三壯。

大都二穴，火也。在足大指本節後内側陷中。足太陰脉所流，爲滎也。鍼三分，灸三壯。治熱病汗不出，手足厥冷，五心煩熱，口吐酸水。又治脚面紅腫，宜彈鍼出血。

太白二穴，土也。在足内踝本節核骨下陷中。足太陰脉所注，爲俞也。横鍼三分，灸三壯。治渾身發熱，肢體倦怠，飲食不化，嘔吐酸水，大便膿血，小便閉，腰疼。

公孫二穴，在足大指本節後一寸。一法，太白後一寸，別走陽。横鍼五分，治傷寒瘧疾，不飲食，面浮心煩，狂言，肚壯腹滿。又治脚背腫痛，看症補瀉。

商丘二穴，金也。在足内踝下微前陷中。足太陰脉所行，爲經也。鍼五分。治腹脹腸鳴，寒熱進退，脚氣紅腫，心中恐怯，五痔等疾。可灸七壯。

三陰交二穴，在足内踝上三寸，骨節陷中。鍼三分，灸三壯。治腹中癖塊，膝股内痛，小便不利，四肢沉重，小腸疝氣，偏墜難産，胎衣不下，惡露不盡，敗血衝心，鍼之立愈。此穴最能墮胎，孕婦禁鍼，切戒之。

漏谷二穴，在内踝上六寸，骨下陷中。鍼三分，禁灸。治心悲氣逆，腸鳴腹脹，飲食不爲肌膚，疝癖冷氣，小便不利，失精濕痹，不能行，足熱痛，腿冷，麻痹不仁。

地機二穴，在膝下五寸，大骨後，伸足取之。鍼三分，灸三壯。《標由賦》

云：治腰肩背痛在表[1]之疾。

陰陵泉二穴，水也。在膝下内側軦[2]骨下陷中，伸足取之。足太陰脉所入，爲合也。鍼三寸，半透陽陵；禁灸。治腰痛，飲食少思，胸腹不快，逆氣上喘，不得安臥，霍亂，疝氣，小便不利，五麻等症。大能開通水道。

血海二穴，在膝臏上内廉赤白肉際二寸，用手按於膝上，大拇指向内廉，中指向外廉，指頭盡處是穴。鍼三寸半。岐伯云：治婦人漏下崩中，月事不通，氣逆腹脹，可灸七壯。又兩腿内廉血瘋等瘡，腎藏風，鍼之立愈。

箕門二穴，在魚腹上越筋間，陰股内動脉中。一法：血海上六寸。灸三壯，禁鍼。治淋，小腹腫痛。

衝門二穴，在橫下五寸，橫骨兩端約紋中。鍼一分，沿皮向外灸二七壯。治寒氣滿腹，積痛陰疝，難乳，子氣上冲。

府舍二脉，在腹結下三寸，鍼一分，沿皮向外寸半，灸五壯，治心腹脅痛，積聚霍亂。

腹結二穴，在大橫下三寸。一云：一寸三分。鍼一分，沿皮向外寸半，灸五壯。繞臍冷痛，搶心腹，寒泄咳逆。

大橫二穴，在腹哀下三寸，平直臍傍四寸半。鍼一分，沿皮向外寸半，灸五壯。治腹熱，欲走大息，四肢不可動，多汗洞泄，大風逆氣，多寒善愁。

腹哀二穴，在日月下一寸。鍼一分，沿皮向外一寸，禁灸。一云：灸十井穴，能治風癇。

食竇二穴，在腋下三寸六分，乳外一寸五分。一云：天谿下一寸六分，舉臂取之。鍼四分，灸五十壯。治痰飲氣食等症。

天谿二穴，在胸鄉下一寸六分陷中，仰而取之。鍼四分，灸五壯。治喘氣、乳腫，癰潰貫膺。又治胸脅支滿，膈間雷鳴。

胸鄉二穴，在周榮下一寸六分，仰面取之。鍼四分，灸三壯。治胸脅支滿，引胸皆痛。

周榮二穴，在中府下一寸六分陷中，仰取之。鍼四分，禁灸。治胸脅支

1　表：原作"裏"。據《楊敬齋鍼灸全書》引《標由賦》作"表"改。

2　軦：據《黄帝明堂經》等，此字當作"輔"，唯《新雕孫真人千金方》作"轉"。考"軦"在此後凡三見，有兩處爲"軦側"，其中一處據《銅人腧穴鍼灸圖經》當作"轉側"，一處"軦手取之"用"轉"亦通。故初步判斷此字當爲"轉"字。

滿,咳唾膿血,咳逆上氣,飲食不下。

大包二穴,脾之大絡也。在腋下三寸,灸三壯。禁鍼。治胸腹脹滿。

足厥陰經俞穴主症

左右共二十八穴

大敦二穴,木也。在足大指端,去爪甲如韭及三毛中。足厥陰脉所出,爲井也。鍼三分,灸三壯。岐伯曰:專治小腸膀胱疝氣,小便不利,陰囊腫痛。大治頑麻氣塊,其人昏暈,痛不可忍,按腹則不痛。看症補瀉。

行間二穴,火也。在足大指端動脉應手陷中。一法:大指次指歧骨間動脉,足厥陰脉所流,爲榮也。直鍼三分,灸三壯。專治腹脹滿,腰間疼痛,脚紅腫,濕氣流注絡,或脚背紅腫,一切等症皆治。彈鍼出血立效,兼療膝腫目疾。

太衝二穴,土也。在足大指本節後二寸陷中。一法:行間上二寸動脉,足厥陰脉所注,爲俞也。傷寒症,此穴脉能決人生死。岐伯曰:專治小便不利,大便滑泄,小腹疼痛,胸脅脹滿,面色蒼黃,或心血妄行,脚氣紅腫,行步艱難。鍼一分,沿皮向後透行間穴,直鍼亦可,灸三壯。

中封二穴,金也。在足内踝前一寸,仰足取之,陷中是。内踝骨尖上橫過一寸半,鍼五分。足厥陰脉所行,爲經也。岐伯曰:專治久瘧不瘥,寒熱往來,面色蒼黃,四支厥冷,手足不仁,腰間疼痛。可灸七壯。

蠡溝二穴,在足内踝上五寸。鍼二分,灸三壯。主卒疝小腹腫,時小腹暴痛,小便癃閉,數噫,恐悸,少氣腹痛,咽如有息肉,背拘急,女子赤白帶下,暴腹刺痛。

中都二穴,在足内踝上七寸、脛骨中。鍼三分,灸五壯。主腸澼癩疝,小腹痛,婦人崩漏,因惡露不絶,足下熱,脛寒不能久立,濕痹不能行。

膝關二穴,在犢鼻下骨旁間五分陷中,内爲膝,外爲穴眼,左透右,右透左。專治膝頭紅腫,脾家受濕,流於兩腕。又治鶴膝風。鍼三分,灸五壯,看症補瀉。

曲泉二穴,水也。在足内踝前輔骨下,大筋上,小筋下陷中。一取法:居士内屈膝取之，上尖是。橫鍼一寸，灸三壯。足厥陰脉所入，爲合也。專治小便難，大便閉，胸腹脹，四肢不舉，或頭痛，看症補瀉。

陰包二穴，在膝上四寸，股内廉兩筋間陷中，足厥陰脉所納也。岐伯云：治腰尻痛，小腹疼，遺溺不禁。鍼一分，灸三壯。看症補瀉。

五里二穴，在氣衝下三寸，陰股中動脉。灸五壯。主治熱閉，不得溺，嗜臥，四肢不得搖動。

陰廉二穴，在氣衝下二寸動脉中。灸三壯。治婦人絶産。若未經生産者，灸三壯，卽有子矣。

羊矢二穴，在氣衝外一寸動脉中，陰旁股内約紋縫中皮肉間，有核如羊矢，與急脉相近。諸書皆無，惟《甲乙經》存之。

章門二穴，在臍上二寸，橫取六寸，側脅季肋端陷中，側臥屈上足，伸下足，舉臂取之。鍼八分，灸三壯至百壯止。主治翻胃吐食，大便閉結。又治中風傷寒，潮熱，腹中冷積氣痛，嘔吐，不進飲食，乍寒乍熱，久瘧不愈，灸之立效。

期門二穴，肝之募也。在不容外一寸半，直乳下，第二肋間。一取法：在乳下二寸是穴。主治腹滿，血崩，傷寒過經，泄利腹脹，氣喘不得安臥，脅下積氣，女人産後諸症，飲食不下。鍼一分，沿皮向外一寸半。看症補瀉。

足少陰腎經俞穴主症
左右共五十四穴

涌泉二穴，木也。在足心陷中，屈足拳指第三紋中。足少陰脉所出，爲井也。鍼三分，灸三壯。專治腰疼，大便難，心中結熱，五心煩躁，心痛，不嗜食，婦人無孕，咳嗽身熱，勞怯。漢北齊王阿母患足下發喘滿，醫云：此熱厥也，刺此穴立愈。又治遺溺，男左女右，立效。

然谷二穴，火也。在内踝前起骨陷中。足少陰脉所流，爲滎也。橫鍼一寸。專治喉中痛，心中恐懼，足跗紅腫，不能履地；寒疝，小腹痛，胸脅滿，咳血；男子遺精，女人血崩；骺骨痠痛，不能久立。看症補瀉。

太谿二穴，土也。在足内踝後五分，跟骨上動脉中。足少陰脉所注，爲俞也。橫鍼入透昆侖。治心疼，手足寒戰，骨節疼，嘔血，吐痰，口中如膠，小腸疝氣，大便難，小便數。大治紅腫，寒濕脚氣及牙疼。看症補瀉。

大鐘二穴，在太谿下五分。鍼二分，灸三壯。主治：實則小便淋閉，洒洒，腰脊強痛，大便閉澀，嗜臥，口中熱虛，則嘔逆多寒，欲閉戶而處，少氣不足，胸脹喘息，舌乾，咽中多嚏，不得下，善驚恐不樂，喉鳴咳血，腹滿便難，多寒少熱。

水泉二穴，在太谿下一寸。鍼二分，灸三壯。治月事不來，來則心下悶痛，目不能遠視，陰挺出，小便淋瀝，腹中痛。

照海二穴，在足內踝下白肉際。橫鍼入半寸。治喉腫痛，久瘧不痊，小腹疼，嘔血，男子偏枯，半身不遂，女子淋瀝，中風秘結，翻胃，瀉之。可灸二七壯。餘症看虛實補瀉。

復溜二穴，金也。在足內踝後骨尖上二寸陷中。足少陰脉所行，爲經也。鍼一分，沿皮順骨上一寸。此穴能決人生死，補之能回六脉。虛汗、盜汗，補之立驗。

交信二穴，在足內踝上二寸，復溜前，三陰交後筋骨間。鍼四分，灸三壯。主氣淋癀疝，陰急股引腨內廉骨痛，泄痢赤白，女子崩漏。

築賓二穴，在足內踝上腨分中，骨後大筋上，小筋下，屈膝取之。鍼三分，灸五壯。主小兒疝痛，不得乳，顛狂嘔沫，足腨痛。

陰谷二穴，水也。膝內輔骨大筋下，按之應手，屈膝內橫紋尖盡處是穴。足少陰脉所入，爲合也。治膝腫，不能屈伸，舌縱涎出，股內廉痛，女子崩漏，男子夢鬼交，白濁，肚腹胸脹，不得安臥。可灸二七壯。治小便難，女子轉胞等症。

橫骨二穴，在大赫下一寸，陰上橫骨宛曲如仰月陷中，曲骨外寸半。治五藏虛竭，腹脹，小便難，失精陰痛。《外臺》云：治大便不利，奔豚疝氣等症。灸三壯，禁鍼。一云刺五分。

大赫二穴，在氣穴下一寸，去中行五分。鍼一分，灸五壯。治虛勞失精，陰上縮，莖中痛，灸三十壯，女子赤淋。

氣穴二穴，在四滿下一寸，去中行五分。左爲子戶，右爲胞門。鍼一寸，灸五壯。治女子月經不調，泄痢不止，臍豚氣痛，上下攻冲，腰間疼痛。

四滿二穴，在中注下一寸，去中行五分。鍼一寸，灸五壯。治腹痛，奔豚，臍下積疝，婦人胞中惡血疠痛。

中注二穴，在肓俞下一寸，去中行五分。鍼一寸，灸五壯。治病同商曲。

肓俞二穴，在商曲下一寸，去中行各一寸，平臍兩傍各寸半。鍼一寸，灸五壯。治病同商曲。

商曲二穴，在石關下一寸，去中行五分。鍼三分，灸二七壯。治腹中積聚，飲食不下。

石關二穴，在陰都下一寸，去中行五分。鍼一寸，可灸二七壯。治大便閉結，女人無子，胞有惡血，腹中痛，不可忍，治之如神。

陰都二穴，在通谷下一寸，挾中脘相去五分。鍼三寸，灸三壯。治渾身發熱，虛病，心下煩悶。一云：可灸二七壯。

通谷二穴，在幽門下一寸。鍼五分，灸五壯。治頭痛目昏，鼻衄清涕，項強口喎，暴暗，咽喉不利，心中憤鬱，驚悸，嘔吐，胸滿，留飲癖積。

幽門二穴，在巨闕兩傍各寸半。鍼一分，沿皮向後一寸。治胸膈心驚，氣喘嘔吐，痰涎吐血。灸二七壯。

步廊二穴，在神封下一寸六分，去中行外二寸，仰臥取之。鍼四分，灸五壯。治鼻塞，胸脅支滿，喘息，不得舉臂。

神封二穴，在靈墟下一寸六分，去中行二寸。鍼四分，灸五壯。主胸滿不得息，咳逆，乳癰，惡寒。

靈墟二穴，在神藏下一寸六分陷中，去中行二寸，仰臥取之。鍼一寸，沿皮向外。治病同或中。

神藏二穴，在或下一寸六分陷中，去中行二寸，仰臥取之。鍼四分，沿皮向外一寸。治病同或中。

或中二穴，在俞府下一寸六分，去中行二寸，仰而取之。鍼一分，沿皮向外一寸，灸五壯。治咳嗽氣喘，兩脅攻築疼痛。

俞府二穴，在巨骨下，璇璣兩傍各二寸，仰而取之。鍼一分，沿皮向後一寸，可灸二七壯。治逆氣喘，嘔吐，胸膈痞滿。

卷 之 八

雲間浩然子惠源王宏翰著輯

上海　　　愷士盧敏元參訂

足陽明胃經俞穴主症

左右共九十穴

頭維二穴，在額角入髮際，本神兩傍各開一寸五分。鍼五分，禁灸。主治頭風疼痛如破，目痛如脫，淚出不明。

下關二穴，在目前動脉下廉，合[1]口有空，張口則閉。鍼一分，沿皮向前二寸，可灸三壯。治唇吻不收，耳聾鼻塞，牙關緊急，口噤，偏正頭風，耳內蟬鳴，眼斜。

頰車二穴，在耳珠下曲頰陷中。鍼一分，沿皮向下二寸，透地倉。治耳關不開，口噤不言，額角腫痛。又治口眼歪斜，歪左瀉右，歪右瀉左。可灸七壯，灸同鍼同。

承泣二穴，在目下七分，上直瞳子。禁鍼灸。

四白二穴，在目下一寸。鍼三分，不可深，深則恐傷目睛。治頭目眩，眼生膜，目如生膜，下生則合谷瀉之，上生則瀉臨泣。

巨髎一穴，俠鼻孔旁八分，直瞳子。鍼三，灸七壯。主風寒，鼻准腫痛，瘈瘲口僻，目赤痛癢，多淚，白翳遮睛。

地倉二穴，俠口吻兩傍各四分，近下有脉微微動中。鍼一分，沿皮向上二寸，透頰車。治中風口眼喎斜，目不得開。失音口歪，右鍼左。

大迎二穴，在曲頷前一寸三分骨陷中動脉。鍼三分，灸三壯。治頭痛面浮，目瞤口喎，口噤不言，下牙齒痛，寒熱，瘰癧，數欠氣，風痙，頰頷腫連面。

人迎二穴，在頸大筋動脉應手陷中，結喉傍一寸半，仰面取之。鍼一分，沿皮向外二分。禁灸。治症同缺盆。

水突二穴，在頸大筋前，人迎下挾氣舍上，內貼氣喉兩穴之中。鍼一分，沿皮向外，治同缺盆。

氣舍二穴，直人迎下，挾天突兩傍陷中，貼骨尖[2]上有缺。鍼一分，沿皮向外三分，灸三壯。治症同缺盆。

1　合：原作“舍”，據《黃帝明堂經》改。

2　尖：原作“光”，據《類經圖翼》卷六改。

缺盆二穴，在肩上橫骨下陷中。鍼五分。治寒熱，瘰癧，癭疽發背，缺盆中腫痛，腦膈熱痛，咳嗽等症。宜灸二七壯。

氣戶二穴，在巨骨下，挾俞府兩旁各二寸陷中，仰臥取之。鍼一分，沿皮向外一寸，灸五壯。治病同庫房。

庫房二穴，在氣戶下一寸六分，仰臥取之。鍼一分，沿皮向外一寸。灸五壯，治胸背拘急，臥不得安，飲食不知味。

屋翳二穴，在庫房下一寸六分。鍼一分，沿皮向外寸半，灸五壯。治四肢腫滿，氣喘咳嗽，痰涎壅盛。大治乳癰，寒熱進退，坐臥不安。

膺窗二穴，在屋翳下一寸六分。鍼四分，灸五壯。治胸脅癰腫，腸鳴泄瀉，乳癰寒熱，短氣，睡臥不安。

乳中二穴，當乳中，卽乳頭上。禁灸，宜鍼一分。治乳癰等症。

乳根二穴，在乳中下一寸六分，仰面取之。治哮喘痰涎。灸二七壯。

不容二穴，在幽門兩傍各寸半。鍼五分，灸五壯。治胸膈痃癖，不思飲食，腸鳴嘔吐，兩脅痛。

承滿二穴，在不容下一寸。鍼一寸，灸二七壯。治病同前。

梁門二穴，在承滿下一寸。鍼一寸，灸二七壯。治症同前。

關門二穴，在梁門下一寸。鍼一寸，灸二七壯。治症同前。

太乙二穴，在關門下一寸。鍼八分，灸五壯。治症同前。又治顛狂、吐舌心煩。

滑肉二穴，在太乙下一寸。或以不容至天樞七穴折量之。鍼二寸半，灸二七壯。治症同太乙。

天樞二穴，在臍兩傍各三寸。鍼三寸。治赤白痢疾，藏府冷痛，脾[1]泄不止，婦人月水不通，血成塊，腸鳴腹痛，男子遺精白濁。可灸二七壯至五十壯，多灸，極妙。又治面浮腫，吐血狂言，嘔吐。《千金》云：魂魄之舍，禁鍼。

外陵二穴，在天樞下一寸。鍼三寸，灸二七壯。治症同天樞。

大巨二穴，在外陵下一寸。天樞下二寸。鍼三寸，灸二七壯。治病同天樞。

---

1 脾：原字被墨迹掩蓋。據《鍼灸腧穴通考》引《竇太師鍼經》《鍼方六集》均有"脾泄不止"主治改。

水道二穴，在大巨下三寸。鍼一寸半。治小腹痛，陰中疼，腰背強，不能屈伸，膀胱疝氣，二焦結熱，大小便不利。灸五十壯。

歸來二穴，在水道下一寸。鍼三寸半，灸二七壯。治贔豚，卵上陰中，膀胱寒。

氣衝二穴，在歸來下一寸，天樞下八寸，鼠谿上動脉應手宛宛中。灸五壯，禁鍼。大治腹中熱，大便閉結，不得安臥，腹中逆氣上攻，心腹脹滿，女子月水不調，身發寒熱。

髀關二穴，在膝上伏兔後跨[1]骨橫紋中。鍼六分，灸三壯。主治黃疸，痿痹不得屈伸，股内筋急。

伏兔二穴，在膝上六寸起肉，膝[2]蓋上七寸正，跪坐取之。鍼三分，禁灸。治虛勞氣逆，膝冷，不能屈伸，動止艱難。

陰市二穴，在膝上三寸，直伏兔陷中，拜而取之。鍼三分，禁灸。治腹滿痿厥，少氣，腰如冰[3]冷，痛不可顧。

梁丘二穴，在膝上二寸兩筋間。鍼三分，灸三壯。治大驚乳痛，屈膝不能伸。治病如犢鼻。

犢鼻二穴，在膝臏下外側骭骨上尖陷大筋中。鍼一分。岐伯云：專治鶴膝風，膝中痠疼，不能跪拜，膝若無力。宜補不宜瀉，禁灸。

三里二穴，土也。在犢鼻下三寸，骭骨外廉兩筋間，舉足取之。足陽明脉所入，爲合也。鍼三分。治五勞七傷，胃氣不足，飲食則吐，心腹脹滿，胃脘停寒，嘔吐酸水，腸鳴泄瀉，諸病皆治。食氣蠱毒，水腫脹滿，膝骭痠痛，目無所見。華陀云：專治勞怯，形氣羸瘦，腳氣等疾。《外臺》《明堂經》曰：古人年三十以上，若不灸三里，火氣攻上眼目。可灸三七壯，以瀉火也。

上廉二穴，在三里下三寸，舉足取之。一法：在條口上一寸。鍼三寸半，灸三壯。治四肢脹滿，脅痛，飲食不化，喘息不能行動。又治五臟不足，邪氣相搏[4]，手足不仁，四肢偏枯，拘急癱瘓。

條口二穴，在三里下五寸，下廉上一寸，舉足取之。橫鍼三寸半，禁灸。

---

1 跨：通“胯”，《說文解字》：“胯，股也。”
2 膝：原作“際”，據《銅人腧穴鍼灸圖經》卷下改。
3 冰：原作“永”，此“冰”之異寫形誤，據文義改。
4 搏：原字爲墨迹掩蓋大部，據其殘筆及上下文義，似爲“搏”字，姑改。

治膝中疼，足緩不收，腳氣紅腫。看症補瀉。

下廉二穴，在上廉下三寸，兩筋骨間陷中，舉足取之。一法：豐隆上一寸。治病同豐隆。一法：三里下六寸。

豐隆二穴，在足外踝上八寸下廉，骱骨外廉陷中，別走足太陰也。鍼三寸半，灸五壯。治逆氣上冲，胸膈疼痛，大小便不便，面目浮腫，行步艱難，咽喉腫痛不能語。

解谿二穴，火也。在足腕[1]上，衝陽後寸半繫鞋帶處。一法：去內庭上六寸半，足陽明脉所行，爲經也。直鍼五分，灸三壯。治頭目浮腫，氣冲眼目，面赤，身發紅腫，四肢倦急，行步艱難，頭風及偏墜。右取左，左取右也。

衝陽二穴，在足跌上五寸，去陷谷二寸。足陽明脉所過，爲原也。鍼一分，沿皮向前二寸。治偏風，口眼歪斜，腳膝難伸，飲食不化，臍腹痛，或登高棄衣而走。可灸七壯。

陷谷二穴，木也。在足二指內側本節後陷中，去內庭一寸。足陽明脉所注，爲俞也。鍼一分，沿皮向前透內庭，灸三壯。治面目浮腫，水腫腹脹，陽明熱病，汗不出。

內庭二穴，水也。在足次指、三指歧骨間中，足陽明脉所流，爲滎也。直鍼五分，灸三壯。治四肢厥冷，肚腹脹滿，惡聞人聲，心中驚悸，喉中疼，久虛等症。看症補瀉。

厲兑二穴，金也。在足第二指端、去爪甲如韭。足陽明脉所出，爲井也。鍼一分，沿皮向後三分，灸一壯。專治胸腹脹滿，寒熱往來，胃弱飲食不化，渾身浮腫。看症補瀉。

手太陽小腸經俞穴主證

左右三十八穴

少澤二穴，金也。在小指外側，去爪甲如韭。手太陽脉所出，爲井也。鍼入一分，沿皮向後二分。岐伯云：專治乳癰之症，宜補。吐出痰涎爲妙。左爲

1　腕：原作“脆”，不通，據《黃帝明堂經》改。

乳癰，右爲乳房[1]，左右皆可療之。又治舌強，語言艱難，咳嗽痰涎。無乳汁，鍼之立通也。先瀉後補，餘症看虛實。

前谷二穴，水也。在小指外側，本節前陷中。手太陽脉所流，爲榮也。鍼入一分，沿皮向後谿。岐伯云：專治熱病汗不出，耳內蟬鳴，咳嗽衄血，鼻塞不開。看虛實補瀉。

後谿二穴，木也。在小指外側本節後陷中，手太陽脉所注，爲俞也。屈掌外側橫紋尖盡處是穴。橫鍼透掌心一寸，灸一壯。岐伯云：專治傷寒頭疼，久虛不愈，手心煩熱。看虛實補瀉。

腕骨二穴，在手外側腕前起骨下陷中，轉[2]手取之，手太陽脉所過，爲原也。鍼入三分，灸三壯。岐伯云：專治渾身發黃，熱痛汗不出，頭痛煩熱，臂膊曲伸難，掘物無力，身如疸症，灸七壯尤佳。

陽谷二穴，火也。在手外側，兑骨下陷中。一取法：大筋上，大骨下紋尖當中是穴。手太陽脉所行，爲經也。鍼三分，灸五壯。岐伯云：專治顛狂等症，熱病汗不出，頭頂強痛。鍼入沿皮透向前腕骨。看症補瀉。

養老二穴，在腕骨後一寸陷中。灸三壯。主治手攣肩痛，目昏。

支正二穴，在腕後五寸。別絡走少陰。鍼入一分，沿皮向後寸半，灸三壯。岐伯云：專治寒熱頭痛，手臂不能動，眼目不明。

小海二穴，土也。在肘內大骨外去肘端五分陷中，屈肘乃得。手太陽脉所入，爲合也。鍼入二分，灸五壯。岐伯云：治小腸攻刺，膀胱疝氣，手臂外廉紅腫，疼痛。竇太師云：治四肢不舉[3]，府股風腫，小腹急痛，疝氣瘧疾，羊癇顛走。平鍼一分，灸七壯。

肩貞二穴，在肩髃後兩骨罅間。鍼一分，禁灸。主治頷痛，頭強，耳鳴耳聾，肩、手臂風痹不舉。

臑[4]俞二穴，在肩峁後大骨下胛上廉陷中，舉臂取之。鍼三分，灸三壯。

1　乳房：此非病名，疑有誤。經查未能得解，存疑。
2　轉：原作“耘”。考《扁鵲神應鍼灸玉龍經》“手腕痛”，腕骨可“翻手得穴”。本書前注“耘”當作“轉”。“轉”字用於此亦通。
3　不舉：前一字下部及第二字均爲墨迹遮蔽。查小海穴主治，《黃帝明堂經》《銅人腧穴鍼灸圖經》均有“四肢不舉”，故補。
4　臑：原字爲墨迹遮蔽，據字殘迹及該穴位置確定爲“臑”。

主寒熱肩腫,引胛中痛,臂酸無力。

天宗二穴,在秉[1]風後大骨下陷中,鍼三分,灸三壯。主肩重臂痛,肘後廉痛,頰頷痛。

秉風二穴,在天髎外,小髃後,舉臂有空。鍼五分,灸三壯。主肩痛不舉。

曲垣二穴,在肩中央曲胛陷中,按之應手痛。灸十壯。主周痹,肩胛拘急疼悶。

肩外俞二穴,在肩胛上廉,去大杼傍三寸。鍼入一分,沿皮向後一寸,可灸七壯。主肩胛痛,至肘引項急,寒熱。

肩中俞二穴,在胛內廉,去大杼傍二寸陷中。灸三壯,主目昏,咳嗽吐血,上氣寒熱。

天窗二穴,在頸大筋前曲頰下,扶突後動脉應手陷中。鍼入一分,沿皮向後三分,灸三壯。主治耳聾,耳頷喉中痛,肩頸痛,難回顧。

天容二穴,在耳下曲頰後陷中。鍼一分,沿皮向後一寸。灸三壯。主治喉中閉塞,幷骨哽等症。

顴窌二穴,在面頰兌骨下,下廉陷中。禁灸。主治目黃赤,口喎僻,齒痛。

聽宮二穴,在耳前珠子傍。鍼一分,灸三壯。主耳鳴聾,口噤喉鳴,心腹痛滿,臂痛,失音。

手陽明大腸經俞穴主病

左右共四十穴

商陽二穴,金也。在次指內側、去爪甲如韭。手陽明脉所出,爲井也。鍼入一分,沿皮向後三分。岐伯云:專治氣滿喘嗽,耳內蟬鳴,五心煩熱。

二間二穴,水也。在次指本節前內側橫紋尖盡處陷中。手陽明脉所流,爲滎也。鍼入一分,沿皮向後透三間。治病與商陽同,看症補瀉。

三間二穴,木也。在次指本節後內側橫紋尖盡處是穴。鍼入一分,沿皮向後透合谷。可灸三壯。岐伯云:專治喉嚨閉塞,胸脅攻築疼痛,五心煩熱。用鍼直向後透合谷,治病如前,看虛實補瀉。

---

1 秉:原字爲墨迹遮蔽,據《黃帝明堂經》補。

合谷二穴，在手大指次指兩筋陷中是穴。手陽明脉所過，爲原也。鍼入寸半。岐伯云：專治口眼喎斜，中風不語，語言謇澀，眼赤痛，羞明怕[1]日目疾，頭風等症。齒痛，耳聾，口噤不開，并治傷寒一切疾病。看虛實補瀉。

陽谿二穴，火也。在腕中上側兩筋陷中。手陽明脉所行，爲經也。直鍼二分。岐伯云：專治狂言亂語，如見鬼神，厥足頭痛，腹胸鼓脹。看虛實補瀉。

偏歷二穴，在腕後三寸。鍼入三分，灸三壯。主寒熱瘧[2]風汗不出，目視晼晼，顛疾多言，耳鳴口喎，齒痛喉痹，嗌乾，鼻衄衄血。

溫溜二穴，在腕後五寸，即大士六寸，小士五寸間。鍼入三分，灸三壯。主頭痛面腫，口喎喉痹，腸鳴腹痛，噦逆，肩不能舉，傷寒身熱，癲狂見鬼。

下廉二穴，在曲池下四寸，兌肉分外斜。一法：在三里下一寸。鍼入三分，灸三壯。主頭風，肘臂痛，溺赤，腸鳴，氣走注痛。

上廉二穴，在三里下一寸。直鍼入三分，可灸三壯。岐伯云：專治頭痛，兩臂不能舉動，握手艱難，或筋寒骨痛。看虛實補瀉。

三里二穴，在曲池下二寸。按之肉[3]起，兌骨之端。鍼入五分，灸三壯。主治肩臂疼痛。又治齒痛頰頷腫，瘰癧。

曲池二穴，土也。在肘外，以手按橫紋尖是穴。手陽明脉所入，爲合也。鍼二寸半。岐伯云：專治兩筋之拘攣，宜補；四肢癱瘓，宜瀉。半身不遂，口眼喎斜，語言謇澀，兩臂不能舉動，十指攣拳疼痛。大治渾身發熱，傷寒宜瀉。又治陰虛發熱，宜補；虛羸勞怯之弱，宜先補後瀉。看虛實補瀉。

肘髎二穴，在肘大骨外廉陷中。鍼入三分，灸三壯。主肘節風痹，臂痛攣急。

五里二穴，在肘上三寸，行向里大脉中央。一取法：在曲池橫紋尖盡上二寸是穴。宜灸，禁鍼。岐伯云：專治風勞驚恐，四肢不能舉動，寒熱往來，或有瘰癧等症。灸十壯。

臂臑二穴，在肘上七寸䐃[4]肉端，平手取之。鍼入五分，灸三壯。主寒熱，頸項拘急，瘰癧，肩臂痛，不能舉。

1　怕：原作"伯"，據上下文義及字形改。
2　瘧：原字爲墨迹遮蔽，據《銅人腧穴鍼灸圖經》該穴主治補。
3　肉：原字爲墨迹遮蔽，據《黃帝明堂經》補。
4　䐃：原字被墨迹遮蔽，據《黃帝明堂經》補。

肩髃二穴，在肩端上兩骨間，舉臂取之，有陷是穴。又，手按於腰，四肢向前，大指向後方。可鍼，鍼入六分，灸七壯。風盛，灸二七壯爲率[1]。過多恐致臂細。主治偏風不遂，手臂攣急，臂細無力，筋骨酸疼，肩中熱，頭不可顧，一切風熱癮疹。

巨骨二穴，在肩端上行兩骨間陷中。鍼入一寸，可灸七壯。專治手瘐骨痛，不能掘物，鍼灸甚效。又治癰疽發背。

天鼎二穴，在缺盆上一寸。一法：側頸直缺[2]盆，扶突後一寸。鍼入一分，沿皮向後三分，灸三壯。主治耳聾，耳頷喉中痛，頸難回顧。

扶突二穴，在人迎後寸半。鍼入三分，沿皮向後三分，灸三壯。一云在頸曲頰下一寸，仰面取之。治病同前。又治舌本出，咳逆上氣，喘急，喉中如水雞聲。

禾窌二穴，直鼻孔下，挾水溝旁五分。鍼入一分，禁灸。主治鼻窒口僻[3]，鼻多清涕不止，衂衄，有瘡，口噤不開。

迎香二穴，在鼻孔兩旁直紋是穴。一法：禾窌上一寸。鼻孔旁五[4]分，鍼入三分，禁灸。主治鼻塞無聞香臭，偏正頭痛。看症補瀉。

足少陽膽經俞穴主症
左右共八十八穴

瞳子窌二穴，去目外眥兩傍各五分。一法：在眉梢頭尖下盡處。治偏正頭風不可忍，及眼赤頭痛，瘧疾傷寒。

聽會二穴，在耳珠前陷中，上關下一寸，開口有空動脉中，張口得之。一取法：盡口內銜之，方可鍼三分，灸二七壯。治耳鳴聾，齒痛口噤，牙車急痛或脫，嘔吐，骨瘐，癲狂瘈瘲。

客主人二穴，在耳前起骨上廉，開口有動脉宛中。鍼一分，沿皮向前一寸，治唇吻不收，耳聾鼻塞，牙關緊急，口噤，偏正頭風，耳內蟬鳴，眼斜。可

1　率：原字主體被墨迹遮蔽，據殘字形及文義補。
2　缺：原字被墨迹遮蔽，據《黃帝明堂經》補。
3　僻：原作"辟"，據《黃帝明堂經》改。
4　孔旁五：原字被墨迹遮蔽，據《銅人腧穴鍼灸圖經》補。

灸二七壯，艾不可大，鍼不可深，深則令人呼吸不得。看症補瀉。

頷厭二穴，在顳顬上廉，對耳額角外。鍼一分，灸二七壯。治頭風耳聾虛鳴。

懸顱二穴，斜上額角中，在懸釐間，鍼三分，灸三壯。主面皮赤腫，身熱煩滿，汗不出。餘同頷厭。

懸釐二穴，從額斜上頭角下陷。鍼三分，灸三壯。治偏頭痛，目外眥赤痛，面赤痛，羊癲，煩滿，熱病汗不出。

曲鬢二穴，在耳上入髮際曲隅陷中，鼓頷有空，以耳掩前尖處是穴。鍼三分，灸三壯。主暴瘖，齒齲，頰頷腫，口噤，牙車急痛。

率谷二穴，在耳尖上入髮際寸五分。鍼三分，灸三壯。治病同竅陰。

天衝二穴，在承靈後一寸半耳上如前三分。鍼三分，灸三壯。主頭痛，牙腫，顛症，善驚恐。

浮白二穴，在耳後入髮際一寸。直鍼五分，灸七壯。治咳嗽逆痰，胸中脹滿，氣喘急，直耳聾虛鳴。

竅陰二穴，在完骨上，枕骨下，搖耳有空。鍼三分，灸七壯。治胸膈寒涎，飲食過多，傷於肺，久不治變爲肺癰，并額角錐痛。

完骨二穴，在耳後髮際四分。鍼三分，灸七壯。主頭面痛，口喎，牙車急，齒痛，喉痹，頸項腫，耳頰痛，肘腫足痿，顛僕狂瘧，小便黃赤。

本神二穴，在臨泣外一寸半。一云：神庭各開三寸，曲差旁一寸五分。治顛疾，嘔吐涎沫。

陽白二穴，在眉上一寸，直瞳子。鍼二分，灸三壯。治瞳子痛癢，昏蒙，目系急，上插頭目痛，目眵背寒。

臨泣二穴，在目上髮際五分。鍼一分，沿皮向外一寸，禁灸。治中風不語，目生翳。

目窗二穴，在臨泣後一寸。鍼入，向外一寸，灸五壯。治鼻中疼痛，目昏頭風等症。一云：主諸陽之熱。

正營二穴，在目窗後一寸。鍼入，向後半寸，灸五壯。治病同承靈。

承靈二穴，在正營後一寸五分。治鼻中痛，牙疼，唇吻不收，項痛不回顧，偏正頭風。鍼三分，灸七壯。

腦空二穴，在承靈後一寸五分，挾玉枕傍，枕骨陷中。鍼四分。治嬴弱之症,項不回顧,可灸七壯。魏武患頭風,發則心下閉悶,不省人事,華陀刺之立愈。

風池二穴,在耳後一寸半,橫挾風府。一云:腦空後髮際陷中。鍼三分,灸七壯,至一百壯止。一法:先取風府後,用同身寸四寸,合開二寸是穴。治熱病汗不出,頭風項強,傷風眼赤,中風不語,癱瘓,宜瀉;四肢攣,宜補。

肩井二穴,在肩上陷中,缺盆上,大骨前一寸半。一取法:以手小指頭節按於巨骨上,取中指第二節橫紋是穴。鍼三寸。治肩膊骨胖[1]疼。又治癰疽發背等症。華陀云:此穴不可鍼到穴,令人悶倒不省,宜三度停鍼方可瀉。岐伯云:此乃真氣所集之地,不可多瀉,瀉則令人耗散五臟之陽,故謂險穴也。如鍼此穴暈倒,急補三里。孫真人云:此穴下鍼,可入二寸,得氣。凡合谷走氣至此穴,要接一鍼,向右方可過也。

淵腋二穴,在側腋下三寸宛中,舉臂取之。鍼一分,沿皮向外。治痰飲氣食等症,禁灸。

輒筋二穴,在腋下三寸,復前行一寸着脅。鍼三分,沿皮向外。治心腹脹痛。

日月二穴,在期門下五分,乳下三肋端。鍼一分,沿皮向外寸半,灸五壯。主小腹熱,欲走大息,喜怒不常,多言語,唾不出[2],四肢不收。

京門二穴,在監骨下,腰中挾脊處。季肋本鍼三分,灸三壯。主腰痛,不得俛仰,寒熱膜脹,引臂不得息,小便赤澀,小腹痛腫,腸鳴洞泄,髀樞引痛,肩背寒痙,肩脾内廉痛,脊痙反折,體痛。

帶脉二穴,在季肋下一寸八分。鍼六分,灸五壯。主婦人小腹堅痛,月水不調,赤白帶,里急瘰瘲。

五樞二穴,在水道旁一寸半。鍼一分,灸五壯。主男子寒疝,陰卵上入小腹痛,婦人帶下赤白,里急瘰瘲。

維道二穴,在章門下五寸三分。鍼八分,灸三壯。主嘔逆不止,三焦不調,水腫咳逆。

居窌二穴,在環跳上一寸。鍼入四寸。一云:章門下八寸三分陷中。鍼

---

1 胖:原文如此。"胖痛",疑爲腫痛。

2 唾不出:"唾"字被墨迹遮蔽,"出"原作"止"。今據《明堂灸經》補正。

八分，灸三壯。思岐曰：子用鍼極效，每每不可缺，治病同前。

環跳二穴，在髀樞碌子骨[1]後、伸屈宛宛中，側臥蹺上足、伸下足取之。治瘋痹、濕瘋癮疹、偏風不遂、腰膝胯痛，不得安臥轉[2]側，可灸五七壯，鍼入五寸，此穴翳樞髀骨尖下一寸陷中是。治翳尖疼痛，腰間小腹痛，治諸般中風症。

風市二穴，在膝上外廉兩筋中，直立，以兩手垂腿中，指點到處是穴。治一切屬風症。鍼五分，灸五壯。

中瀆二穴，在膝上五寸，大骨外分肉陷中。禁鍼灸。

陽關二穴，在陽陵上一寸，犢鼻外廉陷中。鍼二寸半。治病同陽陵泉，禁灸。

陽陵泉二穴，土也。在膝品骨下一寸外廉輔骨陷中，蹲坐取之，足少陽脉所入，爲合也。鍼三分得氣，卽瀉又宜久停爲妙。專治足膝不得屈伸，半身不遂，脚冷。又治鶴膝風，宜灸七壯至七七壯。

陽交二穴，在外踝斜七寸。一云：與外丘斜向三陽分肉間。鍼六分，灸三壯。治寒厥驚狂，喉痹，胸滿面腫，寒痹膝脛不收。

外丘二穴，在外踝上七寸骨陷，鍼五分，灸三壯。主治皮膚痿痹，胸脅脹滿，頸項痛，惡風寒癲疾。

光明二穴，在外踝上五寸。鍼三分半，灸五壯。專治心中發熱汗不出，膝腫不能久立，與輔骨療病一般。又治眼目疼痛。

陽輔二穴，火也。在足外踝上四寸，絕骨前三分。一云：丘墟上七寸，足少陽脉所行，爲經也。鍼三分半。岐伯云：治左癱右瘓，筋脉拘攣，渾身節痛，脚氣痿疼，風痹不仁，可灸二七壯。

懸鐘二穴，在足外踝上三寸。一取法：用手小指頭節按骨上尖指第二節橫紋尖上是穴。橫鍼三寸半，透三陰交，灸三壯。岐伯曰：治渾身發熱，筋寒骨痛，脚氣紅腫，心腹脹滿，胃中熱飲，食不下，起坐艱難。

丘墟二穴，在足外踝微前陷中，去臨泣三寸。足少陽脉所過，爲原也。直鍼五分。專治紅腫繞踝，風氣痛，坐臥不能起；目生翳膜，腿膝痿疼，小腸疝

1　碌子骨：《鍼灸腧穴通考》引《太平聖惠方·明堂》作“硯子骨”，《鍼灸玉龍歌》作“研骨”，《醫學入門》作“碾子骨”。相當於股骨大轉子。

2　轉：原作“秸”。本條下“俠谿穴”亦有“秸側”一詞，可考爲“轉側”，故徑改。

氣,寒熱疼痛。可灸二七壯,看症補瀉。

臨泣二穴,木也。在足小指次指端本節後陷中,去俠谿二寸。一法:一寸五分。足少陽脈所注,爲俞也。治胸中痛,缺盆中及腋下腫,馬刀瘰癧,婦人月水不調,兩支滿,厥逆氣喘,不能行。又治咳嗽,瘧疾,目紅腫痛,并腳面腫痛。大治水腫與出血,一身之水。鍼一分,沿皮向後一寸,灸三壯。看症補[1]瀉。

地五會二穴,在本節後,去俠谿一寸五分。一法:去俠谿一寸。鍼一分,沿皮向前三分。治內傷吐血,足外皮膚疼痛。此穴不宜灸,灸則令人羸瘦,不過三年。

俠谿二穴,水也。在小指次指骨間本間陷中。足少陽脈所流,爲滎也。直鍼三分,灸三壯。治脅肋肢滿,寒熱進退,汗不出,視物羞明,胸中痛[2],轉側難。

竅陰二穴,金也。在足小指次[3]指端外側,去爪甲如韭。足少陽脈所出,爲井也。鍼一分,沿皮向外,灸三壯。專治氣逆,腹脹脅肋疼痛,手足發熱,心下虛寒,怕驚。看症補瀉。

足太陽膀胱經俞穴主病

左右共一百三十四穴

睛明二穴,在目內眥直紋中是穴。鍼三分。一云:目內眥紅肉陷中。禁灸。治癮瘲後生上黑子,惡風,一切目疾。

攢竹二穴,在兩眉頭尖陷中。鍼一分。沿皮向外一寸,透魚腹。治眼疾赤爛,或生翳膜。大治頭風,用三稜鍼出血,熱氣散,目自明。禁灸。

眉衝二穴,直眉頭,上神庭,曲差之間。鍼三分,禁灸。主五癇,頭痛鼻塞。

曲差二穴,在前髮際、俠神庭兩傍各一寸五分,足太陽脈所發。鍼一分,

---

1 看症補:三字原空。據本卷體例補。

2 痛,轉:"痛"字原缺。"轉"作"迏"。據《銅人腧穴鍼灸圖經》此穴主"胸中痛不可轉側",補"痛"字,改"迏"爲"轉"。

3 次:原作"火",據《靈樞·本輸》改。

沿皮向後一寸，灸七壯。治心中煩悶，汗不出，頭項痛，及偏正頭風。

五處二穴，在上屋旁寸半。鍼一分，沿皮向前三分，灸五壯。治鼻不聞臭，口眼喎斜，鼻流清涕，頭目昏眩，嘔吐痰涎。

承光二穴，在五處後一寸五分。治病同前，禁灸。

通天二穴，在承光後一寸五分。鍼三分，灸三壯。治頭痛重，暫起僵僕，鼻塞，喘息不利，口喎多涕，鼽衄，有瘡。

絡卻[1]二穴，在通天後一寸五分。灸三壯，禁鍼。治頭旋耳鳴，目盲內障，顛狂僵僕，瘈瘲，腹脹滿，不得息。

玉枕二穴，在絡卻後一寸五分。一取法：起肉枕骨入髮際三寸。禁鍼。治眼痛，賊風入腦中，寒不可忍，可灸七壯。

天柱二穴，在項後髮際大筋外廉陷中。鍼三分。治頭項筋急，不能回顧，頭痛。鍼五分，得氣卽瀉，立愈。禁灸。

大杼二穴，在第一椎兩旁各開寸半陷中。鍼一分，沿皮向外一寸，可灸五七壯。治項強，傷寒汗不出，久嗽勞怯，渾身發熱，胸腹痛。

風門二穴，在二椎兩傍各寸半。直鍼一分，沿皮向後寸半，可灸三七壯。治腠[2]理不密，不時傷風。大治傷寒，頸項強，鼻淵不已，并治五勞七傷、咳嗽等證。

肺俞二穴，在第三椎兩傍各寸半。鍼三分，可灸二七壯至百壯。治日久咳嗽，五勞七傷，身熱，傳屍勞瘵。

厥陰俞二穴，在四椎下兩傍各寸半。鍼一分，沿皮向後寸半，可灸二七壯。治逆氣嘔吐，痰飲流注，胸膈飲食不下。

心俞二穴，在五椎下兩傍各寸半。鍼一分，沿皮向外寸半。治咳嗽嘔逆，胃家停寒痰涎，飲食不下，一切胸膈滿，兩肋痛，四肢倦，身黃，遍體痛、禁灸。專治心氣疼，或先瀉後補，不可深泄其氣。

督俞二穴，在六椎下兩傍各寸半。灸三壯。主寒熱心痛，腹痛，雷鳴氣逆。

膈俞二穴，在七椎下兩傍各寸半。灸五壯。主喉痺，胸脅痛，肩背不能傾

---

1 絡卻：原作“絡郄”。《銅人腧穴鍼灸圖經》正文作“絡卻”，然卷下作“絡郄”。《鍼灸腧穴通考》謂“絡卻”有“返行”之義，是其命名原義，“絡郄”當誤，故改。

2 腠：原作“膝”，據文義乃“腠”之形誤，因改。

側，心痛，痰飲吐逆，汗出寒熱，骨痛虛脹，支滿痰瘧，疢癖氣塊，膈上痛，身常溫，不食。

肝俞二穴，在九椎下兩傍各寸半。鍼一分，沿皮向後寸半。治一切目疾痛赤，昏花，視物不明，或生瘖瘵。可灸七壯。

膽俞二穴，在第十椎下兩傍各開寸半。鍼一分，沿皮向後寸半，可灸二七壯。治一切腹脹滿，飲食不思，口苦，舌乾，喉痛，面目黃，兩肋痛，不能轉側。

脾俞二穴，在十一椎下兩傍各寸半。鍼一分，沿皮向外寸半。大治胃中停寒，嘔吐酸水。可灸二七壯。

胃俞二穴，在十二椎下兩傍各寸半。鍼三分，灸三壯。治脅痛脊痛，腹脹腹痛，脅鳴嘔吐不食，筋脉攣急。

三焦俞二穴，在十三椎下兩傍各寸半。鍼一分，沿皮向外寸半。治腹中腸鳴，飲食不化，腰脊強痛，不能屈伸。大治三焦涌熱、發背等症。灸二七壯。

腎俞二穴，在十四椎下兩傍各寸半。鍼一分，沿皮向外寸半，可灸七壯至百壯。或隨年壯，多灸爲妙。一取法：用一根竹與臍平，量，折斷，移後對臍脊，點墨爲記，兩傍各用寸半是穴。治久虛，夜夢鬼交，遺精白濁，小便出血，此乃腎家大敗也。五勞七傷，四肢倦怠，兩膝痛，坐立不得，只可五分，瀉後補也。

氣海俞二穴，在十五椎兩傍各寸半。主腰痛、痔病。

大腸俞二穴，在十六椎下兩傍各寸半。鍼一分，沿皮向外，可灸三壯。治腸鳴繞臍痛，大小便不利，洞泄不止。看症補瀉。

關元俞二穴，在十七椎下兩傍各寸半。治風勞腰痛，泄痢虛脹，小便難，婦人瘕聚諸疾。

小腸俞二穴，在十八椎下兩傍各寸半。鍼一分，沿皮向外寸半。治小便數，五般淋瀝，大便膿[1]血，五般痔漏，婦人赤白帶下，可灸二七壯。

膀胱俞二穴，在十九椎下兩傍各寸半。鍼一分，沿皮向外寸半。治膀胱疝氣、小腸偏墜、腎硬等症。可灸三壯。治病同前。

中膂俞二穴，在二十椎兩傍各寸半，伏而取之。鍼三分，可灸三壯。治赤白痢，虛渴汗出，腰不能俛仰，腹脹脅痛，疝寒，熱痓反折。

---

1 膿：原字半邊被墨迹遮蔽，據《銅人腧穴鍼灸圖經》補正。

白環俞二穴，在二十一椎下兩傍各寸半。鍼一分，沿皮向外寸半。治腹中冷氣，泄瀉不止，五痔等症。陽氣虛，陰中汗濕。可灸二七壯。治腎臀癰等症。

上窌二穴，在腰髁骨下第一空，挾脊兩傍陷中。餘三窌少斜，上闊下狹是也。鍼二寸，灸三壯。治鼻衄，嘔逆，寒熱，腰痛，婦人絕子，疒[1]瘧寒熱，陰挺出不禁白瀝[2]，痙反折，大小便利。

次窌二穴，在第二空挾脊兩傍陷中。鍼二寸，灸三壯。主腰下至足不仁，惡寒，婦人赤白瀝下，心下積脹，大小便利，疝氣下墜。

中窌二穴，在第三空挾脊兩傍陷中。鍼二寸，灸三壯。主五勞七傷，六極腰痛，婦人赤淫，時白氣癃，月事少，大便難，小便利，腹脹飧泄。

下窌二穴，在第四空挾脊陷中。鍼二寸，灸三壯。主腰痛，婦人下泔汁，不禁，赤瀝，陰中癢痛，引小腹，不可俛仰，大小便利，腸鳴腹脹，欲泄。

會陽二穴，在陰尾骨兩傍各開寸半。鍼八分，灸三壯。主腹中有寒，泄瀉腸澼，便血久痔，陽虛，陰汗濕。

附分二穴，在脊第二椎下，兩傍各開三寸，正坐求之。鍼一分，沿皮向外。治肩背拘急，風冷入腠理，頸項強痛，難回顧。

魄户二穴，在脊第三椎下兩傍各三寸。鍼一分，沿皮向外寸半。治症同附分。

膏肓二穴，在脊第四椎微下一分，五椎微上二分，兩傍各開三寸是穴。百脉皆從此經過，無病不療。虛羸勞怯，遺精白濁，五勞七傷，一切骨蒸、咳逆等症。多灸爲佳，禁鍼。

○取穴法：

○一令人正坐，曲脊伸兩手，以臂着膝前，令正[3]直，手大指與膝頭齊，以物支肘，勿令臂得搖動。從胛[4]骨上角，摸索至胛骨下頭，其間當有四肋三間。灸中間。從胛骨之里，去胛骨容側指許，摩肋肉之表，筋骨空處，按之，但覺牽引肩骨中，是穴動。左右各灸百壯，多至千

---

1 疒：原脱，據《黄帝明堂經》補。
2 瀝：原作"痲"，據《黄帝明堂經》改，與上文之義合。
3 正：原字被墨迹遮蔽，據《灸膏肓腧穴法》補。
4 胛：原字被墨迹遮蔽，據《灸膏肓腧穴法》補。

壯，當覺氣[1]下礐礐然，如流水狀。若停痰宿疾，亦必有所下也。○若病人已困，不能正坐，當令側臥，挽一臂令前求穴灸之也。

○又法：以右手搭左肩上，中指頭所不及處是穴。左手亦然，乃以前法灸之。若不能正坐，常伸兩臂，亦可伏衣襆上，伸兩臂，令人挽兩胛骨，使相離[2]，不爾，胛骨遮穴，不得真穴也。所伏衣襆，當令大小得宜，不然則失其穴也。此穴灸後，令人陽氣康盛，當消息以自補養，身體平復，則病無所不治也。

○一法：醫者先自坐，以目平正，卻於壁上以墨作一大圈，卻令息者坐，常使其目視圈，不使斜視別處，此亦良法也。令患人正坐，曲脊伸臂依法，醫士以指揣頸後脊骨[3]，一節爲一寸，自一椎至五椎，逐一墨點記，令上下端直分明。然人有頸[4]骨者，亦有無者，當以平肩爲一椎，是百勞穴也。以四椎至五椎，用秤心比量兩椎上下遠近，折爲三分，亦以墨界脊上椎間，取第四椎下二分微多，五椎上一分微少，用筆點定，橫過相去六寸之中，左右以爲兩穴，交下遠近之準，大要兩椎上下，合同身寸，一寸三分七釐[5]微縮，有無大段長短不同。可與奇經內督脈有量脊骨之法，兩相參考，庶得真穴也。

○若人肥大背厚，骨節難尋，當以平臍十四椎命門穴爲准，上自大椎，下至命門摺量。

○一法：令患人正坐曲脊，伸臂如前法，以草心於中指第二節橫紋內一寸，量六寸，以椎骨一寸四分記六寸，先將筆點百勞穴爲准，下六寸盡頭點墨，將草心折中橫兩傍，盡處是穴也。

○一法：令病人兩手交在兩膊上，灸時亦然，胛骨遂開，其穴立見。以手指摸索第四椎下兩傍各三寸，四肋三間之中，按之疫疼是穴，灸至千壯，少亦七七壯也。當依《千金方》立點立灸，坐點坐灸，臥點臥灸爲准。

○又法：取膏肓二穴，當除第一椎小骨不算。若連第一椎數下，當五椎下兩傍各三寸半，共折七，分兩傍，按其疫疼處，乃是真穴。每依此法量，灸療治諸症。

神堂二穴，在五椎下兩傍各三寸，正坐取之。鍼一分，沿皮向外一寸。治肩背疫疼，胸膈脹滿，寒熱進退，脊膂痛。可灸二七壯。

譩譆二穴，在六椎下兩傍各三寸，膊內廉，以手壓之，令病人抱肘作譩譆

1　氣：原脫，據《灸膏肓腧穴法》補。
2　離：原作“椎”，不通，據《灸膏肓腧穴法》改。
3　骨：原作“第”，據《鍼灸大全》卷六“《千金方》論取膏肓腧穴法”改。
4　頸：原作“頭”，據《鍼灸大全》卷六“《千金方》論取膏肓腧穴法”改。
5　釐：原作“纏”，據《鍼灸大全》卷六“《千金方》論取膏肓腧穴法”改。

之聲，則指動矣。灸五壯，鍼一分，沿皮向外一寸。治五勞七傷等症。

膈關二穴，在七椎下兩傍各三寸，正坐開肩取之。鍼五分，可灸五壯。治背痛脊強，食不下，吐噦涎沫。

魂門二穴，在九椎下兩傍各三寸。鍼五分，灸五壯。治食飲不下，腹中雷鳴，大便不節，嘔吐多涎。

陽綱二穴，在十椎下兩傍各三寸。鍼五分，灸五壯。治小便黃，腸鳴泄瀉，消渴身熱，面目黃，怠惰不嗜食。餘治同魂門。

意舍二穴，在十一椎下兩傍各三寸。鍼一分，沿皮向外一寸。治肚腹鼓脹，飲食不化，惡寒熱，一切癰疽等疾。可灸二七壯。

胃倉二穴，在十二椎下兩傍各三寸。鍼五分，灸五壯。主腹內虛脹，水食不消，惡寒，不能俛仰，水腫膚脹，飲食不下。

肓[1]門二穴，在十三椎下兩傍各三寸。鍼五分，灸三十壯。主心下堅滿，婦人乳有餘疾。

志室二穴，在十四椎下兩傍各開三寸。鍼五分，灸五壯。主腰脊強，腹痛，陰痛下腫[2]，失精，小便淋瀝。

胞肓[3]二穴，在十九椎下兩傍各開三寸。鍼一分，沿皮向外一寸。治病同志室。

秩邊[4]二穴，在二十一椎兩傍各開三寸。鍼五分，灸三壯，伏而[5]取之。主腰痛尻重，不能舉，發腫，五痔等症。

承扶二穴，在尻臀下，陰股上橫紋中。鍼五分，禁灸。主腋下腫，脊腰尻臀、陰股寒痛，痔瘡，小便不禁，大便直出，遺精胞寒。又治大便難。

殷門二穴，在承扶下六寸。鍼五分，禁灸。主腰脊不可俛仰，股外腫，因瘀血注之。

浮郄二穴，在委陽上一寸，屈膝取。鍼五分，灸三壯。主小腹熱，大便堅，膀胱經熱，大腸結，股外筋急。

1　肓：原作“盲”，據《黃帝明堂經》改。
2　腫：原字被墨迹遮蔽，據《銅人腧穴鍼灸圖經》補。
3　肓：原作“盲”，據《黃帝明堂經》改。
4　邊：原字被墨迹遮蔽，據該穴位置補。
5　而：原字被墨迹遮蔽，據《黃帝明堂經》補。

委陽二穴,在膝腕橫脉尖外廉兩筋間,委中外二寸,屈身取之。鍼七分,灸三壯。主陰跳遺精,小便難,小腹堅痛,引陰中淋瀝,腰痛脊強,瘈瘲顛疾,頭痛筋急,腋腫胸脹,身熱,飛尸遁注,痿厥不仁。

委中二穴,土也。在膝腕內膕橫紋中動脉應手。足太陽脉所入,爲合也。鍼五分,禁灸。此穴以紫血出爲妙,若無紫血止取穴。治腰痛、一切癰疽,及傷風沙瘴,瘡疥,并宜出血。寒濕脚氣,流注於經絡,并宜彈鍼出血可治也。

合陽二穴,直委中下三寸。鍼五分,灸五壯,主腰脊強痛,引腹膝股熱䯒痠痛,㿗疝,女人崩中,腹痛腸澼[1],陰痛。

承筋二穴,在脛後腨股中央,從脚跟上七寸。灸三壯,禁鍼。治頭痛鼻衄衁,指腫腰脊腹痛,疝氣大便難,脚攣,脛痠痹,跟痛,足下熱,不能久立,轉筋霍亂,瘈瘲久痔,支腫,寒熱汗不出。

承山二穴,在腸腨一分肉間,拱足去地一尺取之。一法:在足後跟橫紋上八寸是穴。橫鍼二寸半。治腰背痛,脚攣筋拳,不能久立。腸風下血大便難,小便數,霍亂轉筋,刺之立安。可灸二七壯,大治久瘧不瘥,不思飲食,刺之立效。看症補瀉。

飛揚二穴,在外踝上七寸骨後。鍼五分,灸三壯。主頭痛目眩,鼻衄,頸項疼,歷節風,足指不能屈伸,腰痛腨痛,寒瘧狂瘧,癲疾,吐舌,痙反折,痔篡傷痛,野雞痔,逆氣足痿,失履不收。

附陽二穴,足外踝上三寸,太陽脉處,小陽脉後兩筋陷中。鍼一分,灸三壯。治症同昆侖。

金門二穴,外踝下骨空陷中。鍼三分,灸三壯。主癲疾,馬癇反張,尸厥暴死,轉筋霍亂,脚脛痠、身戰,不能久立。

昆侖二穴,火也。足外踝骨上陷中。足太陽脉所行,爲經也。橫鍼二寸半,透太谿,灸三壯。主治腰尻骨痛,足不能履地,鼻衄,脚氣紅腫,左癱右瘓,脚腕疼痛。

僕參二穴,在足後跟骨下赤白肉陷中。鍼三分。治症同申脉。

申脉二穴,在外踝下五分,容爪甲,赤白肉際陷中。鍼三分,禁灸。治目反上視或赤痛,從內眥始,腰痛脛寒熱,不能久立坐,癲疾鼻衄。

1　澼:原字被墨迹遮蔽,據《备急千金要方》卷三十補,與文義相合。

京骨二穴，在足外側大骨下，赤白肉際中。足太陽脉所過，爲原也。鍼三分，灸三壯。治膝痛不能屈伸，寒熱瘧疾，項不能回顧，腰不能俛仰，鼻衄不止，脚氣紅腫，橫鍼寸半。

束骨二穴，木也。在足小指外側本節後陷中，足太陽脉所注，爲俞也。鍼一分，沿皮向後半寸。治腰疼不能屈伸，兩眼痛，耳聾虛鳴，傷風頭強，不能回顧，眼赤。看症補瀉。

通谷二穴，水也。在足小指外側本節後陷中。足太陽脉所流，爲滎也。鍼三分，治病同至陰。

至陰二穴，金也。在足小指端外側、去爪甲如韭。足太陽脉所出，爲井也。鍼一分，沿皮向後三分，灸三壯。專治目生翳膜，鼻塞頭痛，胸脅痛，無常處，小便不利。看症補瀉。

卷 之 九

雲間浩然子惠源王宏翰著輯

男聖來王兆文參訂

任脉俞穴主症

腹部中行，共二十四穴。

會陰穴，在肛門前，前陰後，兩陰間。禁鍼，可灸二七壯。主五痔。治女人陰門痛，產後昏迷，及經水不通。男子陰寒、陰縮，不得大小便，前後相引痛，陰汗，陰中諸病。一云：女爲會陰，男爲海底，其實一也。

海底一穴，在陰囊十字紋中。避外腎，鍼入一寸半。治小便縮陰中，腫大如斗。三稜鍼出血爲妙。

曲骨穴，在橫骨之上毛際陷中，動脉應手。一法：在中極下一寸，毛際陷中。鍼一寸半，灸五壯。治小腹膨脹，小便不利，淋瀝，遺精白濁，女人赤白帶下，一切癀豚疝氣。

中極穴，在臍下四寸。鍼一寸二分，日灸三七壯，至三百壯。主治陽虛淋漓，失精恍惚，尸厥癀豚，水腫疝氣，小便赤澀，尿[1]道痛，臍下積塊如石，婦人白帶，產後惡露不止，遂成疝瘕。或月事不調，血結成塊，拘攣腹疝，月水不下，乳餘疾，絕子，陰癢，子門腫痛，小腹苦[2]寒，飢不能食，胎衣不下，轉脬，不得小便。

關元穴，在臍下三寸。鍼三寸半。治小便閉澀不通，婦人轉胞，小腹脹滿。不宜鍼，可灸三七壯。又小便頻數，大便閉結，宜瀉不宜補；大便附泄，宜補。男子遺精白濁，女人赤白帶下，一切癀豚疝氣，婦人三十四不破腹。可灸五十壯，鍼三寸半，補之立妊。

石門穴，在臍下二寸。鍼五分，灸二七壯至百壯。惟婦人灸之及鍼令絕孕。治病同氣海。

氣海穴，在臍下一寸五分。鍼三寸半。治臍下疼痛，上攻心腹，小便赤澀，婦人月事不調，產後惡露不止，繞臍疼痛。此乃生氣之海也。大治臟氣虛憊，元氣不足。一切氣疾，結如覆杯之狀。大宜鍼灸，氣至瀉而卽補也。又治小兒囟不合。

陰交穴，在臍下一寸。鍼三寸半，可灸七七壯。治小腹痛，手足拘攣，女人月水不調，或產後惡露不止，繞臍痛，男子遺精，女人赤帶。

神闕穴，在臍中央。禁鍼。鹽泥填孔，可灸三十壯。治小便閉澀，水腫，

---

1 尿：原脫，據《太平聖惠方·鍼經》補。
2 苦：原作"若"，據《黃帝明堂經》改。

單腹脹，腸鳴。又治泄瀉不止，久冷虛憊，中風不省人事，急灸即甦。大治百病，老人虛人泄瀉。

水分穴，在下脘下一寸，臍上一寸。治水腫腹脹，四肢浮腫，腸鳴，頭目昏沉。宜灸七壯，禁鍼。

下脘穴，在建里下一寸，臍上二寸。鍼灸治病同建里。

建里穴，在中脘下一寸。一法：鳩尾下四寸。鍼六分。治嘔飲食。心腹痛。宜灸二七壯。

中脘穴，在上脘下一寸，臍上四寸。一法：鳩尾下三寸。鍼一寸二分，日灸二七壯至百壯止。治翻胃吐食。心下脹滿，狀如伏梁，胃脹[1]，傷寒，嘔吐清水，心腹痛，五積，痰涎癖塊。

上脘穴，在鳩尾下二寸，臍上五寸。一法：巨闕下一寸。鍼三寸。治心中積熱，賁豚氣脹，飲食不進，霍亂吐瀉，或吐血，乃心血妄行，熱則行，寒則止。又治心膈氣脹，灸二七壯。

巨闕穴，心之募也。在鳩尾下一寸。拒者小淩強一寸，中有鳩尾拒之[2]。直鍼三寸，可灸七壯。治症同鳩尾。

鳩尾穴，在臆前蔽骨下五分。一取法：令人仰臥，致下鍼，令人將冷水一盞，鍼透皮，即噀水一口於患人面上，患人驚恐，即鍼入三分半。非高手不可鍼此穴。岐伯云：鍼中心，隨鍼而死。中肝二日死，中脾三日死，中肺四日死，中膽五日死。禁灸，灸則令人骨蒸勞熱。治五勞七傷，傳屍骨蒸，消渴。此穴乃一身之原，諸脉從此行過，乃五藏所聚之地。五藏皆系於心。穴中三寸三分。思岐云：此穴乃一身主宰生血之源道，不可輕鍼，恐傷於心。宜端坐，仰倒頭，於後擡起手於後，方可鍼。蓋頭目金木水火土，手亦有六經，頭手俱起於心，可亦弔起，故刺之無礙。大治心氣，諸病皆治。看症補瀉。

中庭穴，在鳩尾上一寸，膻[3]中下一寸六分陷中。直鍼三分，灸五壯。治胸滿噎氣，飲食不下，嘔血翻胃。

1　脹：原作“脘”。據《黃帝明堂經》所載主治，當爲“脹”，因改。
2　拒者……拒之：此句《銅人腧穴鍼灸圖經》原作：“鳩尾拒者，少令強一寸。中人有鳩尾拒之。”黃龍祥《鍼灸腧穴通考》釋曰其前一句爲：“若鳩尾骨短者，則本穴在鳩尾穴一寸稍多些。”後一句乃説明有人的鳩尾骨會短些。
3　膻：原作“腫”，據《黃帝明堂經》改。下“膻中”穴亦同此誤，徑改。

膻中穴，在玉堂下一寸六分，直向兩乳中間陷中，仰臥取之。治諸氣喘，或生肺俱[1]，或哮喘，或吐鮮血，胸膈悶悶，上膈氣塞。灸二七壯。禁鍼，鍼則令人壽夭。

玉堂穴，在紫宮下一寸六分陷中，仰面取之。鍼三分，灸五壯。主胸滿喘息，膺骨痛，吐逆，上氣煩心，嘔吐，寒疾。

紫宮穴，在華蓋下一寸六分。鍼三分，灸五壯。治胸脅滿痛，膺骨痛，飲食不下，嘔逆上氣，煩心。

華蓋穴，在璇璣下一寸陷中，仰頭取之。鍼一分，沿皮向外三分，可灸五壯。治胸膈脹滿，咳嗽逆上氣喘，不能言語。

璇璣穴，在天突下一寸陷中，仰面取之。鍼一分，沿皮向外寸半，可灸五壯。治胸膈咽痛，水粒不下。

天突穴，在結喉下三寸宛宛中。一法：結喉下一寸，中央[2]宛宛中，乃陰維、任脉之會也。鍼一分，沿皮向外一寸，左右皆可治氣喘咳嗽，傷寒閉塞，或生乳癰，或瘠氣壅，或嘔吐鮮血，咽喉乾燥，生瘡，水粒不下，狀如雞聲，宜灸七壯。

廉泉穴，在頷下結喉上中央，舌本間。鍼三分，灸三壯。治舌下腫，難言，瘰癧涎多，咳嗽少氣，喘息，嘔沫口噤，舌根急縮，飲食難下。

承漿穴，在頤前下唇下宛宛陷中，開口取之。鍼五分。治偏風，口眼喎斜，面目浮腫，宜瀉，可灸七壯。頸項強痛，不能回顧，亦宜瀉。或牙關緊急不開，先瀉後補。又治疾灌經絡，語言謇澀，暴啞不言。一云：可灸三壯或四十九壯，停四五日，灸多則恐傷陽明脉斷，令風不差，此艾炷止許一分半大。

督脉俞穴主症
頭背中行共二十七穴

齗交穴，在唇内，齒上縫中央，爲任督之會。可逆刺之。鍼三分；灸三壯。主鼻室，喘息不利，口喎僻，多涕，衂衄，有瘡，鼻生息肉，鼻頭額頄中痛，鼻中蝕瘡，口噤，項如拔，面赤，頰中痛，心煩痛，頸項急，小兒面瘡。

兌端穴，在上唇中央尖尖上。灸三壯。主唇吻強，上齒齲痛，顛疾，吐沫，

1　生肺俱：義不明。考諸書所載膻中主治，疑作"主肺癰"，不敢遽定。
2　中央：原作"宜潭"，與諸書所載相差太遠。今據《黃帝明堂經》改。

小便黃，舌乾消渴，衄血不止。

水溝[1]穴，在鼻准下離五分，含水一口，空珠是穴。鍼五分，吐水，方可補瀉。治牙關緊急，口眼喎斜，脣吻不收，水粒漏出。宜先補後瀉也。

素窌穴，在鼻准上陷中。鍼三分，禁灸。

神庭穴，在額前，直鼻，入髮際五分。取法：用手掌後橫紋按於鼻，大上中指盡處是上星穴也。先取上星，下五分是穴也。督脉、太陽、陽明之交會也。禁鍼。治鼻無聞，傷寒鼻流清涕，鼻衄鼻痔等症。宜灸二七壯。

上星穴，直入髮際一寸，督脉所發。鍼一分，沿皮向後。治頭風，宜補。不聞香臭，眼疼，不能遠視，用細稜鍼略出血爲度。此乃諸物陽熱氣攻於目，可灸七壯。

囟會穴，在上星後一寸陷中，督脉所發。禁鍼，鍼則令人壽夭。可灸二七壯。治面風[2]發腫，鼻塞。

前頂穴，在囟會後一寸半骨陷中。鍼四分。治頭風，目眩，頭面赤腫，小兒癇症，鼻流精涕，可灸七壯。

百會穴，在前頂後一寸半，頭頂中央。取法：將兩耳尖量記，當中是穴。督、足太陽交會。鍼一分，沿皮向後三分，可灸百五十壯。停三五日訖，繞四圍以三稜鍼出血，以井水淋之，令氣宣通。頻灸，拔氣上升，免令人眼闇。治諸頭風，中風不省，言語不能，口眼喎斜，女人小產，產後惡血衝心，口不開，灸立愈。但頭風等症，諸般風痛，偏墜，治皆立愈。取百會、三陰交。

後頂穴，在百會後一寸半，枕骨上督脉氣所發。治頭風痛不可忍，傷風、傷寒可灸，立愈。

強間穴，在後頂穴後一寸五分。治頭風，并心下煩悶，嘔吐不止，頭項不能回顧。鍼五分，宜灸七壯。

腦戶穴，在強間後寸半。禁鍼，鍼則令人啞。宜灸二七壯。治症同強間。

風府穴，在腦戶後寸半。一法：項後入髮際上一寸，大筋內宛宛中，督脉、太陽脉之後。禁灸，灸則令人失音。主治頭項急，鼻衄，咽喉腫痛，中風不語，脊膂強。鍼五分，不可深，深則令人啞。

1　溝：原作“海”，此部位無此穴名。《鍼灸腧穴通考》“水溝”引《竇太師鍼經》：“在鼻柱下三分，口含水，凸珠上是穴”，其定穴法與該穴同。“空珠”卽“凸珠”，據改。

2　風：原作“瘋”。據敦煌卷子《灸法圖·甲卷》有“灸人面上游風……灸天窗”（見《敦煌醫藥文獻輯校》），“天窗”卽“囟會”。故“面瘋”實卽“面風”，因改。

啞門穴，在項後入髮際五分宛宛中，仰頭取之。禁灸，灸則令人啞。鍼五分，不可深，深則令人言語謇[1]澀。治頭頸項痛，不能回顧，舌緩不言，鼻衄傷風，汗出不止，一切頭面等症。

大椎穴，一名百勞。在第一椎上平肩節中。鍼五分，可灸二七壯。治五勞七傷，寒熱日作，脊膂強，鼻衄勞嗽，瘧疾。

陶道[2]穴，在大椎下，鍼三分，可灸二七壯。治病同前。

身柱穴，在三椎下間。鍼五分，灸五壯。治顛疾瘈瘲，怒欲殺人，胸熱口乾，煩渴喘息，頭痛，吐而不出。

神道穴，在五椎下間。禁鍼，灸三壯。主腰脊急強，痎瘧，恍惚悲愁，健忘驚悸，寒熱往來，熱喘，目昏頭痛。

靈臺穴，在六椎下。鍼三分，可灸二七壯。治寒熱進退，勞嗽久嗽，痰涎，腰脊強痛。看症補瀉。

至陽穴，在七椎骨節下間。鍼三分，可灸七壯。治脛痠四肢重痛，怒氣難言。

筋縮穴，在九椎骨下間。鍼三分，灸七壯。治驚癇狂走，顛疾，脊急強，目轉上垂。

脊中穴，在十一椎骨節下間。鍼三分，禁灸，灸則令人傴僂。治癲癇勞症，腹中積塊，心腹疼痛，背脊強，不可屈伸。

懸樞穴，在十三椎骨下間。直鍼三分，可灸二七壯。治水穀不化，下利，腰脊強痛，不能屈伸，并治一切積塊，胸腹痛，胃脘停寒，口吐酸水。

命門穴，在十四椎骨下間。鍼三分，宜灸三壯。主頭痛如[3]破，身熱如火，汗不出，瘈瘲里急，腰腹引痛。

陽關穴，在十六椎下間。鍼三分，禁灸。治症同懸樞。

腰俞穴，在二十一椎下間。鍼三分，灸二七壯。治腰脊痛，或癃疽，四肢無力，并治。

長強穴，在脊骶尾骨端，伏地取之。鍼一分，沿皮向旁開二寸。大治腸風下血，五腫痔疾，脊膂強痛。可灸三七壯。此痔根聚也。切忌房事注[4]冷之

1　謇：原作“塞”，據文義及字形改。

2　陶道：原字被墨迹遮蔽。據此穴位置、殘字形確認爲“陶道”。

3　如：原脱，據《黄帝明堂經》補。

4　注：疑爲“生”字之誤，待考。

物。專治赤痢,大腸有熱,下血可瀉。

奇 穴 主 症

小骨空二穴,在手小指二節。治眼疼。

大骨空二穴,在手大指二節。可灸七壯。

中魁二穴,在手中指節尖。可灸五壯。治翻胃吐食。

五虎四穴,在食指二節。可灸七壯、治五指堅攣不開。

八斜二穴,在足指縫中。治手背紅腫。鍼宜出血,大效。

獨陽二穴,在足第二指內踝尖骨上。可灸七壯。治婦人胎衣不下,男子小腸疝氣。

手肘尖骨二穴,在肘骨尖上。可灸七壯。治瘰癧等症。

骨髓二穴,在膝上梁丘兩傍開五寸。鍼寸半,可灸二七壯,治兩腿疼痛。

龍玄二穴,在手側腕上交叉紫脉中。可灸七壯。治牙疼。

內迎香穴,在鼻孔中。治兩眼紅腫不可開。用蘆管或竹葉尖搐之出血。

鬼眼四穴,在手足兩拇指爪甲邊半肉半爪處是也。用線將手足兩拇指并縛,向縫灸七壯。主治癲狂,發時灸之。

海泉一穴,在舌底根當中。用三稜鍼出血,主治舌腫。

金津一穴,在舌底左邊紫脉中。用小三稜鍼出血。主治舌腫木。

玉液一穴,在舌底右邊紫脉中。用小三稜鍼出血,主治舌腫木。

四脉穴,在膝腕後橫紋四畔紫脉上。治忽然肚脹大痛者,霍亂吐瀉,人呼爲吸沙症。出血神效。

十宣穴,在十指端,井穴出血。治中風不省人事。三稜鍼出血立效。

兩乳中穴,在乳下肋中。鍼一分,沿皮向外寸半。治婦人乳癰等症,瀉男子,忽然氣喘瀉,可灸七壯立效。

氣中二穴,在氣海兩傍寸半。鍼入二寸半。治婦人血弱氣盛,先補後瀉,腹痛腸鳴。可灸三壯。

闌門二穴,在玉莖兩傍各開三寸半。鍼二寸半,或灸三十壯。治偏墜木腎、乳弦等症。

鶴頂二穴,在膝蓋骨尖上。或灸七壯。治兩腿無力,兩足癱疾。

海底穴，在脬囊海底下十字縫中。治陰中濕癢，外腎生瘡。或灸二七壯。瀉任脉内已詳。

外膝穴，在膝兩曲紋尖中。可灸三七壯。治膝攣、筋不開。

内踝尖穴，治牙疼，取穴如前。

至陽一穴，在足小指第二節。可灸七壯。治紅腫脚氣，眼目紅腫疼痛，頭運頭旋。

足根二穴，在正面後跟，赤白肉際骨下。鍼三分，彈鍼出血。可灸二七壯。治紅腫脚氣，兩足生凍瘡。

印堂一穴，在眉中間。治孩兒驚風，應百會穴。

岐伯四花穴

治二十四種骨蒸。先取腎腧二穴，然後以口角線量作某字樣，卻取四寸爲準，卽脾俞二穴，共四穴。灸，大效。

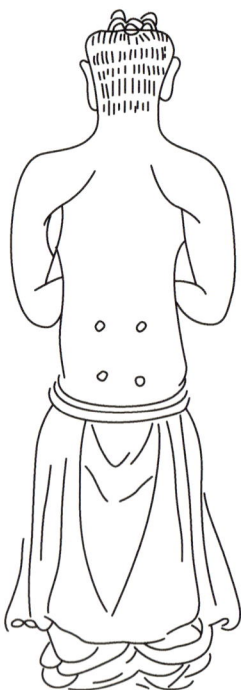

圖42　岐伯四花穴

崔氏四花六穴圖

此三穴,名曰串門。此四穴名四花。故曰四花六穴。

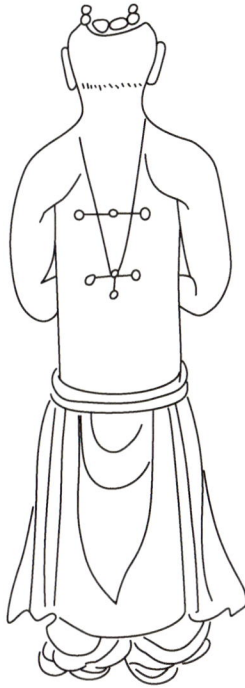

圖 43　崔氏四花六穴圖

崔氏灸治骨蒸勞瘵,若人初得此疾,卽便如此法灸之,無不效者。但醫者多不得真穴,以致有誤。今具真格,使學者一見瞭然。

先用細繩一條,約三四尺,以蠟抽之,勿令展縮。以病人脚底貼肉量,男取左足,女取右足。從足大拇指頭齊起,從脚板底當脚跟中心,向後引繩,循脚肚貼肉直上,至膝腕曲,又中大橫紋,截斷。次令病人解髮,分開兩邊,令見頭縫;自囟門平分至腦後。乃平身正坐,取前所截繩子一頭,從鼻端齊鼻尖也引繩向上,正循頭縫至腦後,貼肉垂下,循脊骨引繩向下,至繩盡處,當脊骨以量點記。此墨不是灸穴。別以稻稈心,令病人合口,將稈心按於口上,兩頭至吻,卻勾起稈心中心至鼻端根下,如"人"字樣,齊兩吻截斷。將稈展直,於先在脊中墨記處,取中橫量,勿令高下於稈心兩頭,以墨記之,此是灸穴,名曰患門二穴。初灸七壯,累灸至一百壯妙。初只灸此二穴,次令病人平身正坐,稍縮臂膊,取一繩繞項,向前平結喉骨,骨平大杼骨,俱以墨記。向前雙垂下,與鳩尾齊,卽截斷。卻翻繩向後,以繩原點結喉墨,放大杼上;大杼墨放結喉上,脊中雙繩頭齊會處，以墨點記。此亦不是灸穴。別取稈心，令其人合口，無得動笑，橫量齊兩吻，截斷，還於背上墨記處摺中，橫量兩頭，點之，此是灸穴。又將循脊直量，上下點之，此是灸穴，名曰四花穴。初灸七壯，累灸至百壯，迨瘡愈。疾未愈，依前法復灸。故云"累灸至百壯"。但當脊骨上兩穴，切宜少灸。凡一次只可灸三五壯，多灸恐人踒背。凡灸此六穴，亦要灸足三里穴，以瀉火氣爲妙。若婦人纏足，以致足短小，所以一次患門穴難以準量，但取右手眉髃穴，貼肉量至中指爲盡亦可。不若，只取膏肓穴灸之，其穴載於足太陽經。次灸四花穴亦效。

萬康叔四花穴圖

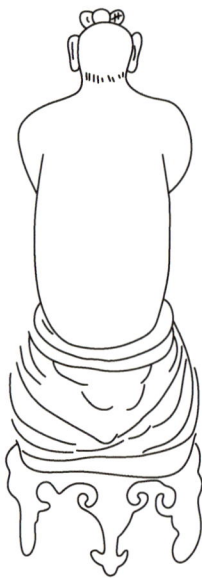

圖44　萬康叔四花穴圖

萬氏灸治勞症，第四椎骨下中心各取二寸，兩邊各垂下二寸是穴。俱灸五壯。治虛勞咳嗽。更於三椎下脊中，灸三壯而安。

○治黃腫病，將線於頸上過，則□[1]頭復住，將線轉則背上住，橫各一寸半；又用線則臍中住，又復綫則背脊止，卻各一寸半闊，灸。

○治腸風臟毒下血，宜平立，視脊骨平處，椎上灸七壯。或年深歲久，下椎骨兩傍，各灸七壯。

---

[1] □：此字殘，左似"女"字旁，右大部殘脫。此法未見其他書籍記載，故無考補。存疑。

校後記

　　《醫學原始》九卷爲醫學基礎理論及鍼灸書，清·王宏翰著輯於康熙二十七年（1688）。康熙三十一年（1692）體仁堂初刊，此本今僅殘存前四卷。另日本存有據初刊本抄成的江戶時期抄本全帙。以上卽今校點底本。

一、作者与内容特点

　　據底本各卷卷首署名，《醫學原始》爲"王宏翰著輯"。王宏翰，字惠源，號浩然子，清康熙間雲間（今上海松江）人。該書韓菼序提到"聞王子爲文中子之裔，河汾家學，獨得其傳"。沈宗敬序亦載："王子乃文中子之裔，而儒本家傳，因知其探程朱之奧，明太極西銘之理，以儒宗而演義、黄之學，宜其闡發之精也。"文中子卽隋代大儒、哲學家王通（584—617），絳州龍門（今山西河津）人。韓菼借此以示王宏翰有家傳儒學的深厚根底。王宏翰之祖王國臣、父王廷爵皆爲儒士。王宏翰自幼"勤習儒業，博學遍覽。因母病癖，潛心岐黄，參究有年"（韓菼序），可見家傳儒學的經歷對作者探討醫理確有深刻的影響。

　　王宏翰自叙也介紹了其所學淵源："從師討究，博訪異人，而軒岐、叔和、仲景、東垣、河間諸家，及天文、坤輿、性學等書，羅核詳考"。由此可知除傳統儒學、醫學之外，王氏還得到了"異人""性學"之傳。他說的"異人"，指明末清初在華的西洋傳教士。據考王宏翰世受西學影響，廣涉西書，且入天主教[1]。其書明確提到的西士有意大利天主教耶穌會傳教士艾儒略（Julio Aleni）、高一志（Alphonso Vagnoni）。其中艾儒略所著《性學觕述》（1624年刊），介紹人體五官功能、各種知覺及壽夭生死之理；高一志所著《空際格致》則介紹古希臘四元行説及若干解剖知識。王氏所云"性學"，卽西洋教士闡發西洋靈魂與身體相關的性命之學。這些與中醫傳統理論迥然不同的西來之學，給王宏翰以"披雲睹日"般的震撼，也給他的《醫學原始》增添了新的內容。

　　《醫學原始》，卽探究醫學的本原，性命的"本來之原"。王氏引進西説，謂"元神、元質"乃人立命之原。"元質"又本於"四元行"（火、氣、水、土），"資飲食而成四液，緣四液以發知覺，而五官、四司，得以涉記明悟"，從而使人具有不同於其他生物的靈性。王氏進而論五臟六腑，解釋胎生（先天）病原；又於各臟腑之下，詳論經脉絡穴起止病原；兼述周身腧穴主病及鍼灸補瀉之法。

1　范行準《明季西洋傳入之醫學》卷一對此有詳細介紹。

以上卽《醫學原始》的主體內容。

　　《醫學原始》前兩卷主述"立命之原"，運用西來性命之學，解釋人之受形立命本原，胎分男女之因，元神與靈性、元質與知覺的關係，并闡釋"四元行"理論體系的構成與運用，以及"四液"（黃、黑、白、紅四種體液）的形成與作用。此外，又詳述人知覺相關的外五官（視官、聞官、嗅官、啖官、觸官）、內四司（總知、受相、分別、涉記），解釋與腦功能相關的印象、甄別、記憶、寤寐睡夢等，其中許多理論與中醫傳統理論完全不同。

　　該書其餘七卷，內容與風格爲之一变。卷三至卷五，次第介紹中醫的經脉營衛呼吸、骨度、內景。然后以脏腑爲綱，每一臟腑先出圖説与脉診，次列相應的經脉腧穴圖説，講述經絡循行途徑與相應的腧穴位置。卷六論奇經八脉及其病狀。卷七至卷九以腧穴主症爲中心，介紹各種鍼灸治療方法，與臨床聯繫密切。要之，該書前兩卷內容屬於中醫基礎理論，後七卷則屬鍼灸學範疇。

　　王宏翰《醫學原始》屬於早期引進西醫知識較多的中醫著作之一。其中使用的許多新名詞術語，被日本醫家翻譯西醫書籍用作參考。王宏翰介紹的"四元行""四液"等説乃是西方舊式傳統理論。至明末清初，西方醫學在解剖、血液循環等方面的新發現、新理論迭出，舊式理論日漸式微，不受待見。而在中國，其時傳統陰陽五行、氣血營衛理論根基深厚，如日中天，與臨床結合緊密，故很難理解、接納外來的"四元行""四液"等學説。儘管其中腦主記憶等説頗爲新鮮誘人，卻無法動搖中醫理論的根基。因此，清初出現的《醫學原始》雖然對考察西醫傳入具有重要的參考價值，卻無法對當時的中醫理論體系產生影響。也因此該書雖經刊行，清代卻再無翻印本，在中國也無全帙存世。

二、底本流傳及校勘用書

　　據《醫學原始》現存的序與自敘，可知該書在撰成後數年就由體仁堂刊行。清·趙魏（1746—1825）《竹崦庵傳鈔書目》著錄了王宏翰《醫學原始》，其卷數卻僅爲一卷[1]，可見殘損嚴重。國內中華醫學會上海分會圖書館藏康熙初

---

[1]　轉引自李茂如等編著的《歷代史志書目著錄醫籍匯考》。

刊本《醫學原始》，亦僅有前四卷。

初刊本殘卷之前有康熙三十一年韓菼、康熙二十八年（1689）徐乾學序，康熙二十七年王宏翰"醫學原始自叙"。次爲目錄，其中僅有前四卷之目，卷四之末原有"五卷"二字，被剗去。次爲正文。該殘本於一九八九年被作爲《明清中醫珍善孤本精選十種》之一影印問世[1]。該書諸序均未提及原書卷數，影印本"内容提要"也未檢查書中内容，就斷言該書四卷[2]。須知該書卷四有三焦、肺、心、心包絡、脾、肝、腎，合計爲五臟兩腑。按王宏翰自叙，其書"一臟一府之下，詳論經脉絡穴起止病原，分列每經正側細圖，致内照灼然，及奇經八脉之奥，亦并陳綴"。據此，卷四之後還應該有胃、小肠、大肠、膀胱四腑，以及奇經八脉。故謂該書全帙爲四卷并非事實。

本世紀初，在從日本搶救複製回歸中國散佚古醫籍時，發現日本國立公文書館内閣文庫尚存有王宏翰《醫學原始》江户抄本全帙，遂將其複製回歸。該抄本八册。書號：302-83。抄本首爲手繪底本扉頁，題字爲"致知格物洞徹性理／雲間王惠源先生著／醫學原始／體仁堂藏板"。據此可知，該抄本的底本即康熙體仁堂刻本。該本依次有康熙三十一年韓菼序、繆彤序、徐乾學序，康熙二十八年沈宗敬序，二十七年王宏翰"醫學原始自叙"。比初刊殘本還多出繆彤序。此後爲原書目錄，其中卷四之目後，還有五到九卷的目錄，其内容與王宏翰自叙所言吻合。其後爲正文。對照現存康熙初刊本，抄本雖無版框行格，但其每半葉九行，行二十字，與初刊本全同，據此，可以認定此江户時期抄本的底本就是康熙間體仁堂刻本，該抄本高 27.4 釐米，寬 18.6 釐米，無抄寫人名。

此江户抄本卷首有藏書印六枚，依次爲"石川文庫""多紀氏藏書印""江户醫學藏書之記""大學東校典籍局之印""圖書局文庫""日本政府圖書"。此六印中，除"石川文庫"之印來源不明外，其餘五印，均爲該書曾爲多紀家藏書，後歸江户幕府官辦醫學館，明治間再轉藏大學東校、圖書局文庫、内閣文庫時所鈐。

將日本江户抄本與康熙刻殘本比較，前者爲全帙，還有殘刻本所無的繆

---

1 見《明清中醫珍善孤本精選十種》收錄的清•王宏翰《醫學原始》。

2 影印四卷本清•王宏翰《醫學原始》書前"内容提要"稱"《醫學原始》四卷"，實誤。

彤序，以及少數初刻殘本原缺之字，後者爲殘本，故江戶抄本更能反映《醫學原始》的全貌。但抄本畢竟經過轉抄，且抄寫水平并不高，故其轉繪的圖形、文字準確性等方面自然也不如殘刻本。此外，抄本卷二原脱兩葉，卷四有兩處裝訂錯簡，此均須據殘刻本予以補正。有鑒於此，本書校點時，前四卷採用雙底本方式，卽同時使用康熙初刻殘本與日本江戶抄本，擇善而從。尤其是前四卷的附圖，均從殘刻本中複製。

但該書卷五至九，僅有江戶抄本，此外世間再也沒有可供對校之本。抄本中的錯字及墨迹污損處較多。遇此種情況，只有追溯原書所引的文獻，或就原書腧穴的部位主治等，遍查各種清初以前古醫籍所載相應的内容，予以訂正。詳見下文。

三、校點中所遇問題與處理法

《醫學原始》的校點，前四卷有原刻本殘卷，故校點時花在糾正錯簡、校勘錯字、墨迹遮蔽方面的功夫大大減少。本次校點之前，已經根據原刻本糾正了抄本的錯簡、缺葉問題，并在校點本相應之處予以注明，故不贅述。原刻本字大而工，每卷又由王宏翰的兒子王兆文（聖來）、王兆武（聖發）、友人鄭元良（萍齋）、尤乘（字生洲，蘇州名醫）、盧敏元（愷士）等校訂，且多數有簡單的句讀，這對該書前四卷的校勘、標點多有裨益。

但該書在進入"詳論經脉絡穴起止病原"部分時，出現了"注中有注"的情況，例如"手少陽經脉絡筋穴圖説考"之下論經脉絡穴的文字爲：

手少陽之脉起於小指次指之端上出次指之間循手表腕……此經起於小指次指之端關衝穴在手小指次指端去爪甲角如韭葉上出次指之間液門穴在手小指次指間陷中中渚穴在手小指次指本節後間陷中循手表腕表爲陽部故手少陽循手表腕上陷中陽池穴在手表腕上陷中也出臂外兩骨之間上貫肘……

此段注釋經絡循行的小字中，又再增注所經之腧穴位置的文字。古書只有大小字兩種字號，不可能再用更小的字。如此則給現代標點帶來了麻煩。卽便能將文字予以斷句，也無法方便讀者理解這種"注中有注"的表達形式。爲此，本書把"注中注"用圓括號括起來，既使腧穴位置明了，又不影響閱讀經絡循行的文字：

手少陽之脉，起於小指次指之端，上出次指之間，循手表腕……此經起於小指次指之端關衝穴（在手小指次指端，去爪甲角如韭葉），上出次指之間液門穴（在手小指次指間陷中）、中渚穴（在手小指次指本節後間陷中），循手表腕，表爲陽部，故手少陽循手表腕上陷中陽池穴（在手表腕上陷中也）。出臂外兩骨之間，上貫肘……

古籍中"注中有注"的情況比較少見，本書嘗試采用加圓括號的方法是否合理方便，也希望能接受讀者的檢驗。

《醫學原始》出自儒學出身的王宏翰之手，故其所引文字大多都能出示原文出處，但在古籍中，引文出處并無法定規矩。因此《醫學原始》出示的文獻出處或用書名（如《靈樞》《素問》等），或用某書中的篇名（如《天年篇》《金匱篇》《淫邪發夢篇》《修明堂式》等），或用作者名（如艾儒略、吳草廬、泰西南懷仁、錢豫齋、張雞峰等），這對利用所引文獻旁校文字十分不利。好在本書的職責是"校點"而非"注釋"，故凡例中規定"若文理通順，意義無實質性改變者，不改不注"，故無需每條引文均予追溯原文。該書所有引文的文獻準確出處，惟有留待後來注釋研究該書者來完成。

《醫學原始》卷五至九惟有江户抄本存世。此手抄本書法尚可，但與刻本相比，不僅文字清晰準確度降低，還消除了刻本的句讀，錯別字陡然增多，尤其是一些形似字（如"肓""盲"、"頂""項"等），經常混用。第九卷還常出現墨迹遮蔽文字現象。對此，本書校勘文字，只有追溯其引用原文，予以糾正。若未出示引文出處者，則考察經絡穴位的位置、功用，以作爲判別原字的證據。在這方面，黃龍祥《鍼灸腧穴通考》一書成爲本書尋找校勘線索的重要參考書。該書分經考穴，廣搜古代鍼灸典籍原創之論，文獻出處詳明，考證精細，從而爲本書校勘未出示引文的條文提供了重要線索。

《醫學原始》曾在 2010 年有王咪咪首次校點本。本次校點在汲取首次校點成果的基礎上又進一步予以考訂改進。其中可能還有不完善之處，敬請讀者批評指正。